W0253672

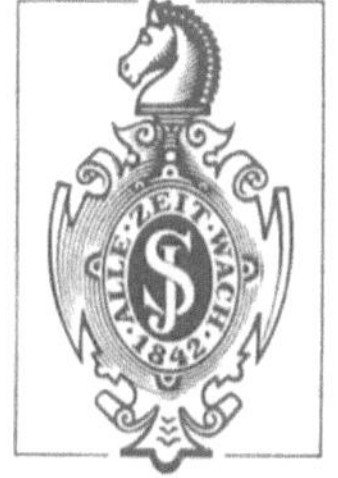
ALLE ZEIT WACH
1842

J. Wacker M. D. Baldé G. Bastert

Geburtshilfe unter einfachen Bedingungen

Unter Mitarbeit von M. D. Baldé W. Bichmann
H. Bussmann K. Engel H. Jäger A. Jahn A. Kapaun B. Köhler
H. J. Krüger L. Kuntner Ph. Langenscheidt M. Leichsenring
K. Maier S. Miksch M. Nelle G. Ouedraogo R. Pöschl
P. Reitmaier H. Ritter W. Spellmeyer R. Unkels B. Utz J. Volz
J. Wacker S. Wolter

Mit einem Geleitwort von H. J. Diesfeld

Mit 80 Abbildungen und 37 Tabellen

Springer-Verlag Berlin Heidelberg GmbH

Dr. med. Jürgen Wacker
Frauenklinik, Universität Heidelberg
Voßstraße 9, 69115 Heidelberg

Prof. Dr. med. M. Dioulde Baldé
Service de Gynécologie-Obstétrique
CHU Donka, BP 4070
Conakry, République de Guinée, Afrika

Prof. Dr. med. Dr. h. c. Gunther Bastert
Frauenklinik, Universität Heidelberg
Voßstraße 9, 69115 Heidelberg

ISBN 978-3-540-58147-5 ISBN 978-3-662-07393-3 (eBook)
DOI 10.1007/978-3-662-07393-3

Die Deutsche Bibliothek - CIP-Einheitsaufnahme
Geburtshilfe unter einfachen Bedingungen: mit 37 Tabellen / J. Wacker ...
Mit einem Geleitw. von H. J. Diesfeld. - Berlin; Heidelberg; New York;
London; Paris; Tokyo; Hong Kong; Barcelona; Budapest: Springer, 1994
NE: Wacker, Jürgen

Satz: Elsner & Behrens GmbH, Oftersheim
SPIN: 10029519 21/3130-5 4 3 2 1 0 - Gedruckt auf säurefreiem Papier

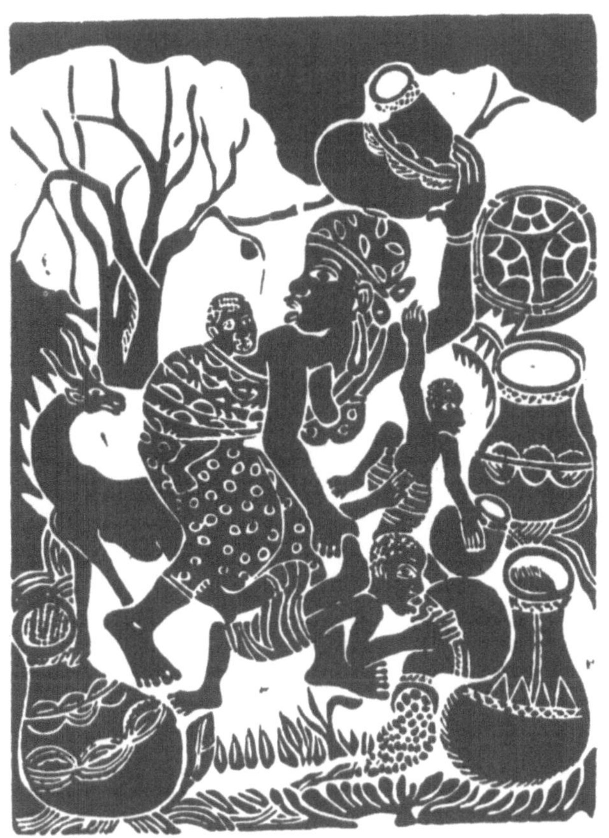

Augustino Malaba – „Mama Watoto“

Unseren Familien
Binta und Renate,
Rouguiatou, Mamoud, Aziz und Cellou,
Christian, Steffen und Sonja
und all denen,
die sich für die Menschen
in den armen Ländern einsetzen

Geleitwort

Geburtshilfe unter einfachen Bedingungen heißt in erster Linie Geburtshilfe unter gesundheitlichen, sozioökonomischen, kulturellen und v. a. medizinischen Rahmenbedingungen, die ein extrem hohes, in reichen sozial und medizinisch abgesicherten Gesellschaften kaum vorstellbares Gesundheitsrisiko für Mutter und Kind und die ganze Familie bedeutet.
Geburtshilfe unter einfachen Bedingungen kann gleichwohl effektive Geburtshilfe von hohem Wirkungsgrad in bezug auf den Schutz des Lebens der Mutter und des Neugeborenen bedeuten. Sie bedeutet nicht einfache oder minimale Geburtshilfe, sondern moderne Geburtshilfe zur Anwendung unter einfachen Bedingungen unter Berücksichtigung moderner wissenschaftlicher Erkenntnisse. Dies bedeutet auch Kenntnisse über kulturelle Rahmenbedingungen der Geburtshilfe, ebenso wie Narkose- oder Operationstechniken oder Neonatologie und Familienplanung. Auch wenn die Herausgeber betonen, sie wollten nicht den „klassischen Pschyrembel" neu schreiben, so ist es ihnen und den einzelnen Autoren dennoch gelungen. Es ist das erste deutschsprachige Lehrbuch, das den Versuch macht, moderne Geburtshilfe für die Anwendung unter einfachen Bedingungen, unter Mangelbedingungen von sog. Entwicklungsländern textlich darzustellen, unter Bedingungen, wie sie Pschyrembel wohl bei seiner ersten Auflage in Europa weit verbreitet vorfand.
Im 20. Jahrhundert des Vorbereitungskurses „Medizin in Entwicklungsländern" wird von Autoren, die fast alle irgendwann einmal diesen Kurs selbst besucht haben, jetzt aus langjähriger praktischer Arbeit, Forschung und Lehrerfahrung dieser Band vorgelegt. Die Herausgeber haben damit dem gerade in Entwicklungsländermedizin lange Zeit ungenügend beachteten und ausgestatteten Gebiet der Geburtshilfe und den sich hierauf meist völlig ungenügend vorbereiteten Ärztinnen, Ärzten und Hebammen und damit den Müttern und Kindern, die sie zu betreuen haben, einen großen Dienst erwiesen.
Dem Verlag ist zu dem Mut zu gratulieren, diesem Exoten unter der medizinischen Litaratur ans Licht verholfen zu haben. Als Initiator und seit 20 Jahren Veranstalter der Vorbereitungskurse für Medi-

zin in Entwicklungsländern kann ich den Herausgebern und Autoren nur danken für diese längst fällige Initiative, der Geburtshilfe hierdurch die notwendige Beachtung zu verleihen. Man würde sich wünschen, dieses Manual auch in Englisch, insbesondere auch in Französisch vorliegen zu haben, damit die Kolleginnen und Kollegen der deutschsprachigen Nutzer auch davon profitieren könnten.

Heidelberg, Sommer 1994 Prof. Dr. H. J. Diesfeld

Zum Geleit

Die Idee, das vorliegende Thema „Geburtshilfe unter einfachen Bedingungen" zu bearbeiten, entstand in meiner Klinik. Das Buch stellt mit der Geburtshilfe ein Hauptfach der klinischen Fachrichtungen gerade unter einfachen Bedingungen dar. Diese Geburtshilfe bedeutet nicht Geburtshilfe in industrialisierten Ländern minus Ultraschall, Kardiotokogramm und anderen apparativen Voraussetzungen. Die Geburtshilfe unter einfachen Bedingungen bedeutet, im Wissen um den Mangel an Apparaten aus Armut, Konzentration und Beschränkung auf das Wesentliche.
Die Autoren verfolgen in dem vorliegenden Buch dieses Anliegen konsequent. In den einzelnen Kapiteln werden klinische, diagnostische und operative Verfahren klar und konzentriert dargestellt. Die Zusammenarbeit von Geburtshelfern, Kinderärzten, Ernährungswissenschaftlerin, Anästhesisten, Chirurgen, Laborleiterin und erfahrenen Tropenmedizinern ist in dem Buch überzeugend gelungen. Die Integration der einzelnen Fachbereiche in die Geburtshilfe ist ein origineller Ansatz, um den unter einfachen Bedingungen arbeitenden Ärzten und Hebammen praktische Anleitung für die tägliche klinische Praxis zu geben.
Das Buch entstand durch eine Freundschaft zwischen einem afrikanischen und einem deutschen Kollegen. Herr Prof. M. Dioulde Baldé arbeitete in meiner Klinik und habilitierte sich 1989 über das Thema „Die Uterusruptur; Ursachen, Häufigkeit, Diagnose und Therapie". Er ist Direktor der Maternité Donka der Universität von Conakry in Guinea. Herr Dr. Jürgen Wacker arbeitet nach klinischer Ausbildung in Chirurgie und Geburtshilfe im Rahmen des Entwicklungsdienstes im Regionalkrankenhaus von Dori in Burkina Faso. Nach seiner Rückkehr aus Afrika beschäftigt er sich an meiner Klinik insbesondere mit der Präeklampsie/ Eklampsie. Uterusruptur und Präeklampsie/Eklampsie sind neben Infektionen und Blutungen die häufigsten Ursachen mütterlicher Todesfälle in den armen Ländern. Die Erkennung und Behandlung der lebensbedrohlichen Schwangerschaft- und Geburtskomplikationen wird in dem vorliegenden Buch ausführlich dargestellt.
Das Buch soll viele Ärzte und Hebammen motivieren, sich mit den Problemen der Geburtshilfe unter einfachen Bedingungen zu

beschäftigen und vor Ort den Menschen in den armen Ländern zu helfen. Dies gilt insbesondere für unsere Studenten, denen das Buch allein schon aus didaktischen Gründen empfohlen werden kann. Im Dezember 1994 treffen sich in Heidelberg ehemalige Entwicklungshelfer aller Organisationen, um über gemeinsame Erfahrungen aus Afrika, Lateinamerika und Asien zu sprechen. Ich unterstütze die Idee, diese Erfahrungen zu sammeln und auszuwerten. Möge dieses Buch und die neue Arbeitsgemeinschaft „Gynäkologie und Geburtshilfe unter einfachen Bedingungen" der Deutschen Gesellschaft für Gynäkologie und Geburtshilfe den jungen Kollegen in der Ausbildung nützen und den Schwangeren in der klinischen Praxis helfen.

Heidelberg, Sommer 1994 Prof. Dr. Dr. h. c. G. Bastert

Vorwort

Das vorliegende Buch entstand durch die Zusammenarbeit des Tropenmedizinischen Arbeitskreises Heidelberg und mehrerer Heidelberg verbundener Autoren. Seine wesentlichen Inhalte sind Gegenstand des Kurses für nach Übersee ausreisende Fachkräfte, welcher vom Tropeninstitut Heidelberg regelmäßig veranstaltet wird, und des Kurses für „Community Health and Tropical Medicine“ der Deutschen Stiftung für Internationale Entwicklung (DSE) in Berlin.

Das Buch ersetzt nicht die zahlreichen bereits existierenden Lehrbücher. Es ist kein Versuch, den Pschyrembel-Dudenhausen, die Lehrbücher von Knörr und Martius neu zu schreiben. Diese Bücher haben sich in der klinischen Praxis in Deutschland bewährt.

Dieses Buch soll vielmehr als Manual bzw. Leitfaden dem unter einfachen Bedingungen arbeitenden Arzt für seine praktische Arbeit in den Distrikt- und Missionskrankenhäusern in Afrika, Asien und Lateinamerika dienen. Es möge Interesse bei Hebammen, Studenten und Ärzten für die Arbeit in den armen Ländern der „Dritten Welt“ wecken.

Die Entwicklungshilfeorganisationen sind im Arbeitskreis „Lernen und Helfen in Übersee“ zusammengeschlossen. Sämtliche Autoren haben praktische Erfahrungen im Entwicklungsdienst gesammelt und dabei zunächst mehr gelernt als geholfen.

In den zahlreichen Gesprächen unter den Autoren bei der Arbeit an den einzelnen Beiträgen kam die Frage auf: „Inwieweit lassen sich in Übersee gemachte Erfahrungen in unserer klinischen Geburtshilfe in Deutschland umsetzen?“

Dazu bieten wir hier noch keine fertigen Konzepte. Wir wollen aber zu einer Zusammenarbeit zwischen Ärzten in den armen und reichen Ländern ermutigen.

Unsere Hoffnung ist, daß die Geburtshilfe nicht weiter in „verschiedene Welten“ zerfällt und so verkommt. Apparatemedizin und Armut gefährden die Geburtshilfe in gleicher Weise. Einfache Bedingungen schließen die Anwendung sinnvoller Geräte in Diagnostik und Therapie nicht aus; wir beschreiben die klinischen Methoden, die auch in einem kleinen Distriktkrankenhaus angewendet werden können.

Ein Buch ist nie „fertig", und wir wissen, daß wir einiges nicht aufgenommen haben; denn wir wollten uns auf das Wichtigste beschränken. Wie die Impressionisten in Emile Zolas Roman „L'œuvre" werden wir nach „Fertigstellung" nicht „behäbig" oder geraten gar „in Schwärmerei" über ein „fertiges Werk". Wir arbeiten daran weiter und fordern alle Interessierten zur Mitarbeit an dem begonnenen „Werk" auf.

Wir danken Herrn Prof. Dr. Dr. h.c. G. Bastert, der uns ermutigte, anzufangen; Herrn Prof. Dr. H. J.Diesfeld, der uns wertvolle Hinweise gab. Wir danken den zahlreichen Kurieren zwischen Conakry und Heidelberg, die unseren Kontakt nie abreißen ließen.

Wir danken folgenden Studenten und Doktoranden für ihre Unterstützung vor Drucklegung des Buches: Regine Unkels, Bettina Utz, Johannes Frühauf und Monika Christ. Wir danken Frau Ute Soltek, ohne deren Hilfe und Anleitung das Manuskript nicht Eingang in „Word 5" gefunden hätte.

Unser Dank gilt auch den Mitarbeitern des Regionalkrankenhauses von Dori in Burkina Faso, die unter schwierigen Bedingungen helfen, Medizin unter einfachen Bedingungen zu verwirklichen. Viele Ideen und Erfahrungen dieser Schwestern, Pfleger, Hebammen und Kollegen sind in dieses Buch eingegangen.

Unser Dank gilt ganz besonders Frau Zech-Willenbacher vom Springer-Verlag, die uns in der Endphase unserer Arbeit mit Rat und Tat zur Seite stand.

Danken möchten wir all den Kollegen und Hebammen, die uns mit Vorschlägen und produktiver Kritik unterstützten. An erster Stelle danken wir dabei Fau OÄ PD Dr. E.-M. Grischke.

Im Wintersemester 1993/94 führten wir erstmals eine Ringvorlesung „Geburtshilfe unter einfachen Bedingungen" an der Heidelberger Frauenklinik durch. Die Teilnehmer an diesen Vorträgen ermutigten uns, das begonnene Buch zu Ende zu führen. Wir danken allen für die zahlreichen Anregungen und Ideen.

Möge sich die begonnene Zusammenarbeit zwischen afrikanischen und deutschen Kollegen fortsetzen!

Heidelberg/Conakry, im März 1994

Jürgen Wacker
M. Dioulde Baldé

Inhaltsverzeichnis

Mitarbeiterverzeichnis

Baldé, M. Dioulde
Professeur Agrégé, Maître de Conférence à la Faculté
Service de Gynécologie - Obstétrique, CHU Donka
BP 4070, Conakry, République de Guinée, Afrika

Bichmann, Wolfgang, Dr. med., M. Comm. H. (Liv.)
Facharzt für Hygiene und Umweltmedizin, Tropenmedizin
Abteilung T-U, Kreditanstalt für Wiederaufbau
Palmengartenstraße 5–9, 60325 Frankfurt

Bussmann, Hermann, Dr. med.
Kinderklinik, Universität Heidelberg
INF 150, 69120 Heidelberg

Engel, Klaus, Dr. med.
Chefarzt, Frauenklinik des St. Marienkrankenhauses
Richard-Wagner-Straße 14, 60318 Frankfurt

Jäger, Helmut, Dr. med.
Leiter des Fachreferats Gesundheitswesen
Deutscher Entwicklungsdienst (DED)
Kladower Damm 299, 14089 Berlin

Jahn, Albrecht, Dr. med.
Institut für Tropenhygiene und
Öffentliches Gesundheitswesen
Ringstraße 19, 69120 Heidelberg

Kapaun, Anette, Dr. med.
Institut für Tropenhygiene und
Öffentliches Gesundheitswesen
INF 324, 69120 Heidelberg

Köhler, Bernd, Dr. med.
Tropenmedizinische Abteilung
Missionsärztliche Klinik Würzburg
Salvatorstraße 7, 97074 Würzburg

Krüger, Hans Jürgen, Dr. med.
Gynäkologische Abteilung, Kreiskrankenhaus Emmendingen
Gartenstraße 44, 79312 Emmendingen

Kuntner, Liselotte, Dipl.-Physiotherapeutin
Ethnologisches Seminar, Universität Zürich
Freiensteinstraße 5, 8032 Zürich, Schweiz

Langenscheidt, Philipp, Dr. med.
Abteilung für Allgemeine Chirurgie, Abdominal-
und Gefäßchirurgie
Chirurgische Klinik, Universität des Saarlandes
Oscar-Orth-Straße, 66421 Homburg/Saar

Leichsenring, Michael, PD Dr. med.
Kinderklinik, Universität Heidelberg
INF 150, 69120 Heidelberg

Maier, Katharina
Geburtshilfliche/Gynäkologische Abteilung
St.-Joseph-Stift
Westerstraße 10, 27749 Delmenhorst

Miksch, Silvia
Low Tech Lehrlabor für angepaßte Technologien
Missionsärztliches Institut Würzburg
Salvatorstraße 7, 97074 Würzburg

Nelle, Mathias
Kinderklinik, Universität Heidelberg
INF 150, 69120 Heidelberg

Ouedraogo, Gilbert, Dr. med.
Hôpital Maillot, Chirurgie B
Briey, France

Pöschl, Rupert, Dr. med
Zentrum für Anästhesiologie, Rettungs- und Intensivmedizin
Georg-August-Universität Göttingen
Robert-Koch-Straße 40, 37075 Göttingen

Reitmaier, Peter, Dr. med.
Institut für Tropenhygiene und
Öffentliches Gesundheitswesen
INF 324, 69120 Heidelberg

Ritter, Henning, Dr. med.
Frauenklinik, St. Elisabeth Hospital
49477 Ibbenbüren

Spellmeyer, Walter, Dr. med.
Fachreferat Gesundheitswesen
Deutscher Entwicklungsdienst (DED)
Kladower Damm 299, 14089 Berlin

Unkels, Regine
Frauenklinik, Universität Heidelberg
Voßstraße 9, 69115 Heidelberg

Utz, Bettina
Frauenklinik, Universität Heidelberg
Voßstraße 9, 69115 Heidelberg

Volz, Joachim, Dr. med.
Frauenklinik, Fakultät für Klinische Medizin
Universität Heidelberg
Theodor-Kutzer-Ufer 10, 68135 Mannheim

Wacker, Jürgen, Dr. med.
Frauenklinik, Universität Heidelberg
Voßstraße 9, 69115 Heidelberg

Wolter, Sigrid, Dr. rer. nat.
Institut für Tropenhygiene und
Öffentliches Gesundheitswesen
INF 324, 69120 Heidelberg

1 Ethnomedizinische und entwicklungspolitische Aspekte der praktischen Tätigkeit auf Distriktebene

W. Bichmann

Historischer Kontext

Die „westliche" naturwissenschaftlich orientierte Medizin, die auch die Grundlage der Darstellungen dieses Buches bildet, ist heute weltweit verbreitet. Das heißt, sie dient in Industrie- und Entwicklungsländern als Basis für die Ausbildung der verschiedenen Gesundheitsberufe und die Organisation des Gesundheitswesens. In der Praxis bedeutet dies gleichwohl nicht, daß die Dienstleistungen des Gesundheitswesens überall den Prinzipien der akademischen Medizin entsprächen - genannt seien hier beispielhaft nur die oft problematischen hygienischen Verhältnisse in Gesundheitseinrichtungen oder auch irrationale Verordnungsgewohnheiten von Ärzten und paramedizinischem Personal. Die „Nutzer" der Gesundheitsdienste haben darüber hinaus ihr durchaus eigenes Verständnis dessen, was sie von der „modernen Medizin" erwarten - ein Verständnis, das durch Traditionen, das jeweilige "Weltbild", subjektive Erfahrungen mit Dienstleistungen der Gesundheitsdienste sowie durch alternative therapeutische Angebote geprägt ist.

Krankenbehandlung und Gesundheitsvorsorge finden sich in allen Kulturen. Die jeweiligen Vorstellungs- und Lehrgebäude unterscheiden sich dabei z. T. beträchtlich, ebenso wie sich Religion, Rechtsvorstellungen und Wirtschaftsstrukturen unterscheiden. Zudem unterliegen diese kulturell geprägten Systeme einem kontinuierlichen Wandel. Im Kontakt mit anderen Kulturen können neue Impulse diffundieren und sich auf ein vorhandenes Medizinsystem bereichernd auswirken - durch kulturelle Überlagerungen entstanden historisch aber auch hemmende oder unterdrückende Einflüsse.

Die großen medizinischen Traditionen Chinas und Indiens, die bis heute in Lehre und Praxis einen festen Platz innerhalb ihres Kulturkreises einnehmen, sind allgemein bekannt, und einzelne ihrer Techniken diffundierten in den letzten 20 Jahren auch in die westliche Welt. Andere Kulturräume haben weniger verbreitete lokale Medizintraditionen hervorgebracht, die das Verständnis der Vorgänge um Krankheit und Gesundheit in der Bevölkerung und bei den Gesundheitsberufen nachhaltig prägen (Bannerman et al. 1983). Vordergründig ging mit dem Prozeß der Kolonisierung der heutigen „Dritten Welt" bis zum Ende des letzten Jahrhunderts auch die Verbreitung der europäisch-nordamerikanischen - „westlichen" - Medizin einher. Ursprünglich zur Versorgung der Soldaten, Händler und Siedler samt deren Hausangestellten bestimmt, erforschte die sich herausbildende Tropenmedi-

zin die Ursachen der gefährlichen Seuchen, deren Bekämpfung notwendigerweise die Behandlung der einheimischen Bevölkerung und die Einflußnahme auf ihre Lebensgewohnheiten erforderlich machte. Aus diesen primär gesundheitspolizeilichen Aufgaben entstanden die Grundstrukturen öffentlicher Gesundheitsversorgung, die - in enger organisatorischer Anlehnung an die jeweiligen Versorgungsstrukturen der Kolonialländer - zunehmend die Versorgung der Gesamtbevölkerung durch ein Netz kurativer Einrichtungen und präventiver Dienste übernahmen (Pfleiderer u. Bichmann 1985). Viele der später augenfälligen Probleme der Gesundheitsversorgung in Entwicklungsländern waren durch die Übernahme der europäischen Systeme vorprogrammiert.
Die Verbreitung der westlichen Medizin wurde dabei durch die Kolonialstrukturen mit Sicherheit gefördert, andererseits waren ihre verifizierbaren Erfolge bei der Schmerzbekämpfung, in der Chirurgie und der Geburtshilfe und sukzessive auch bei der Arzneimittelbehandlung der vorherrschenden Infektionskrankheiten deutliche Demonstration ihrer Überlegenheit in vielen Bereichen. In vielen Ländern Afrikas war zudem die Praxis der traditionellen Heilkunde untersagt worden. In Wirklichkeit aber waren die Netze öffentlicher Gesundheitsversorgung in den meisten Ländern der Dritten Welt nie dicht genug, um eine Minimalversorgung von angemessener Qualität anbieten zu können. Die Bevölkerung nahm daher ein empirisch begründetes polypragmatisches Verhalten bezüglich der gleichzeitigen Nutzung überkommener tradioneller Heilinstanzen und moderner Versorgungseinrichtungen an, ein Verhaltenskomplex, der heute allgemein mit dem Begriff *medizinischer Pluralismus* umschrieben wird (Abb. 1.1).

Medizin in Entwicklungsländern

Die von den Kolonialmächten aufgebauten Gesundheitssysteme in Entwicklungsländern waren staatlich und wurden nach der Unabhängigkeit schwerpunktmäßig in ihren kurativen Bereichen ausgebaut, während die bestehenden präventiven Dienste verkümmerten. Der wachsenden Nachfrage der Bevölkerung nach modernen Versorgungseinrichtungen entsprachen die zur Verfügung stehenden öffentlichen Mittel dabei keineswegs. Der Aufbau eines leistungsfähigen Privatsektors fand aber auch nicht statt, und er war - soweit überhaupt vorhanden - einseitig kurativ ausgerichtet. In den 70er Jahren wandte sich daher das öffentliche Interesse medizinischer Fachkreise auf die großen Erfolge, die Kuba und die VR China mit flächendeckender Gesundheitsversorgung vermelden konnten; dies insbesondere vor dem Hintergund wachsender Kritik an der in weiten Teilen der Dritten Welt bestehenden Unterversorgung mit essentiellen Dienstleistungen des öffentlichen Gesundheitswesens. In dieser Zeit entstand das Konzept der primären Gesundheitspflege („Primary Health Care", PHC), das einen sektorübergreifenden Ansatz zur Verbesserung der Gesundheitssituation auf Gemeindeebene darstellt. Dieses Konzept, das 1978 von den Mitgliedsstaaten der WHO zur neuen Richtschnur einer internationa-

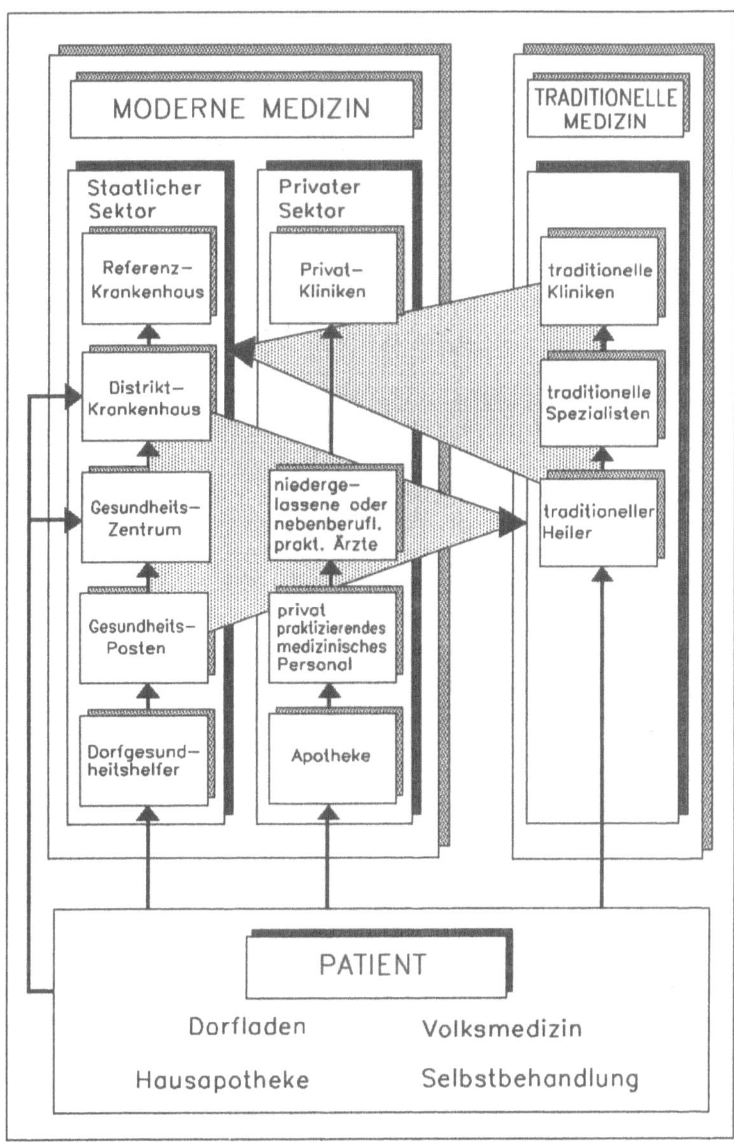

Abb. 1.1. Die Optionen und Wege des Patienten durch die Systeme medizinischer Versorgung. (Aus Diesfeld 1989)

len Gesundheitspolitik erhoben wurde, setzt auf flächendeckendes Angebot von Basisgesundheitsdiensten, verstärkte Gemeindebeteiligung bei Planung, Durchführung und Kontrolle von Gesundheitsprogrammen sowie auf die Verwirklichung intersektoraler Maßnahmen mit Auswirkungen auf die Gesundheit (Diesfeld u. Wolter 1989).

Die Reorientierung bestehender Gesundheitssysteme und ihrer Verwaltungen sowie die inhaltliche Neuorientierung ihrer Mitarbeiter, die für die tägliche Durchführung der präventiven und kurativen Dienstleistungen im Primary-Health-Care-System zuständig sind, ist ein ungeheuer kompliziertes und langwieriges Unterfangen, dessen einfachste Aspekte noch die Reorganisation der Zuständigkeiten der Gesundheitsdienste und -verwaltungen darstellt. Bis zu Beginn der 90er Jahre war es z. B. – trotz intensiver Bemühungen - noch keineswegs sicher, daß die Institutionen, die ärztliches und nichtärztliches Personal für die Gesundheitsdienste ausbilden, dieses auch für die Anforderungen einer an PHC orientierten Gesundheitspolitik vorbereiten. Gleichzeitig nahmen in den 80er Jahren weltweit die staatlichen Gesundheitsbudgets ab, und zwar oft absolut, zumindest aber relativ. Der Anteil der Personalkosten am Gesundheitsbudget stieg in vielen Ländern auf 70–90%, so daß für die sonstigen laufenden Kosten der Gesundheitsversorgung nur noch minimale Mittel übrig blieben. In vielen Ländern kam die öffentliche Gesundheitsversorgung quasi zum Stillstand (Bichmann et al. 1991).
Unter diesen wirtschaftlichen Rahmenbedingungen waren die meisten Entwicklungsländer voll damit beschäftigt, den Betrieb der bestehenden Infrastruktur zu sichern, und für Experimente der inhaltlichen Neuorientierung blieb nur wenig Raum. Insofern ist es bemerkenswert, wie viel sich in der Gesundheitsversorgung der Entwicklungsländer in den vergangenen 15 Jahren verändert hat. Die wirtschaftlichen Rahmenbedingungen und die demographische Entwicklung, die die Verteilung der knappen vorhandenen Ressourcen auf immer mehr Empfänger erforderlich machen, legen dabei einer durchgreifenden Gesundheitssystemreform immer neue Hindernisse in den Weg.
Der nur schleppende Aufbau einer primären Gesundheitsversorgung, die zu einer deutlichen Verbesserung der Gesundheitssituation der Bevölkerung beitragen könnte, veranlaßte verschiedene internationale Geberinstitutionen – und insbesondere das UN-Kinderhilfswerk UNICEF – eine Strategie der schnellen Erfolge aufzunehmen. Durch Aufbau zentral gesteuerter „vertikaler“ Programme, die auf die sog. *vulnerablen Gruppen* – d. h. Frauen und Kinder – ausgerichtet waren, sollten die bestehenden Systemschwächen des Gesundheitssektors dieser Länder ausgeglichen werden. In der Mitte der 80er Jahre fand sich daher in den meisten Entwicklungsländern das sog. GOBI-Programm, das neben Gewichtsmonitoring der Kleinkinder und Propagieren des Stillens insbesondere die orale Rehydratation bei Durchfallerkrankungen und das *erweiterte Impfprogramm* – die Immunisierung im 1. Lebensjahr gegen die 6 wichtigsten Infektionskrankheiten – umfaßte (Diesfeld 1989). Der Aufbau mehrerer zusätzlicher vertikaler krankheitsspezifischer Interventionen, wie z. B. Vitamin–A-Verteilung zur Bekämpfung der Xerophthalmie, Jodsubstitution zur Vorbeugung gegen Struma und Kretinismus, Eisensubstitution, Spurenelementsubstitution neben der Bekämpfung von Aids, Malaria, Tbc, Lepra, respiratorischen Infektionen usw. – nicht zu vergessen die Sicherstellung der Verteilung von Kontrazeptiva –, dies alles führte in der Folge zu einer Partikularisierung von Gesundheitsinterventionen, die auch von keiner zentralen Behörde oder gar dem Gesundheitsministerium mehr koordiniert werden konnten.

Ab 1986 wurde daher von WHO und UNICEF das Konzept des integrierten *Distriktgesundheitswesens* propagiert, das die Ziele des PHC-Konzepts beibehält, aber eine klare Organisationsempfehlung gibt und die Dezentralisierung der Zuständigkeiten und Verantwortung auf der operationalen Ebene der Basisgesundheitsversorgung beinhaltet (Görgen et al. 1993). Bei der Umsetzung dieses neuen Ansatzes stehen die Aufgaben der Rationalisierung der angebotenen Dienstleistungen und ihre Integration in ein Gesamtangebot bei gleichzeitiger Gewährleistung der Mitwirkung von Vertretern der Gemeinden im Vordergrund. Praktisch bedeutet dies, daß Fragen der Finanzierung und Supervision der Gesundheitsdienste, der kontinuierlichen und nachhaltigen Arzneimittelversorgung, der Personalplanung und allgemein des Managements eines Dienstleistungsangebots von kurativen und präventiven Maßnahmen in Abstimmung mit gewählten Gemeindevertretern erfolgen muß. Die Verbesserung der Schwangerschaftsvorsorge und der geburtshilflichen Versorgung mit dem Ziel der Senkung der in Entwicklungsländern nach wie vor extrem hohen Müttersterblichkeit ist eine ganz vordringliche Aufgabe in der Distriktgesundheitsversorgung. International wird dies dadurch unterstrichen, daß ein spezielles Förderungsprogramm, die „Safe Motherhood Initiative", ins Leben gerufen und gemeinsam von UNICEF und WHO unterstützt wird.
Die konzeptionelle Neuorientierung wurde 1993 auch von der Weltbank übernommen, der bislang in der Regel eher Unverständnis für die Aufgaben und besonderen Probleme im Gesundheitssektor und anderen sozialen Bereichen unterstellt wurde. Der Weltentwicklungsbericht (World Bank 1993) beinhaltet hier eine neue strategische Weichenstellung. Aus der Einsicht heraus, daß eine tragfähige ökonomische Entwicklung nur auf der Grundlage einer Bevölkerung stattfinden kann, deren Grundbedürfnisse gesichert sind, fordert die Weltbank jetzt zusätzliche Investitionen in den Bildungs- und den Gesundheitssektor, von welchen sie hohe Erträge erwartet. Diese Investitionen sollen allerdings auf kostengünstige Gesundheitsinterventionen ausgerichtet sein und nur die Grundversorgung mit präventiven und kurativen Dienstleistungen umfassen. Ein solches Maßnahmenbündel würde in den ärmeren Entwicklungsländern zusätzliche Finanzmittel des Staates und der Geber erfordern, in sog. „middle-income countries" könnte das Paket alleine durch Budgetumschichtungen von Ausgaben für weniger kosteneffektive Maßnahmen finanziert werden. Spezialisierte Leistungen sollen dem Privatsektor vorbehalten bleiben und vom Nutzer selbst bezahlt werden.

Ethnomedizin und Geburtshilfe

Die Realität der meisten Entwicklungsländer ist indessen noch weit entfernt von Bedingungen, in welchen ein minimales Paket medizinischer Grundversorgung für die Gesamtbevölkerung garantiert werden könnte. Und selbst dort, wo eine Minimalversorgung verfügbar ist, stimmt der von Fachleuten „objektiv" fixierte *Bedarf* nie mit der zu beobachtenden *Nachfrage* nach Behandlung und Versorgung überein, die die Nachfrager nach Gesundheitsversorgung, die

Patienten, unter den Bedingungen des bereits erwähnten medizinischen Pluralismus formulieren.
Die Ethnomedizin hat durch die Einführung der Unterscheidung zwischen Krank*heit* und Krank*sein* wesentlich zur Überwindung der Verständigungsschwierigkeiten zwischen Patienten und Therapeuten mit unterschiedlichem soziokulturellem Hintergrund beigetragen. Patienten, die sich krank fühlen, lassen sich nicht in jedem Fall problemlos in die nosologischen Kategorien der modernen Schulmedizin einordnen. Darüber hinaus gibt es neben den Krankheitsbildern, die, wenn auch mit verschiedenen ätiologischen Erklärungen, in traditionellen Medizinsystemen und in der Schulmedizin als Einheiten angesehen werden, auch kulturspezifische Symptomkonstellationen - sog. „folk illnesses" -, für die die Schulmedizin keine nosologischen Entsprechungen kennt (Pfleiderer u. Bichmann 1985). Die Behandlung dieser Krankheiten erfordert oft spezifische Rituale über die zur rein physischen Besserung führende Therapie hinaus. Andererseits besitzen manche aus der Sicht der Schulmedizin als *Krankheiten* bezeichneten pathologischen Zustände im traditionellen Kontext keinerlei Krankheitswert. Hierzu gehört beispielsweise die mütterliche Pathologie der Geburt, die oft als zum normalen Lebenslauf gehörig gesehen und akzeptiert wird.
Neben kulturspezifischem Krankheitserleben und -verhalten werden Entscheidungen über Therapiewahl auch durch empirische Erfahrungen mit unterschiedlichen verfügbaren Therapieangeboten beeinflußt. Möglichkeiten des Zugangs zu entsprechenden Behandlungen sind dabei wesentlich durch räumliche Entfernung, entstehende Kosten und soziale Distanz determiniert. Primäre Instanz der Krankenversorgung ist in weiten Gebieten der Dritten Welt auch heute noch die Familie, nebem dem modernen Gesundheitswesen und der Fülle unterschiedlich spezialisierter traditioneller und volksmedizinischer Heiler. Dabei darf nicht übersehen werden, daß der rasche soziale Wandel in der Dritten Welt, in ehemals traditionellen Gesellschaften, auch zu Änderungen im Sozialverhalten von Heilern und Patienten führt. Zunehmend entstehen dabei synkretistische Therapieformen, die sowohl bei der Krankheitserklärung als auch bei der Behandlung Elemente aus der normalen Schulmedizin entlehnen und mit traditionellen Vorstellungen kombinieren.
Betreuung der Schwangeren, Geburtsvorbereitung, Hilfestellung und Unterstützung bei der Geburt und im Wochenbett sind Funktionen, die in den meisten Ethnien seit alters her sozial institutionalisiert sind. Die Völkerkunde kennt nur wenige Beispiele von Geburten ohne Beistand durch erfahrene ältere Frauen aus der eigenen oder der Familie des Ehemannes bzw. durch professionelle (Laien)hebammen.
Neben prophylaktischen diätetischen Maßregeln, Massagen und magischen Schutzmaßnahmen für Schwangere und Ungeborene sind aus der Ethnographie vielfältige technische Interventionen unter der Geburt bekannt (Schiefenhövel u. Sich 1983), die z. T. auch bis in unser Jahrhundert in abgelegenen europäischen und nordamerikanischen Gegenden angewandt wurden. Hierzu gehören die Schmerzbekämpfung, manuelle Wendungen bei Lageanomalien, Verabreichung wehenfördernder Arzneimittel, Unterstützung während der

Austreibungsperiode sowie Maßnahmen zum Dammschutz und zur Plazentalösung.
Die Gebärhaltung ist in traditionellen Gesellschaften normalerweise aufrecht oder hockend, wobei unterschiedliche Hilfsmittel zum Halten und zur Stützung der Gebärenden - bis hin zu technisch unterschiedlich gestalteten Gebärstühlen - entwickelt wurden (Kuntner 1994). Aus geburtsphysiologischer Sicht sind diese tradionellen Entbindungstechniken der „modernen" Medizin in Rückenlage in vieler Hinsicht überlegen. In den vergangenen 15 Jahren haben sich diese Erkenntnisse auch bereits wieder im westlichen Kontext verbreitet. In vielen Entwicklungsländern besteht aber noch großer Nachholbedarf bei der Ausbildung des geburtshilflichen Personals in einer patientengerechten physiologischen und psychologischen Geburtsleitung.
Eine Schonungsperiode nach der Geburt ist bei fast allen Völkern verbreitet, wobei das Wochenbett in der Regel 3–7 Tage, in einzelnen Fällen sogar über 40 Tage dauert. Manche Ethnien praktizieren aber auch völlige Isolation von Mutter und Neugeborenem. In dieser Zeit erhält die junge Mutter besondere Unterstützung und Pflege und kann sich dabei auf die neue Rolle und die Kommunikation mit dem Neugeborenen einstellen. In manchen Ethnien, beispielsweise in Westafrika, bestehen auch besondere Tabus bezüglich der Aufzucht von Neugeborenen mit Lageanomalien, von Zwillingen oder auch von Säuglingen, deren Mutter unter der Geburt verstarb. Hier kommen auf den auf Distriktebene praktisch tätigen Arzt besondere ethische Entscheidungsprobleme zu, wobei er unter verständnisvoller Achtung tradioneller Sitten agieren lernen muß.
Über die Effizienz der traditionell angewandten geburtshilflichen Techniken bei pathologischen Geburten ist naturgemäß wenig bekannt. Bis auf den heutigen Tag ist in abgelegenen Gebieten ohne Möglichkeit der chirugischen Geburtsbeendigung bei Geburtsstillständen und fetomaternalen Dysproportionen das Schicksal von Mutter und Kind in der Regel besiegelt. In vielen Fällen könnte aber durch eine sachkundige Geburtsleitung und Anwendung einfacher Hilfsmittel inkl. Vakuumextraktion die Mütter- und die Neugeborenensterblichkeit verringert werden.

Perspektiven

Seit über 20 Jahren werden in vielen Entwicklungsländern sog. „Traditional Birth Attendants" (TBA) bzw. „accoucheuses traditionnelles" aus- und fortgebildet, um die unzureichende Flächendeckung geburtsvorbereitender und geburtshilflicher Versorgung abzumildern und Risikoentbindungen in besser ausgestattete Referenzinstitutionen zu verweisen. Obwohl es in Einzelfällen zu guter Kooperation zwischen Gesundheitsdiensten und Dorfhebammen kam, wird der Erfolg der Ausbildung und Einbeziehung von in der Regel in einem zweimonatigen Kurzkurs ausgebildeten und unbezahlten Dorfhebammen generell skeptisch beurteilt. In der Regel werden diese Frauen von den Mitarbeitern der Gesundheitsdienste nicht akzeptiert und nicht ihrem in der traditionellen Gesellschaft zuerkannten Status gemäß behandelt; die Ausbildungsmethodik durch Mitarbeiter der Gesundheitsdienste gewährleistet die Vermittlung der Ausbildungsinhalte nur partiell (Sargent 1982; Walt 1990). Voraussetzung für eine sinnvolle Zusammenarbeit zwischen TBAs und Gesundheitsdiensten wäre ihre Legitimation durch die Gemeinde, in der sie arbeiten. Sie wären dann nicht länger lediglich der verlängerte Arm der Gesundheitsdienste in der dörflichen Peripherie. Gemeindebeteiligung in Planung, Durchführung und Evaluierung von Gesundheitsprogrammen muß deshalb gewährleistet sein, um eine Kontrolle der TBAs nicht in erster Linie durch die Gesundheitsdienste, sondern durch die Gruppe sicherzustellen, der sie nützen soll (WHO 1991a).

2 Das Distriktkrankenhaus

W. Spellmeyer

Auf dem Lande, wo 80–90% der Bevölkerung des tropischen Afrika leben, ist der staatliche Gesundheitsdienst der hauptsächliche Anbieter moderner medizinischer Versorgung. Überstützt wird er hier und da durch Einrichtungen der Kirche. Die Privatmedizin, die in den Städten schon ihre Klientel in einer zahlungskräftigeren Mittelschicht findet, ist für die Landbevölkerung räumlich und ökonomisch nicht erreichbar. Die traditionelle Heilkunde ist zwar noch weitgehend intakt und praktisch überall zugänglich und nimmt sich des Großteils der alltäglichen Gesundheits- und Befindensstörungen an, sie hat aber für die ernsteren Krankheiten und insbesondere die Notfälle auf dem chirurgischen und geburtshilflichen Gebiet selten eine Lösung.
So fällt dem Distriktkrankenhaus die Aufgabe zu, die integrale Gesundheitsversorgung eines Landkreises zu gewährleisten, zu der heute auch die Vorsorgedienste wie Impfprogramme, Mutter-Kind-Betreuung und Familienplanung gehören. Es wirkt über ein Netz kleinerer Gesundheitszentren, Stationen und manchmal auch freiwilliger Dorfgesundheitshelfer möglichst weit über seinen Standort hinaus. Das Prinzip ist, Funktionen, die in den entwickelten Ländern spezialisierten Fachkräften vorbehalten sind, auf kürzer und allgemein ausgebildetes Gesundheitspersonal und möglichst weit in die Peripherie zu verlagern. So mag ein Dorfgesundheitshelfer Malariatabletten bei einem Fieberanfall ausgeben, die Krankenschwester in der Ambulanz oder im Gesundheitszentrum selbständig Patienten untersuchen und behandeln, ein weitergebildeter Pfleger die Narkose übernehmen oder eine Hernie operieren und der Allgemeinarzt die ihm noch nicht vertraute Hysterektomie bei Uterusruptur vornehmen. Die Hebamme kann Dammschnitt und -naht, Beckenendlagenentbindung ebenso wie Schwangerschaftkontrolle und Familienplanungssprechstunde eigenverantwortlich durchführen.
Dieses Prinzip der Delegation von Kompetenzen ist ein Hauptelement des Konzepts der „Primary Health Care" (PHC) bzw. "Soins de Santé Primaires" (SSP), das in allen Entwicklungsländern heute verbindliche Gesundheitspolitik ist und von der internationalen Zusammenarbeit bevorzugt gefördert wird. Ziel dieses Konzepts ist es, sowohl ein Minimum an medizinischer Versorgung überall zugänglich zu machen als auch möglichst viele Krankheiten durch Vorsorgemaßnahmen und Gesundheitserziehung zu vermeiden.
Gegen das Krankenhaus, wie es aus dem westlichen Gesundheitssystem in die afrikanische Realität übertragen worden ist, wurde der Einwand erhoben, daß es mit relativ hohem personellem und technischem Aufwand und einem sehr

begrenzten Wirkungsradius nur einer kleinen Zahl von Patienten in bestimmten Situationen hilft, an der Gesundheitsproblematik insgesamt aber nichts verbessert. Durch die Verbindung mit dem PHC-Konzept versucht man jedoch, dieses Defizit auszugleichen. Das konventionelle kleine Krankenhaus gewinnt sogar eine zentrale Bedeutung im Rahmen dieses Konzepts. Die unmittelbaren Erwartungen der Menschen beziehen sich, wie in unserer eigenen Kultur, auf die kompetente Hilfe im Erkrankungsfall. Der Gedanke an Vorbeugung, gesundheitsbewußtes Verhalten ist nur mit viel Mühe und langfristig nahezubringen und auch nur dann, wenn auf der Seite der essentiellen kurativen Dienste ein qualitativ überzeugendes, verläßliches und erschwingliches Angebot gemacht wird. So wird eine Mutter empfänglicher sein für Ratschläge zur häuslichen Durchfallbehandlung ihres Kindes oder zur Nutzung der Schwangerschaftsvorsorge, wenn sie in einer geburtshilflichen Notsituation oder mit ihrem dehydrierten Kind Hilfe gefunden hat. Das Krankenhaus kann Vertrauen aufbauen, Akzeptanz schaffen für die umfassender wirksamen Angebote der Präventivprogramme.

Die Funktion des Distriktkrankenhauses in der Wechselbeziehung mit den peripheren Einrichtungen ist vielfältig. Es dient als Referenzebene für Problemfälle, es setzt als Kopf des ganzen Systems den Standard für Qualität und Verläßlichkeit der medizinischen Arbeit, es sorgt für fachliche Betreuung und materielle Versorgung der abhängigen Einrichtungen und es sammelt und verwertet die statistischen Erhebungen für die Steuerung der Distriktsgesundheitsarbeit.

Ist die Rolle des Distriktkrankenhauses auch anerkannt und ist seine Aufgabe auch klar definiert, für die Erfüllung des Anspruchs ist es meist noch schlecht gerüstet. Mit 50–150 Betten, einem Personal von 2–4 Ärzten oder Ärztinnen, 1–3 Vollschwestern oder -pflegern und 10–20 Hilfsschwestern/-pflegern ist es verantwortlich für die Versorgung einer Bevölkerung von 80000–300000 Einwohnern. Das Netz der untergeordneten Einrichtungen ist meist noch nicht vollständig ausgebaut und besteht vielleicht aus 2–6 Gesundheitszentren, die z. T. noch über Betten verfügen, eine kleine Entbindungsabteilung, ein kleines Labor, aber nicht mehr ärztlich besetzt sind. Dazu kommen manchmal noch einige kleinere Gesundheitsposten, wo 2–3 Hilfskräfte ausschließlich elementare ambulante Dienste anbieten. Rein quantitativ kann dem Bedarf an Gesundheitsleistungen damit nicht entsprochen werden. Daß dieses System dennoch nicht hoffnungslos überfüllt ist, sondern gelegentlich sogar unausgelastet erscheint, hängt mit Schwächen der Versorgung und Funktion zusammen, die mit zunehmender Entfernung vom Zentrum zunehmen.

Für die Nutzung und Funktionsfähigkeit des Krankenhauses lassen sich folgende typische Erschwernisse benennen:

- Weite Wege – bis über 100 km gelegentlich – und Mangel an Transportmitteln machen es für die große Mehrheit schwer erreichbar. Auch die Verbindung zwischen Krankenhaus und Außenstationen ist oft schwierig.
- Die Kosten sind eine weitere Hürde. Obwohl die Behandlung im Prinzip oft gratis ist oder zu geringen, nicht kostendeckenden Sätzen angeboten wird,

können die Aufwendungen beträchtlich werden: für den Transport, für die Verpflegung von Patient und Begleitpersonen, für Medikamente, die in der Privatapotheke gekauft werden müssen, und nicht selten für inoffizielle „Gebühren", die an das schlecht bezahlte Personal entrichtet werden müssen.

- Das fachliche Wissen und die technischen Möglichkeiten sind für einen (kleineren) Teil der Pathologie nicht ausreichend, eine Verlegung von Problemfällen ist nur in Ausnahmefällen machbar oder sinnvoll.
- Ein chronischer Mangel an Medikamenten und Instrumenten, defekte Geräte, Fahrzeuge und Gebäude - Schwächen, die nicht nur finanziell, sondern oft auch organisatorisch bedingt sind - behindern die Arbeit.
- Eine zentralistische Verwaltungsstruktur des Öffentlichen Dienstes steht flexiblen Problemlösungen im Wege. Supervision und Fortbildung der Mitarbeiter lassen sich nicht im erforderlichen Maß aufrecht erhalten.

Diese Schwächen und Hindernisse geben sich auch äußerlich zu erkennen. Schlechte Instandhaltung, mangelnde Ordnung und Sauberkeit lassen sich oft nicht übersehen. Der erste Eindruck bei der Besichtigung eines solchen Krankenhauses kann recht deprimierend sein - und zu einer Unterschätzung der tatsächlichen Leistungen verleiten. Es kann nämlich unter der anspruchslosen Fassade durchaus eine gute Arbeit geleistet werden. Trotz Staub und alter Blutspritzer im Operationssaal braucht die Sekundärinfektionsrate nach Sectio nicht höher zu sein als in einer deutschen Klinik - und der Frosch, der seinen Weg in den Kreißsaal gefunden hat, ist harmlos.

Unseren Vorstellungen eher angenähert präsentieren sich zumeist die „Missionskrankenhäuser", mit gepflegten Anlagen und Räumlichkeiten und mit besserer Ausstattung. Dem entspricht i. allg. ein besser supervidierter Dienstablauf. Hier wirkt sich das dezentrale Management aus sowie eine solidere Finanzbasis aufgrund stärkerer Kostenbeteiligung der Patienten und z. T. auch direkter Unterstützung aus dem Ausland.

Unvollkommen und unzureichend wie es sein mag, seine besondere Wichtigkeit hat das Distriktkrankenhaus für den Bereich der Schwangerschaftsbetreuung und Geburtshilfe, ein Kernelement des PHC-Konzepts. Die Müttersterblichkeit liegt in den subsaharischen Ländern immer noch bei 400–600 Todesfällen auf 100000 Lebendgeborene, etwa dem 100fachen der Industrieländer. Damit hat sich an den ursprünglichen Verhältnissen noch relativ wenig geändert, im Unterschied zu den Erfolgen bei der Senkung der Säuglingssterblichkeit. Der größere Teil der mütterlichen Todesfälle ist bei der vorherrschenden schlechten Infrastuktur leider kaum vermeidbar. Geburtskomplikationen, insbesondere Blutungen, treten oft so unvorhersehbar und dramatisch auf, daß das Krankenhaus nicht mehr rechtzeitig erreicht werden kann. Auch wird die Entscheidung, einen aufwendigen Transport zu organisieren, oft erst getroffen, wenn sich der Zustand bedrohlich verschlechtert hat.

Möglichkeiten zur Verbesserung der Situation gibt es jedoch:

- Qualifikation und der Ausbau der Schwangerenberatung und Mutter-Kind-Sprechstunde im Distrikt.

- Ausbildung von Dorfhebammen und die Weiterbildung traditioneller Hebammen in der Erkennung von Gefahrensituationen. Sie können ausschlaggebend sein bei der Entscheidung der Familie, ob ein Transport ins Krankenhaus unternommen werden soll. Die Zusammenarbeit mit dem traditionellen Heilsystem, die i. allg. nur schwer herstellbar ist, bietet auf dem Feld der Geburtshilfe bessere Möglichkeiten.
- Ausbau des Kommunikations- und Transportsystems zwischen zentralen und peripheren Einrichtungen.
- Schaffung von Unterbringungsmöglichkeiten am Ort des Krankenhauses, wo Mütter mit Risikoschwangerschaften den Entbindungstermin abwarten können.

Alle diese Maßnahmen, die in gewissem Grade schon versucht werden, ergeben nur dann einen Sinn, wenn im Krankenhaus eine verläßliche, qualitativ überzeugende geburtshilfliche Betreuung jederzeit gewährleistet ist. Die Voraussetzungen dazu existieren oder lassen sich schaffen an jedem Krankenhaus mit Operationsbetrieb und der für einen permanenten Bereitschaftsdienst erforderlichen Minimalbesetzung, d. h. je 2 Kräfte für die Schlüsselfunktionen des Anästhesisten, OP-Assistenten und Operateurs. Glücklicherweise lassen sich im Bereich der Geburtshilfe praktisch alle Notsituationen auf der Ebene des Distriktkrankenhauses bewältigen; dies gilt auch für Komplikationen, die in entwickelten Ländern kaum mehr gesehen werden, wie Uterusruptur, atonische Nachblutung oder Eklampsie.
Das Distriktkrankenhaus ist die Einrichtung, an der wir als kulturfremde Ausländer unseren Beitrag am unmittelbarsten und wirkungsvollsten einbringen können. Sicher werden wir fachlich zunächst auch viel lernen - und Bescheidenheit. Wir können mit Interesse und Tatkraft den Betrieb beleben, mit unbefangenem Blick manche Anregung geben. Mit geringen Mitteln können wir manches materielle Problem lösen. Dies gilt für die „Entwicklungszusammenarbeit" ebenso wie für den kurzfristigen Praktikumsaufenthalt. In jedem Fall werden die gewonnenen Eindrücke dazu dienen, Verständnis für die Nöte der Gastländer zu wecken - und nicht zuletzt auch zu einer distanzierteren Sicht auf die Verhältnisse im eigenen Land verhelfen.

3 Untersuchungen und Labordiagnostik in der Geburtshilfe

M. D. Baldé, S. Miksch und J. Wacker

3.1 Medizinische Untersuchungsmethoden in der Schwangerschaft

M. D. Baldé und J. Wacker

Im folgenden werden die wichtigsten Untersuchungsmethoden dargestellt, welche in der täglichen Praxis im Distriktkrankenhaus angewandt werden können. Im Beitrag „Die Betreuung von Schwangeren in Entwicklungsländern“ wird auf die Anwendung und Wertigkeit der einzelnen Methoden eingegangen.

Geburtshilfliche Anamnese

Im Gespräch mit Schwangeren gilt es im besonderen Maße, Vertrauen zu gewinnen.
Unnötige oder verletzende Fragen stören das gewonnene Vertrauen. Wie im Beitrag „Ethnomedizinische und entwicklungspolitische Aspekte“ schon erwähnt, hat sich der im Distriktkrankenhaus tätige Arzt mit den ethnischen Bedingungen seiner Region auseinanderzusetzen. Die geburtshilfliche Anamnese hat deshalb nach folgendem Leitfaden abzulaufen:

- Befinden,
- bestehende Erkrankungen,
- vorausgegangene Erkrankungen bzw. Operationen,
- Zyklusanamnese,
- Anzahl der vorausgegangenen Schwangerschaften,
- Verlauf und Ausgang der vorausgegangenen Schwangerschaften.

Gezielt zu fragen ist nach

- Schwangerschaftskomplikationen (z. B. Frühgeburt, Präeklampsie),
- Geburtskomplikationen (z. B. Totgeburt, Blutung, Infektion),
- Geburtsmodus (z. B. Sectio caesarea, Forzeps, Symphysiotomie, Anzahl der lebenden Kinder),
- Komplikationen in der Nachgeburtsperiode (z. B. Plazentaretention, atonische Nachblutung),
- Komplikationen im Wochenbett (z. B. Endometritis puerperalis, Blutung, vesikovaginale Fistel).

Aufgrund der Verschiedenheit und der Vielfalt der Sprachen ist in der Regel die Anwesenheit eines Übersetzers notwendig. Dieser muß das uneingeschränkte Vertrauen der Schwangeren und des Arztes besitzen. Eigene Erfahrungen zeigten, daß die Anwesenheit von Angehörigen wie Mutter, Schwiegermutter oder Schwester einer aufrichtigen Anamnese schaden, da aufgrund vorliegender Tabus oder Traditionen (wie z. B. „keinen Schmerz unter der Geburt zu verspüren“) falsche Antworten gegeben werden.

Feststellen der Schwangerschaft

Anamnese und subjektive Schwangerschaftszeichen

Bei Ausbleiben der Monatsblutung bei einer zuvor normal menstruierenden Frau besteht bis zum Beweis des Gegenteils der Verdacht auf das Vorliegen einer Schwangerschaft.
Viele Schwangere berichten über folgende subjektive, d. h. unsichere Schwangerschaftszeichen:

- Übelkeit,
- morgendliches Erbrechen,
- Störungen des Schlaf-/Wachrhythmus,
- Appetitstörungen,
- Schwindelgefühl (Ohnmachten).

Veränderungen an den Geschlechtsorganen und wahrscheinliche Schwangerschaftszeichen

Bereits in der Frühschwangerschaft kommt es zur Vergrößerung der Brust. Die Brüste sind prall gefüllt und gespannt.
Die Scheidenhaut und der Scheideneingang sind aufgrund der Weitstellung der Gefäße und der vermehrten Durchblutung livide verfärbt.
Die Konsistenz des Uterus wird insgesamt weicher. Das Corpus uteri fühlt sich zunächst prall-elastisch, später teigig an.
Die Veränderung der Konsistenz des Uterus wird bei der klinischen Untersuchung mit folgenden Zeichen erfaßt:

Hegar-Schwangerschaftszeichen (Abb. 3.1)

Die Auflockerung des Uterus ist bereits in den ersten Wochen der Schwangerschaft im unteren Uterinsegment tastbar. Darauf beruht das Hegar-Schwangerschaftszeichen. Bei der bimanuellen Untersuchung berühren die Finger der inneren Hand vom vorderen Scheidengewölbe aus die von den Bauchdecken her hinter dem Uterus kommenden Finger der äußeren Hand (vgl.

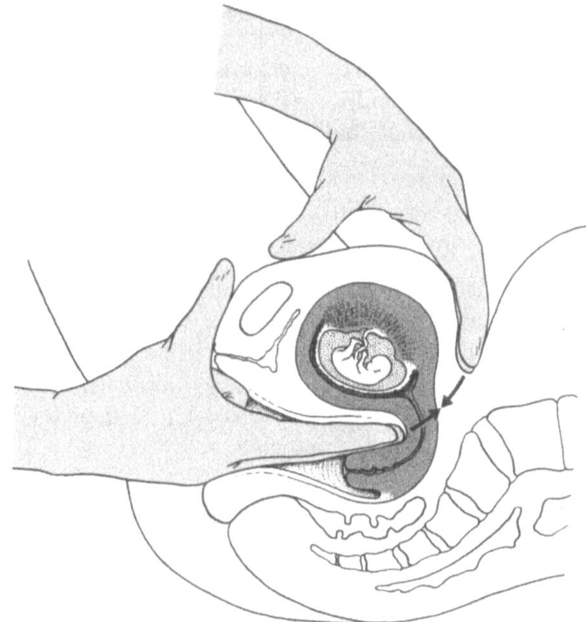

Abb. 3.1. Hegar-Schwangerschaftszeichen: Infolge der Zervixauflockerung können sich die Finger der inneren und äußeren Hand berühren. (Nach Knörr 1982)

Abb. 3.1). Das dünne untere Uterinsegment bietet den sich berührenden Fingern keinen Widerstand.

Noble-Zeichen

Ab der 13. SSW findet sich bei der bimanuellen Untersuchung aufgrund der Einbeziehung des unteren Uterinsegments in das fruchttragende Corpus uteri in den seitlichen Scheidengewölben ein tastbarer Widerstand.

Pinard-Zeichen

Ab der 16. SSW ist das Pinard-Zeichen nachweisbar. Bei der bimanuellen Untersuchung wird durch den im vorderen Scheidengewölbe eingeführten Finger die Wand des unteren Uterinsegments angetippt. Bei einiger Erfahrung fühlt man nach kurzem Nachlassen ein leichtes „Zurückpochen" des Uterusinhalts. Aufgrund der geringen Fruchtwassermenge führt der Fet eine passive Bewegung im Sinne eines Ballotements aus.

Hören der kindlichen Herztöne und sichere Schwangerschaftszeichen

Sämtliche sicheren Schwangerschaftszeichen (mit Ausnahme des sonographischen Nachweises oder des biochemischen Schwangerschaftstests) treten erst in der 3. Schwangerschaftshälfte auf:

- Sehen und Fühlen der Kindsbewegungen,
- Fühlen von Kindsteilen,
- Hören der kindlichen Herztöne.

Die Auskultation der kindlichen Herztöne erfolgt mit dem geburtshilflichen Stethoskop nach Pinard (Abb. 3.2).
Die Auskultation der kindlichen Herztöne erfordert Übung und Erfahrung. Der erfahrene Untersucher kann die kindlichen Herztöne ab der 20. SSW nachweisen. Neben der Erfahrung des Untersuchers ist die Auskultation u. a. von folgenden Faktoren abhängig:

- Stellung des kindlichen Rückens,
- Abstand des kindlichen Herzens von der Bauchdecke,
- Dicke der Bauchdecke,
- Fruchtwassermenge.

■ ***Wichtig:*** Bei fehlendem Nachweis der kindlichen Herztöne Kontrolle durch 2. Untersucher und erneute, spätere Untersuchung.

Durchführung der Auskultation. Zunächst wird mit dem Stethoskop die Stelle des Abdomens der Mutter aufgesucht, an der die kindlichen Herztöne am besten zu hören sind. Da die kindlichen Herztöne am besten über dem oberen Anteil des kindlichen Rückens zu hören sind, ergeben sich je nach Lage des Kindes und Stellung seines Rückens verschiedene Auskultationspunkte.
Das Stethoskop wird dem Abdomen der Mutter aufgesetzt und mit dem der Mutter zugewandten Ohr des Untersuchers leicht gegen die Bauchdecke

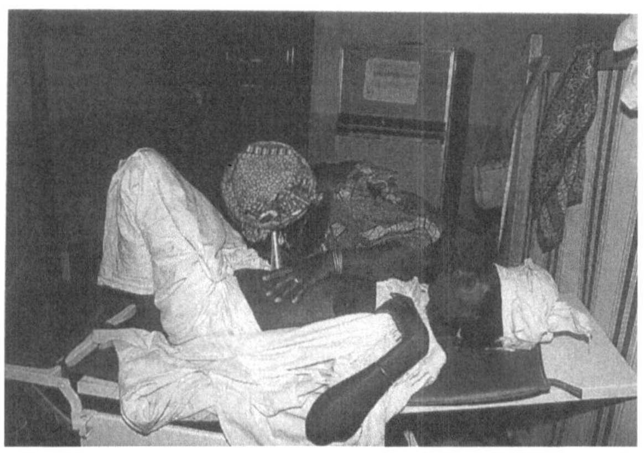

Abb. 3.2. Auskultation mit dem geburtshilflichen Stethoskop (Schwangerenvorsorge: Maternité des CHR von Dori)

gedrückt. Zur Unterscheidung vom mütterlichem und kindlichem Puls wird zu Beginn der Untersuchung die mütterliche Herzfrequenz durch Palpation der A. radialis festgestellt. Eine Hand des Untersuchers liegt auf der Bauchdecke auf, um bei evtl. bestehender Wehentätigkeit Dauer und Stärke der Wehen zu beurteilen. Außerdem können Veränderungen der kindlichen Herzfrequenz in Abhängigkeit von den Wehen festgestellt werden.

Bestimmung des Entbindungstermins

Ist der 1. Tag der letzten Monatsblutung (L. P.) bekannt, so erfolgt die Bestimmung des Geburtstermins nach der Nägele-Regel:

L. P. – 3 Monate + 1 Jahr + 7 Tage = errechneter Termin

Häufig ist das exakte Datum der letzten Periode nicht bekannt, so daß das Schwangerschaftsalter mit den folgenden Hilfen bestimmt werden muß:

1. Frühzeitige Schwangerschaftsvorsorge mit Größenschätzung.
2. Dokumentieren der ersten Kindsbewegungen:
   Erstgebärende: Ende der 20. SSW,
   Mehrgebärende: Ende der 18. SSW.
3. Messen und Dokumentieren des SFA
   (Symphyse-Fundus-Abstand in cm).
   Pearce u. Campbell (1987) konnten zeigen, daß das Maß des SFA mit den sonographisch ermittelten fetalen Größen korreliert.

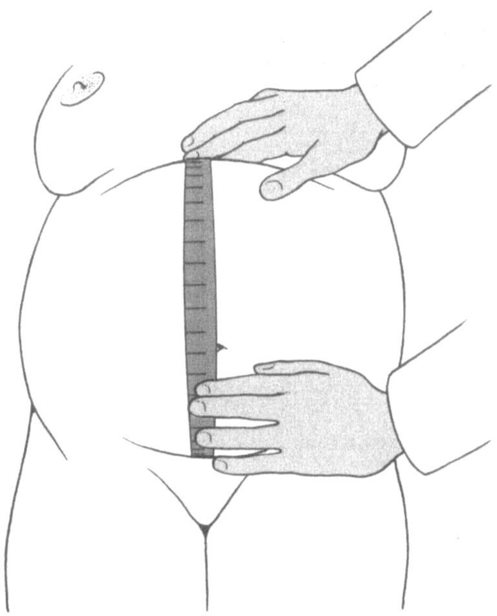

Abb. 3.3. Messung des Symphyse-Fundus-Abstandes. (Aus Knörr et al. 1982)

Tabelle 3.1. Symphyse-Fundus-Abstand im letzten Trimenon. (Nach Knörr et al. 1982)

Schwangerschaftszeitpunkt p.m.	Symphyse-Fundus-Abstand in cm
Ende 28. SSW	26,7
Ende 32. SSW	29,5
Ende 36. SSW	32,0
Ende 40. SSW	37,7

Die Berechnung der SSW erfolgt nach der Formel:

SFA + 3 = SSW (Abb. 3.3 und Tabelle 3.1).

Amnioskopie

Die Amnioskopie ist ein Verfahren zur einfachen Beurteilung von Fruchtwasserveränderungen bei noch intakter Fruchtblase. Mit Hilfe der Amnioskopie kann die Menge und Farbe des Fruchtwassers (FW) beurteilt werden:

- klar, milchig (Vernixflocken), gelb, fleischfarben;
- mekoniumhaltig, fehlendes Fruchtwasser.

Vor Geburtstermin finden sich viele Vernixflocken. Bei Überschreiten des Entbindungstermins sind in der Regel keine Vernixflocken mehr nachweisbar. Die Durchführung erklärt Abb. 3.4.

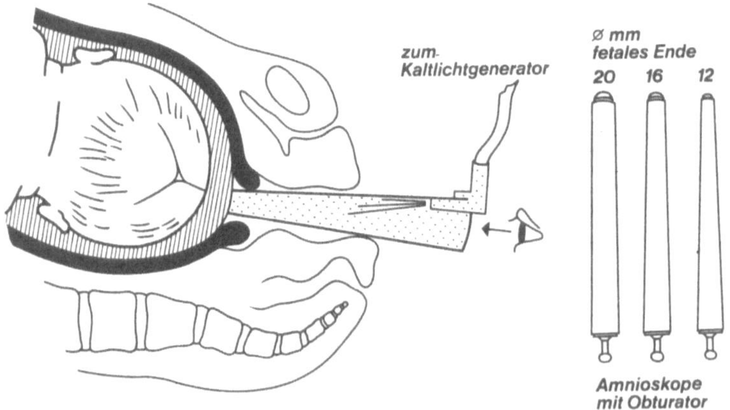

Abb. 3.4. Durchführung der Amnioskopie. Das Einführen des Amnioskoptubus erfolgt unter Führung des vaginal belassenen Zeige- und Mittelfingers der linken Hand. (Aus Pschyrembel 1973)

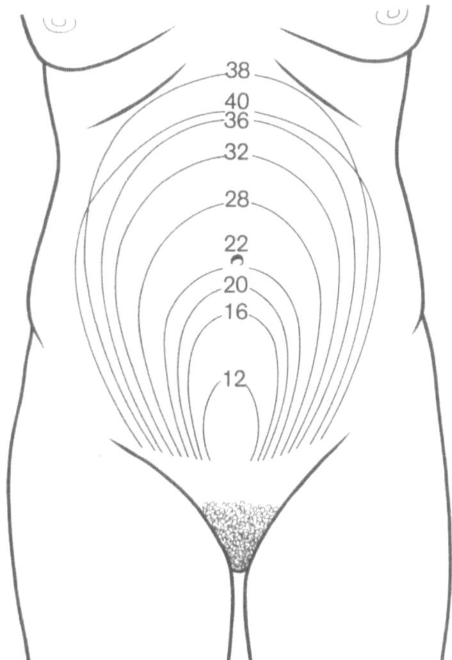

Abb. 3.5. Höhenabstand des Fundus uteri in der jeweiligen Schwangerschaftswoche. (Aus Knörr et al. 1982)

Äußere Untersuchung

Die äußere Untersuchung dient in erster Linie der Bestimmung des Höhenstandes des Fundus uteri (Abb. 3.5).
Mit Hilfe der 4 Leopold-Handgriffe (LH) werden die folgenden Befunde erhoben:

1. *Leopold-Handgriff: Höhe des Fundus uteri, Kindsteil im Fundus uteri.* Beide Hände begrenzen von kranial den höchsten Punkt des Uterus und bringen diesen in Bezug zu Rippenbogen, Nabel und Symphyse. Gleichzeitig wird der im Fundus befindliche Kindsteil untersucht (Abb. 3.6).
2. *Leopold-Handgriff: Stellung des Rückens.* Beide Hände begrenzen von seitlich kommend den Uterus. Dabei sucht jeweils die linke und die rechte Hand den kindlichen Rücken zu palpieren. Die Palpation der dem kindlichen Rücken gegenüberliegenden Kleinteile wie Hände und Füße ist schwieriger und oft nur durch die Angaben der Schwangeren (Seite der stärksten Kindsbewegungen) durchführbar (Abb. 3.7).
3. *Leopold-Handgriff: Vorangehender Kindsteil.* Mit der oberhalb der Symphyse aufgesetzten rechten Hand wird der vorangehende Kindsteil untersucht. Steht der kindliche Kopf noch über Beckeneingang, so kann durch leichte, ruckartige Bewegungen das „Ballotement" ausgelöst werden.
   Die Durchführung der Untersuchung ist der Abb. 3.8 zu entnehmen.

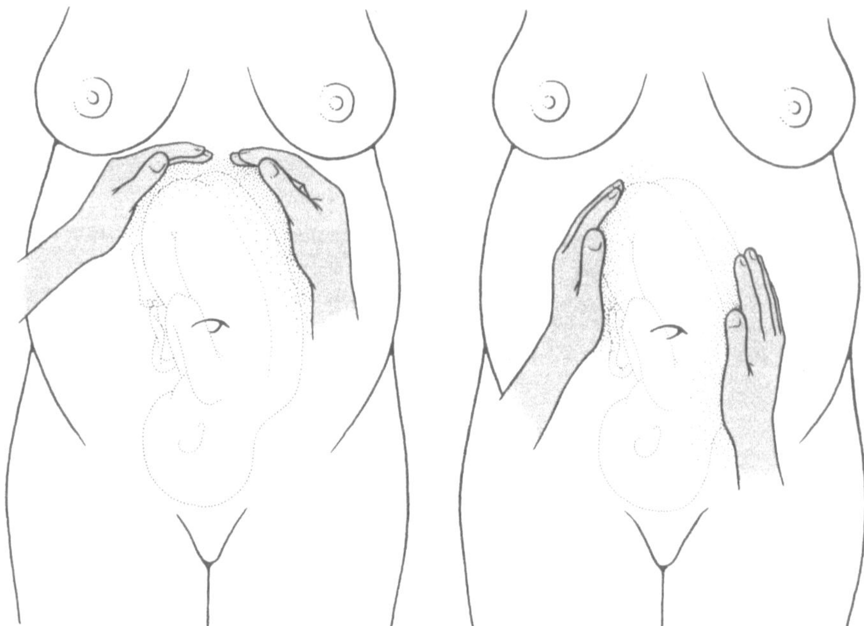

Abb. 3.6 (*links*). 1. Leopold-Handgriff: Ermittlung des Fundusabstandes. (Aus Knörr et al. 1982)

Abb. 3.7 (*rechts*). 2. Leopold-Handgriff: Palpation der Stellung des Rückens. (Aus Knörr et al. 1982)

4. *Leopold-Handgriff: Beziehung des vorangehenden Teiles zum Beckeneingang.* Von kranial kommend suchen beide Hände des Untersuchers die beiden oberen Schambeinäste auf und palpieren den Abstand des vorangehenden Teiles zum Beckeneingang. Mit diesem Handgriff (Abb. 3.9) wird zu Beginn der Geburt der Höhenstand des vorangehenden Teiles abgeschätzt.
5. *Leopold-Handgriff, Zangemeister-Handgriff: Hinweis für kephalopelvines Mißverhältnis unter der Geburt.* Die eine Hand des Untersuchers liegt der Symphyse auf. Die andere Hand sucht den vorangehenden Kindsteil auf. Die Abb. 3.10 zeigt die beiden Möglichkeiten.

Äußere Beckenmessung

Die äußere Beckenmessung wird mit dem Beckenzirkel durchgeführt. Die Schwangere befindet sich in Rückenlage, und das Abdomen ist entblößt. Folgende Maße werden nach Dudenhausen bestimmt:

1. *Distantia cristarum.* Mit dem Beckenzirkel werden die am weitesten voneinander entfernt liegenden Ansatzpunkte der Cristae iliacae gemessen. Normalmaß: 28–29 cm

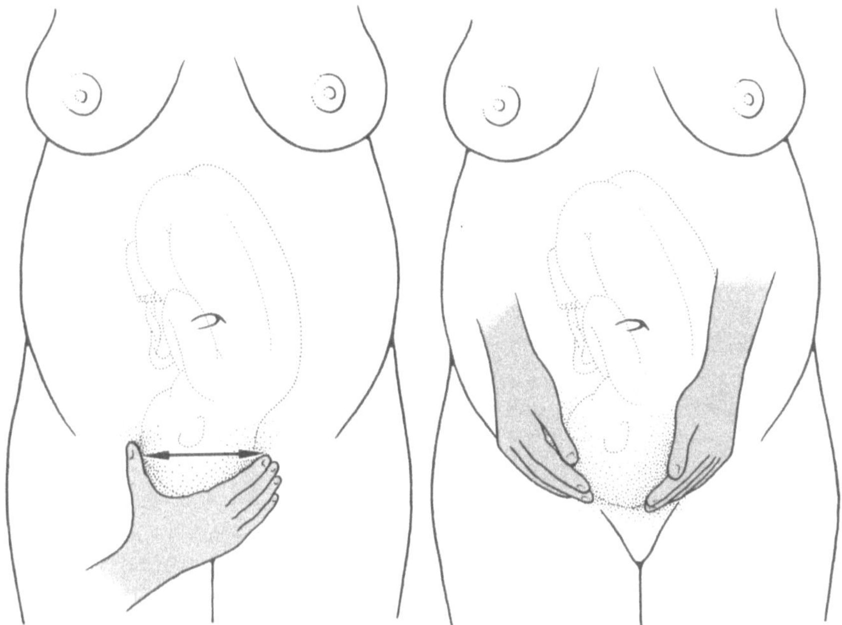

Abb. 3.8 (*links*). 3. Leopold-Handgriff: Ermittlung des vorangehenden Teiles. (Aus Knörr et al. 1982)

Abb. 3.9 (*rechts*). 4. Leopold-Handgriff: Feststellung der Beziehung des vorangehenden Teiles zum Beckeneingang. (Aus Knörr et al. 1982)

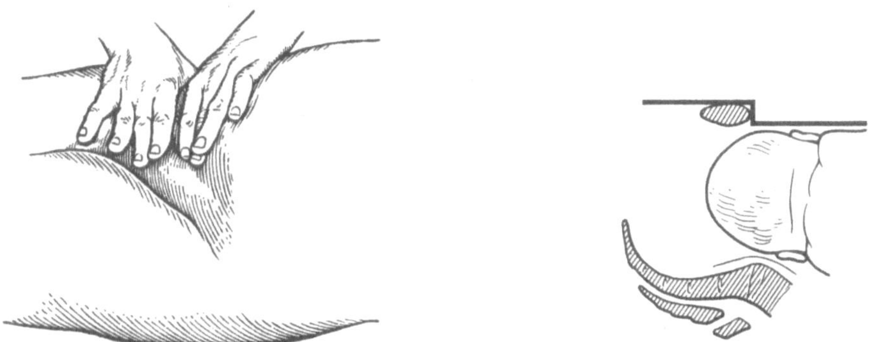

Abb. 3.10. *Links* 5. Leopold-Handgriff oder Zangenmeister-Handgriff. (Aus Pschyrembel u. Dudenhausen 1989). *Rechts* die Symphyse überragt den im Beckeneingang fixierten Kopf, der ins Becken paßt. (Aus Pschyrembel u. Dudenhausen 1989)

2. *Distantia spinarum.* Entfernung der beiden Spinae iliacae anteriores superiores.
   Normalmaß: 25–26 cm
3. *Conjugata externa.* Diese Messung wird am besten im Stehen oder in Seitenlage vorgenommen. Die eine Spitze des Beckenzirkels wird an den

oberen Rand der Symphyse angebracht, die andere am oberen Punkt der Michaelis-Raute (Lücke zwischen den Dornfortsätzen des letzten Lendenwirbels und des 1. Kreuzbeinwirbels).
Normalmaß: 20 cm

Mit Hilfe der äußeren Beckenmessung können nur Maße des großen Beckens bestimmt werden. Bei Vorliegen normaler Maße des großen Beckens kann auch auf ein normal gebautes kleines Becken geschlossen werden. Beträgt die Differenz der beiden queren Maße der Distantia cristarum und Distantia spinarum 3 cm, so kann man von einem normal gebauten kleinen Becken ausgehen.
Das Maß der Conjugata externa erlaubt nur einen bedingten Rückschluß auf die Länge der Conjugata vera. Erst bei Werten unter 18 cm für die Conjugata externa kann auf eine Verengung des kleinen Beckens geschlossen werden.

Vaginale Untersuchung

Beckenaustastung

Etwa 6 Wochen vor dem Entbindungstermin ist es sinnvoll, die Austastung des Beckens vorzunehmen. Dabei werden zunächst entsprechend der Abb. 3.11 der Schambogenwinkel und die Weite des Beckenausganges ermittelt.
Der Winkel der beiden unteren Schambeinäste beträgt normalerweise ca. 90°.
Der Beckenausgang ist ausreichend weit, wenn ein handbreiter Abstand zwischen den beiden Tubera ischiadica besteht.
Die vaginale Austastung wird entsprechend der Abb. 3.12 durchgeführt.
Folgende Befunde müssen bei der vaginalen Beckenaustastung erhoben werden:

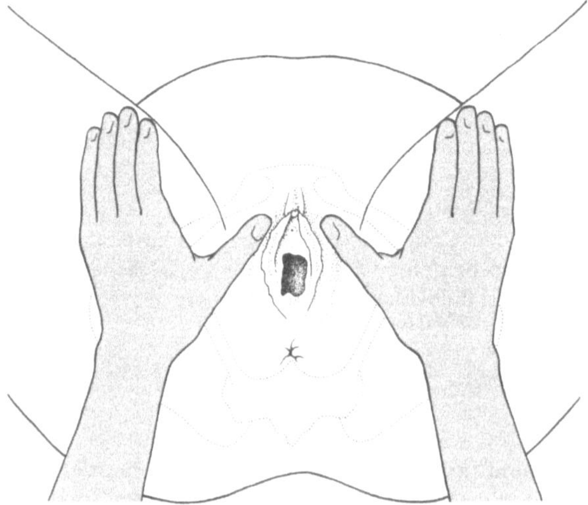

Abb. 3.11. Bestimmung des Schambogenwinkels. (Aus Knörr et al. 1982)

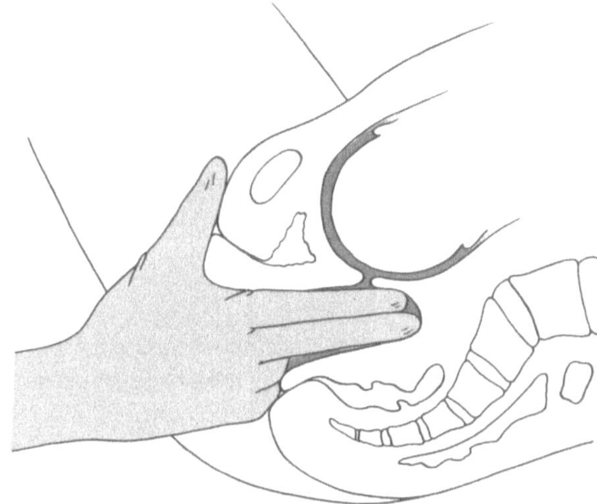

Abb. 3.12. Vaginale Austastung des Beckens. (Aus Knörr et al. 1982)

- Erreichen des Promontoriums durch den eingeführten Mittelfinger?
- Beschaffenheit der Vorderwand des Kreuzbeines (Aushöhlung),
- Spinae ischiadicae (vorspringende Spinae),
- Steißbein (federnde Nachgiebigkeit, Vorspringen),
- Symphyse (Exostosen, z. B. nach vorausgegangener Symphysiotomie),
- Beckenboden (straffe/nachgiebige Beschaffenheit).

■ *Wichtig:* Bei der inneren Beckenaustastung wird die Conjugata diagonalis bestimmt. Daraus läßt sich die Conjugata vera ermitteln:
Conjugata vera = Conjugata diagonalis − 1,5 (2) cm
Normalmaße: Conjugata vera: 11 cm; Conjugata diagonalis: 12,5–13 cm

Die *Conjugata vera/obstetrica* ist die Verbindung zwischen der Mitte des Promontoriums und dem am weitesten vorspringenden Teil der Symphysenhinterwand. Die *Conjugata diagonalis* ist die Verbindung zwischen der Mitte des Promontoriums und dem unteren Rand der Symphyse.

Kontrolle des Muttermundes

Durch die vaginale Untersuchung wird mit dem Befund von Zervix und Muttermund eine Frühgeburtsneigung oder die Geburtsreife erkannt.
Dabei werden folgende Befunde erhoben:

1. Länge der Portio,
2. Öffnung des äußeren Muttermundes,
3. Konsistenz der Portio,
4. Stellung der Portio,
5. Leitstelle.

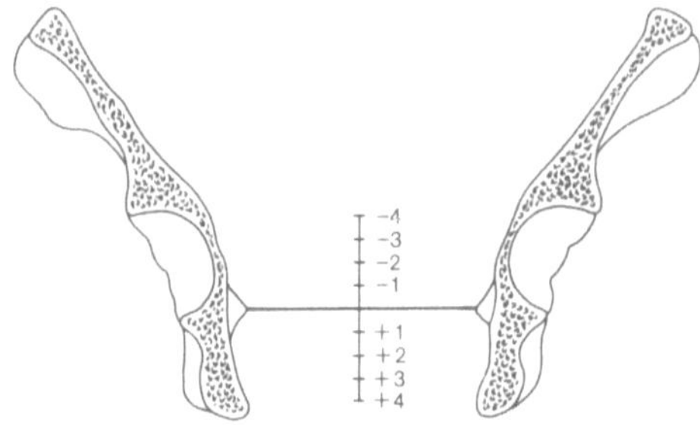

Abb. 3.13. Beziehung der Leitstelle in cm über (–) und unter (+) der Interspinalebene. (Aus Knörr et al. 1982)

Folgende Bewertung der einzelnen Befunde zur Beurteilung der Geburtsbereitschaft der Zervix oder der drohenden Frühgeburt hat sich nach Bishop bewährt:

Tabelle 3.2. Bewertung der Zervix zur Beurteilung der Geburtsreife; Zervix-Score nach Bishop (1964)

Punkte	0	1	2	3
Muttermund	0 cm	1–2 cm	3–4 cm	>4 cm
Portio	4 cm	2–3 cm	1 cm	verstrichen
Leitstelle	–3 cm	–2 cm	–1/0 cm	+1 cm
Konsistenz der Portio	derb	mittel	weich	
Stellung der Portio	sakral	mittel	zentriert	

Unter *Leitstelle* versteht man den führenden, vorangehenden Teil des Kindes, welcher in der Regel am tiefsten zu tasten ist. Die Leitstelle wird *in Beziehung zur Interspinalebene des mütterlichen Beckens* gebracht. Das Maß des Höhenstandes des Kindes wird in cm über (–) oder unterhalb (+) der Interspinalebene angegeben (Abb. 3.13). Eine Punktzahl von mehr als 7 Punkten weist auf das Vorliegen einer Geburtsreife hin.

3.2 Labordiagnostik in der Geburtshilfe

S. Miksch

Krankenhaustechnologie aus Industrieländern ist nicht vorbehaltlos in ressourcenarme Länder zu übertragen.

Labortechnologie ist u. a. angepaßt,
- wenn auch kürzer ausgebildetes Personal gute Ergebnisse liefert,
- wenn sie auch ohne regelmäßige Stromversorgung funktioniert oder angepaßte Energiequellen nutzt,
- wenn sie kosteneffektiv ist,
- wenn sie ausreichend genau ist,
- wenn sie entscheidend für die Therapie ist.

Folgende angepaßte Methoden der Labordiagnostik stehen unter einfachen Bedingungen zur Verfügung.

Hämoglobinbestimmung

Tabelle 3.3. Normalwerte für Hämoglobin

Patientengruppen	Hämoglobin [g/100 ml]	Hämoglobin [% Haldane-Skala]
Frauen	11,5–16,5	72–104
Kinder (10–12 Jahre)	11,5–14,8	72–93
Kinder (1 Jahr)	11,3–13,0	71–82
Neugeborene	13,6–19,6	86–123

Kupfersulfatmethode

Prinzip. Indirekter Hämoglobinnachweis mittels spezifischem Gewicht.

Materialien. Erforderlich sind eine Waage (0,1–300 g) und ein Urometer, als Reagenz kristallines Kupfer(II)-Sulfat-Pentahydrat sowie Bechergläser à 1000 ml und ein Meßzylinder (500 ml).

▶ *Cave:* Kupfer(II)-Sulfat-Pentahydrat ist gesundheitsschädlich beim Verschlucken. Es wird als minder giftig eingestuft.

Herstellung der Kupfersulfatstammlösung. Es werden 170 g kristallines Kupfer(II)-Sulfat-Pentahydrat ($CuSO_4 \cdot 5H_2O$) in 1 l sauberem Wasser gelöst. Da dies langsam vor sich geht, empfiehlt es sich, die Stammlösung einen Tag vor Gebrauch anzusetzen. Die blaue Stammlösung ist unbegrenzt haltbar.

Herstellung der Kupfersulfatgebrauchslösungen. Aus der Stammlösung und H_2O werden 3 Gebrauchslösungen entsprechend der nachfolgenden Tabelle mit unterschiedlichem spezifischem Gewicht unter der Verwendung von Stammlösung und Wasser angesetzt.

Tabelle 3.4. Herstellung von Meßlösungen zur Kupfersulfatmethode

Menge Stammlösung [ml]	Menge H_2O [ml] als Zusatz zur Stammlsg.	Resultierendes spezifisches Gewicht	Entspricht dem Hb [g%]	Entspricht dem Hb [%]
ca. 380	400	1052	12,6	80
ca. 250	400	1042	9,5	60
ca. 180	400	1032	7,5	48

▶ *Cave:* Das spezifische Gewicht ist genau mit Hilfe des Urometers durch Zugabe von H_2O oder Stammlösung einzustellen!

Durchführung. Man läßt einen Tropfen Blut (Kapillar- oder EDTA-Blut) in die Gebrauchslösung mit dem spezifischen Gewicht von 1052 fallen. Sinkt der Bluttropfen sofort zu Boden, so ist das Hb höher als 12,6 g% = 80% (Haldane-Skala). Schwebt der Bluttropfen in der Lösung, so ist das Hb ca. 12,6 g%. Steigt der Bluttropfen sofort an die Oberfläche, so ist das Hb niedriger als 12,6 g%. In diesem Fall geben wir den 2. Tropfen Blut in die nächst niedrigere Gebrauchslösung mit dem spezifischen Gewicht von 1042 und beobachten den Verlauf. Falls nötig, wird die 3. Gebrauchslösung zur Bestimmung eingesetzt. Genauigkeit: +/−2 g%. Es können bis zu 80 Proben in einer Gebrauchslösung bestimmt werden.

Empfehlung. Die Kupfersulfatmethode ist eine Screeningmethode und ist besonders geeignet für eine große Anzahl von Untersuchungen (z. B. Schwangerenvorsorge). Die an der Oberfläche befindlichen Bluttropfen müssen jeweils mit einem Tupfer oder einem Filterpapier entfernt werden.

Sahli-Methode

Prinzip. Indirekter Hämoglobinnachweis mittels Farbvergleich.

Materialien. Erforderlich sind ein Sahli-Hämoglobinometer, ein graduiertes Sahli-Röhrchen, eine Sahli-Glaspipette (0,02 ml) mit Gummischlauch und Mundstück sowie eine Pasteur-Pipette mit Hütchen: als Reagenzien 0,1 N Salzsäure (hergestellt aus konzentrierter Salzsäure) und Aqua destillata, ferner ein Rührstab, eine Glaspipette (10 ml), ein Meßkolben (1000 ml) und ein Wecker.

Herstellung der 0,1 N Salzsäure (= 0,1 mol/l). 8,6 ml konzentrierte Salzsäure in 1000 ml Aqua destillata.

▶ *Cave:* Säure wird immer in Wasser gegeben, *nie* umgekehrt.

Zu 500 ml Aqua destillata werden tropfenweise die 8,6 ml konzentrierte Salzsäure dazugeben; regelmäßig die Lösung mischen. Danach wird die Lösung mit dem restlichen Aqua destillata auf 1000 ml aufgefüllt.
Falls erhältlich, kann die 0,1 N Salzsäure auch aus einer 1 N Salzsäure durch entsprechende Verdünnung hergestellt werden.

Durchführung. Das Sahli-Röhrchen im Hämoglobinometer wird bis zur Marke 20 mit 0,1 N HCl gefüllt. Mit der Sahli-Pipette werden 0,02 ml Blut aus der Fingerbeere angesaugt.

▶ *Cave:* Den 1. Tropfen Blut verwerfen, dann luftblasenfrei ansaugen.

Die 0,02 ml Blut werden in das Sahli-Röhrchen gegeben. Die Sahli-Pipette wird 3mal mit der darin enthaltenen Lösung ausgespült. Nach 3–5 min ist das Blut hämolysiert. Danach wird es mit destilliertem Wasser verdünnt und gemischt, bis Farbgleichheit zwischen dem Röhrchen und den Glasstäbchen des Sahli-Hämoglobinometers erreicht ist. Das Hb wird am graduierten Röhrchen in g% oder % abgelesen. Genauigkeit: +/−0,5–1,0 g%.

Empfehlung. Die Sahli-Methode kann zur Diagnostik einzelner Fälle eingesetzt werden.

Lovibond-Comparator

Prinzip. Indirekter Hämoglobinnachweis mittels Farbvergleich

Materialien. Erforderliche Geräte sind ein Lovibond-Comparator mit einer Lovibond-Scheibe für Hb 3 g% bis 14 g% sowie Lovibond-Küvetten. Als Reagenzien dienen Cyanmethämoglobinverdünnungsflüssigkeit, d. h. Drabkin-Solution oder Oxyhämoglobinverdünnungslösung. Ferner sind eine Glaspipette (0,05 ml) mit Gummischlauch und Mundstück, eine Glaspipette (10 ml) und ein Meßkolben (1000 ml) erforderlich.

Herstellung der Oxyhämoglobinverdünnungslösung. Es werden 4 ml Ammoniumhydroxid 25% auf 1 l H_2O (Aqua destillata) aufgefüllt, oder es werden 0,4 ml einer konzentierten Ammoniaklösung auf 1 l H_2O (Aqua destillata) aufgefüllt.

Durchführung. Es werden 0,05 ml Blut aus der Fingerbeere angesaugt und in 10 ml Oxyhämoglobinverdünnungslösung gegeben und gemischt. Die Farbintensität der Lösung wird mit den verschieden gefärbten Glasstandards der rotierbaren Lovibond-Scheibe verglichen. Ist Farbgleichheit erreicht, wird das Ergebnis abgelesen. Genauigkeit: +/− 1,0 g%–2,0 g%.

Empfehlung. Die Lovibond-Methode kann zur Diagnostik von einzelnen Fällen und zum Screening mit nicht allzu großer Fallzahl eingesetzt werden.

BMS-Hämoglobinometer

Prinzip. Direkter Hämoglobinnachweis mittels Photometrie.

Materialien. Erforderlich sind ein BMS-Hämoglobinometer, Saponinstäbchen und eine Tropfpipette.

Durchführung. Ein kleiner Tropfen Blut (Kapillar- oder EDTA-Blut) wird in die BMS-Kammer gegeben und mit dem Saponinstäbchen verrührt. Dadurch wird das Blut hämolysiert. Die Kammer wird in das BMS-Hämoglobinometer eingeführt; das Gerät wird dann ans Auge gehalten, der Lichtknopf gedrückt und gleichzeitig der Indikatorknopf so lange bewegt, bis die zwei sichtbaren grünen Felder farbgleich sind. Am Spalt des Indikatorknopfes wird das Ergebnis abgelesen (je nach Einheit g% oder %). Genauigkeit: +/−0,5 g%–1,0 g%.

Empfehlung. Siehe Lovibond-Methode

Hämatokritbestimmung

Tabelle 3.5. Normalwerte des Hämatokrits

Patientengruppe	Hämatokrit [%]
Frauen	37–43
Kinder (10–12 Jahre)	38–44
Kinder (1 Jahr)	35–40
Neugeborene	50–58

Prinzip. Durch hohe Zentrifugiergeschwindigkeit wird der Volumenanteil zellulärer Blutbestandteile bestimmt.

Materialien. Erforderlich sind eine Minihämatokritzentrifuge, Computer M 1100, als Reagenzien heparinisierte Hämatokritmikrokapillaren und Batterien oder eine Stromquelle.

Durchführung. Die Hämatokritmikrokapillaren werden mit Kapillar- oder EDTA-Blut vollständig und blasenfrei gefüllt. Danach legt man die Kapillaren zwischen Spann- (in oberer Stellung) und Dichtungsstück in den Rotor ein. Die Kapillaren werden immer symmetrisch zueinander eingelegt. Das Spannstück wird niedergedrückt. Somit sind die Kapillaren festgespannt und abgedichtet. Der Deckel wird geschlossen und die Hämatokritzentrifuge wird gestartet. Die Zentrifugierzeit beträgt 3 min 20 s bei 11 500 U/min. Danach schaltet sich der Antriebsmotor automatisch ab. Sofort nach der Zentrifugation kann der Hämatokritwert an der %-Skala auf dem Rotor direkt abgelesen werden.

Empfehlung. Die Hämatokritbestimmung ist für Einzelbestimmungen geeignet. Aus dem Hämatokrit kann unter Verwendung eines normalen MCHC das Hämaglobin errechnet werden. Hämatokritwert geteilt durch 3 ergibt das ca. Hämoglobin.

Leukozytenbestimmung

Leukozytenzählung

Tabelle 3.6. Normalwerte für Leukozytenzählung

Patientengruppen	Anzahl pro mm^3
Frauen	4000–10000
Kinder (10–12 Jahre)	4000–10000
Kinder (1 Jahr)	4000–15000
Neugeborene	10000–12000

Prinzip. Leukozyten werden verdünnt und in einem definierten Volumen der Neubauer-Zählkammer mikroskopisch gezählt.

Materialien. Erforderlich sind eine Neubauer-Zählkammer, ein geschliffenes Deckglas, ein Mikroskop, 3%ige Essigsäure oder Türk-Lösung, ein Gummischlauch mit Mundstück und eine Leukozytenpipette.

Durchführung. In die Leukozytenpipette wird bis zur Marke 0,5 Blut (Kapillar- bzw. EDTA-Blut) angesaugt. Danach wischt man die Pipette außen ab und saugt bis zur Marke 11 Türk-Lösung oder 3%ige Essigsäure an (Verdünnung 1:20; luftblasenfrei ansaugen!). Die korrekt gefüllte Pipette wird einige Minuten geschüttelt. Die ersten Tropfen aus der Pipette werden verworfen. Danach wird die mit dem geschliffenen Deckglas versehene Neubauer-Zählkammer gefüllt. Die Newton-Ringe müssen sichtbar sein! Nach ca. 2 min werden die Leukozyten in den 4 Eckquadraten (à 16 kleine Quadrate) der Neubauer-Zählkammer bei 160facher Vergrößerung ausgezählt. Die erhaltene Zellzahl wird mit dem Faktor 50 multipliziert. Das ergibt die Leukozytenzahl pro mm^3.
Man erhält die Newton-Ringe (Regenbogenfarben), indem man das geschliffene Deckglas mit leichtem Druck links und rechts der Kammer hin und her bewegt (Abb. 3.14).

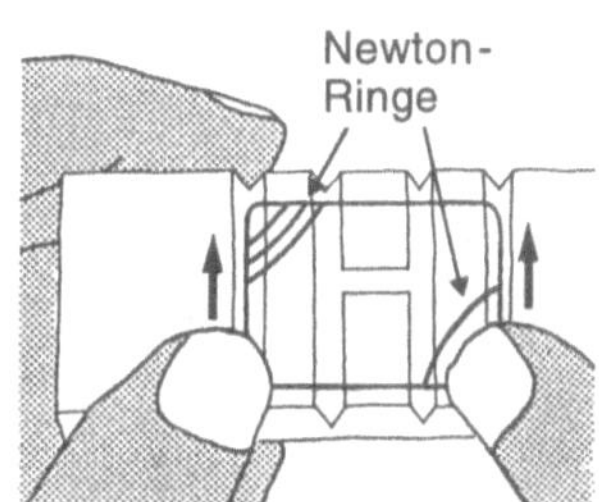

Abb. 3.14. Newton-Ringe. (Nach WHO 1980)

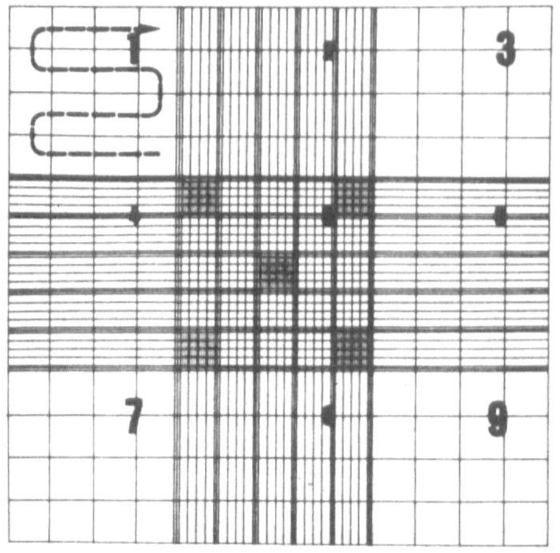

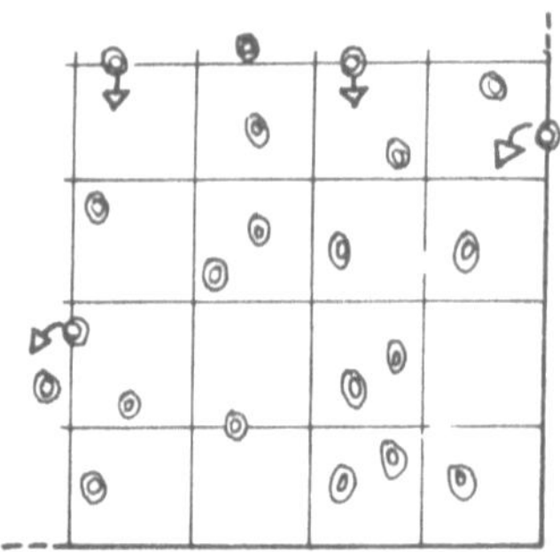

Abb. 3.15 (*links*). Neubauer-Zählkammer. (Aus WHO 1980)

Abb. 3.16 (*rechts*). Zählung der Leukozyten auf 2 Grenzlinien. (Aus WHO 1980)

▶ *Cave:* Beim Zählen der Leukozyten in den 4 Eckquadraten (Nr. 1, 3, 7, 9) werden die Leukozyten auf jeweils 2 Grenzlinien mitgezählt (Abb. 3.15 und 3.16).

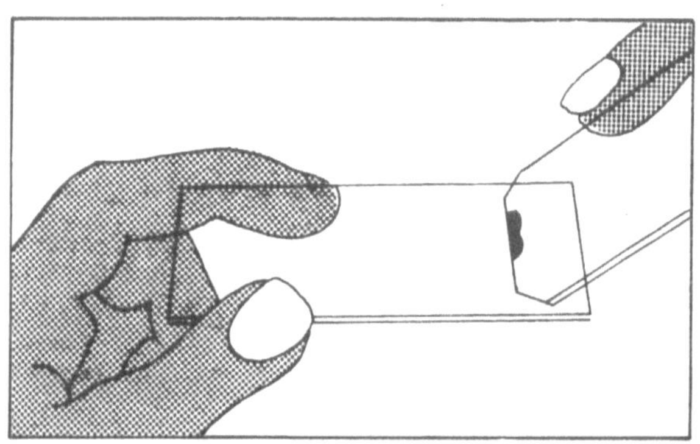

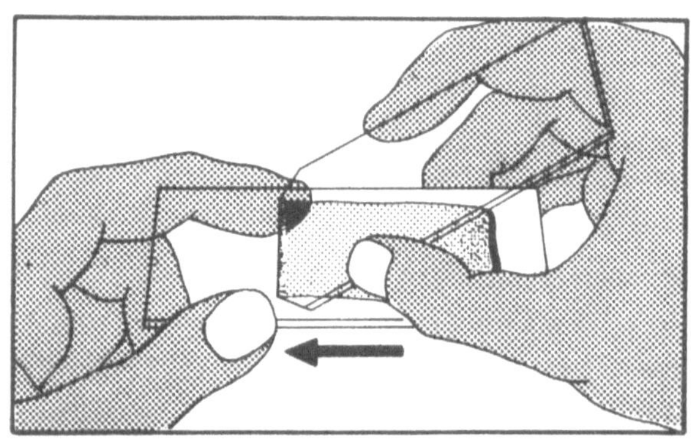

Abb. 3.17. Herstellen eines Blutausstrichs. (Aus WHO 1980)

Peripherer Blutausstrich

Herstellung des peripheren Blutausstrichs. Auf einen sauberen, fettfreien Objektträger wird ein kleiner Tropfen Kapillar- bzw. EDTA-Blut gegeben. Mit Hilfe eines 2. Objektträgers oder Deckglases wird der Bluttropfen dünn ausgestrichen. Man läßt ihn an der Luft trocknen (Abb. 3.17).

Anmerkung. Der periphere Blutausstrich eignet sich zur Diagnostik von Parasiten wie z. B. Malaria, Filarien, Borrelien und Trypanosomen genauso wie zur Bestimmung eines Differentialblutbildes.

Prinzip. Durch eine panoptische Färbung werden alle Blutzellen und Parasiten angefärbt. Durch eine proportionale mikroskopische Auszählung der Blutzellen ist eine semiquantitative Analyse und Differenzierung möglich.

Differentialblutbild

Tabelle 3.7. Normalwerte des Differentialblutbildes

Normalwerte	Erwachsene [%]	Kinder bis 12 J. [%]
Neutrophile	40–70	20–45
Lymphozyten	20–45	45–70
Monozyten	2–10	2–10
Eosinophile	1– 6	1– 6
Basophile	0– 1	0– 1

Materialien. Erforderlich ist ein Mikroskop mit 100er Objektiv, Puffertabletten pH 7,2, Färbelösungen (je nach angewandter Färbung) May-Grünwald-Lösung, Giemsa-Lösung, Field-Lösung A und B, Methanol, Immersionsöl, Objektträger, ein Meßzylinder (50 oder 100 ml), Färbeküvetten bzw. Färbebank, ein Trichter und Filterpapier.

Drei gängige Färbemethoden für den peripheren Blutausstrich

1. May-Grünwald-Giemsa-Färbung

Durchführung. Den luftgetrockneten dünnen Blutausstrich
1. 5 min in May-Grünwald-Lösung unverdünnt,
2. 20 min Giemsa-Lösung 1:10 verdünnt mit Aqua destillata pH 7,2,
3. 3 min Aqua destillata pH 7,2
4. lufttrocknen.

Die Färbelösungen sollen täglich filtriert werden. Sie halten in geschlossenen Küvetten mehrere Tage.

Ergebnis. Bei richtiger Färbung erscheinen die Präparate zart rötlich-malvenfarben. Durch Säurespuren im Wasser oder zu kurze Färbedauer entstehen zu rote Präparate. Durch Alkalispuren oder zu lange Färbedauer entstehen graue, blaue bzw. schmutzig-violette Präparate.

2. Giemsa-Färbung

Durchführung. Den luftgetrockneten dünnen Blutausstrich
1. 5 min in absolutem Methanol fixieren,
2. 30–45 min in Giemsalösung 1:10 verdünnt mit Aqua destillata pH 7,2,
3. 3 min in Aqua destillata pH 7,2
4. lufttrocknen.

Ergebnis. Siehe oben

3. Field-Färbung (Schnellfärbung)

Tabelle 3.8. Herstellung der Färbelösungen

Field-Färbelösung A	Field-Färbelösung B
5,0 g Fieldstain-A-Pulver + 600 ml heißes Aqua destillata	4,8 g Fieldstein-B-Pulver + 600 ml heißes Aqua destillata

Bestandteile der Lösung A werden gemischt. Danach muß abgewartet werden, bis das Pulver vollständig gelöst und die Farblösung erkaltet ist. Die Lösung muß filtriert werden und wird unverdünnt verwendet. Mit Lösung B wird in gleicher Weise verfahren.

Durchführung. Den luftgetrockneten dünnen Blutausstrich
1. 5 min in absolutem Methanol fixieren,
2. 10 s in Field-Färbelösung B,
3. kurz in Leitungswasser waschen,
4. 20 s in Field-Färbelösung A,
5. kurz in Leitungswasser waschen
6. lufttrocknen.

Ergebnis. Die Präparate sollen malvenfarben sein, nicht zu rot und nicht zu blau. (Falls die Präparate zu rot sind, nochmals einige Sekunden in Lösung A nachfärben bzw., falls die Präparate zu blau sind, einige Sekunden in Lösung B nachfärben.)

Gerinnung

Blutzeit (nach Duke)

Normalwert: 3–5 min

Prinzip. Es wird die Dauer einer Blutung aus definierter Wunde geprüft.

Materialien. Erforderlich sind eine Stoppuhr, Alkohol zum Desinfizieren, eine Lanzette und Filterpapier.

Durchführung. Mit einer Einmallanzette wird in das mit 70%igem Alkohol abgeriebene Ohrläppchen 4 mm tief eingestochen. Die aus der Stichwunde austretenden Bluttropfen müssen gleichmäßig alle 15 s mit Filterpapier abgesaugt werden. Dabei dürfen die Wundränder nicht berührt werden. Mit der Stoppuhr wird die Zeit vom Einstich bis zum Aufhören der Blutung registiert.

Gerinnungszeit

Normalwerte: 5–9 min

Prinzip. Es wird die Zeit bis zur Bildung des 1. Fibrinfadens gemessen.

Materialien. Erforderlich sind eine Stoppuhr, Alkohol zum Desinfizieren, Uhrglasschälchen oder Objektträger und eine Lanzette.

Durchführung. Ein Tropfen Kapillarblut wird aus dem Finger auf einen Objektträger oder in ein Uhrglasschälchen fallen gelassen. Die Stoppuhr wird gestartet. Man fährt regelmäßig ca. alle 15 s mit der Lanzette durch den Tropfen. Es wird die Zeit bis zur Bildung des 1. Fibrinfadens gemessen.

Sichelzelltest

Prinzip. Mikroskopischer Direktnachweis einer durch O_2-Mangel induzierten Erythrozytensichelung

Materialien. Erforderlich sind ein Mikroskop, evtl. Natriumdisulfit, Vaseline, Objektträger, Deckgläser und eine Lanzette.

▶ *Cave:* Testansatz ohne Natriumdisulfit: EDTA-Blut verwenden, Testansatz mit Natriumdisulfit: Kapillarblut oder EDTA-Blut kann verwendet werden. Die 2%ige Natriumdisulfitlösung muß frisch angesetzt sein, sie ist nur am Herstellungstag verwendbar.

Herstellung der Natriumdisulfitlösung. 0,5 g Natriumdisulfit ($Na_2S_2O_5$) in 25 ml Aqua destillata lösen, nach vollständiger Lösung des Natriumdisulfits kann die Lösung verwendet werden.

Durchführung. Es werden 1–2 Tropfen Kapillarblut oder EDTA-Blut auf den Objektträger gegeben und mit einem Deckgläschen luftblasenfrei abgedeckt. Mit Vaseline wird der Bereich luftdicht abgeschlossen. Dann legt man den Objektträger in eine feuchte Kammer. Nach 24 h muß der Test mikroskopisch auf Sichelung der Erythrozyten untersucht werden. Gibt man zu den 1–2 Tropfen Blut noch 2 Tropfen 2%iges Natriumdisulfit, so verkürzt sich die Inkubationszeit auf 30 min. Falls danach keine Sichelung der Erythrozyten eingetreten ist, muß der Test nach 1 h bzw. nach 2 h noch einmal mikroskopisch beurteilt werden.

Ergebnis
positiv: Erythrozyten sind gesichelt, d.h. Direktnachweis von abnormalem HbS; der Test unterscheidet nicht zwischen homo- und heterozygoter Form.
negativ: Eine Sichelung der Erythrozyten ist nicht eingetreten.

Vorbereitung einer Bluttransfusion

Blutgruppenbestimmungen und Kreuzproben sollen nur von qualifiziertem Personal ausgeführt werden.

Blutgruppenbestimmung unter einfachen Bedingungen

Prinzip. Agglutination von Patientenerythrozyten (Antigen) mit bekannten Testseren (Antikörper). Agglutination von Patientenserum (Antikörper) mit bekannten Testerythrozyten (Antigen) wird meist nicht durchgeführt, da die Testerythrozyten sehr teuer sind und kurze Verfallzeiten aufweisen.

Materialien. Erforderlich sind Testseren Anti A, Anti B, Anti D, eine Tüpfelplatte (Plastik oder Porzellan), evtl. Tropfpipetten und Objektträger.

Bestimmung der Blutkörpercheneigenschaften mit bekannten Testseren

Durchführung. Auf eine Tüpfelplatte gibt man je 1 Tropfen Testserum Anti A, Anti B und Anti D. Dazu gibt man je 1 Tropfen des zu untersuchenden Blutes (Kapillarblut oder EDTA-Blut). Die Tüpfelplatte wird leicht hin und her gekippt. Nach ca. 2 min kann das Ergebnis abgelesen werden.

▶ ***Cave:*** Wenn ein großer Tropfen Blut direkt von der Fingerbeere oder aus dem EDTA-Röhrchen genommen wird, gibt es manchmal Schwierigkeiten beim Ablesen der Agglutination. In diesem Falle wird mit einem kleineren Tropfen Blut die Bestimmung wiederholt oder das Blut wird mit 0,9% NaCl-Lösung verdünnt. Das Anti-D-Testserum kann etwas länger brauchen, bis sich eine Agglutination bildet (Abb. 3.18).

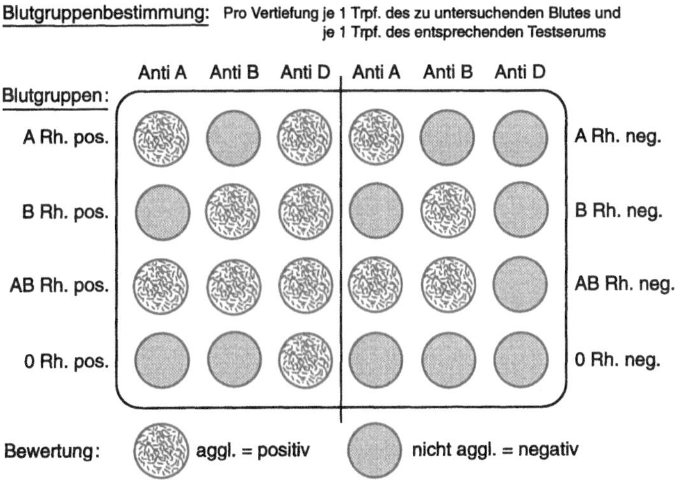

Abb. 3.18. Blutgruppenbestimmung mittels Testseren

Kreuzprobe unter einfachen Bedingungen

Prinzip. Nachweis von der Verträglichkeit bzw. Unverträglichkeit des Spenderblutes mit dem Empfängerblut durch eine definierte Antigen-Antikörper-Reaktion.

Materialien. Benötigt werden Wasserbad oder Inkubator, Zentrifuge, Mikroskop, 30%iges Albumin, 0,9%iges NaCl, Anti-D-Testserum, Teströhrchen und Pipetten.

Vorbereitung der Teströhrchen

Tabelle 3.9. Beschriften der Röhrchen von Nr. 1–7 für die Kreuzprobe

Röhrchen	Nr. 1	Nr. 2	Nr. 3	Nr. 4	Nr. 5	Nr. 6	Nr. 7
Methode	Majortest	Majortest	Minortest	Minortest	Eigenkontrolle	Eigenkontrolle	Rhesuskontrolle
Untersuchungsmaterial	Empfängerserum, Spendererythrozyten	Empfängerserum, Spendererythrozyten	Empfängererythrozyten, Spenderserum	Empfängererythrozyten, Spenderserum	Empfängerserum, Empfängererythrozyten	Empfängerserum, Empfängererythrozyten	Empfängererythrozyten
Mileu	NaCl	Albumin	NaCl	Albumin	NaCl	Albumin	Anti-D-Testserum

Durchführung

1. Spendererythrozyten (aus dem Pilotröhrchen der Konserve) und Empfängererythrozyten (EDTA-Blut des Patienten) werden je 3mal gewaschen (waschen: Erythrozyten werden mit 0,9%iger NaCl-Lösung aufgeschwemmt, danach gut gemischt und bei 4000 U/min 1 min zentrifugiert. Der Überstand wird abgekippt und das Sediment wird gemischt. Dieser Waschvorgang wird 3mal wiederholt).
2. 2- bis 5%ige Erythrozytensuspension aus den Spendererythrozyten herstellen (Erythrozytensediment wird mit 0,9%iger NaCl Lösung verdünnt bis es hellrot ist).
3. 2- bis 5%ige Erythrozytensuspension aus den Empfängererythrozyten herstellen.
4. In die vorbereiteten Teströhrchen pipettieren:
   Nr. 1 und 2 jeweils
   2 Trpf. Empfängerserum + 1 Trpf. der 2- bis 5%igen Suspension der Spendererythrozyten;
   Nr. 3 und 4 jeweils
   2 Trpf. Spenderserum + 1 Trpf. 2- bis 5%ige Suspension der Empfängererythrozyten;
   Nr. 5 und 6 jeweils
   2 Trpf. Empfängerserum + 1 Trpf. 2- bis 5%ige Suspension der Empfängererythrozyten;
   Nr. 7 je
   2 Trpf. Anti-D-Testserum + 1 Trpf. 2- bis 5%ige Suspension der Empfängererythrozyten.
5. Pipettieren: in Teströhrchen Nr. 2, Nr. 4 und Nr. 6 2 Trpf. 30%iges Albumin geben.
6. Alle Teströhrchen mischen und 30 min bei 37 °C inkubieren.
7. Alle Teströhrchen 1 min bei 2000 U/min zentrifugieren.
8. Danach die Röhrchen makroskopisch und mikroskopisch auf Hämolyse und Agglutination prüfen.

Schnellkreuzprobe für den Notfall

Durchführung

1. 2- bis 5%ige Suspension der Spendererythrozyten herstellen.
2. In Teströhrchen Nr. 1 und Nr. 2
   je 2 Trpf. Empfängerserum und 1 Trpf. Spendererythrozyten pipettieren.
3. In Teströhrchen Nr. 2
   2 Trpf. 30%iges Albumin pipettieren.
4. Die Teströhrchen Nr. 1 und 2 mischen und 10 min bei 37 °C inkubieren.
5. Danach werden sie 1 min bei 2000 U/min zentrifugiert.
6. Makroskopisch und mikroskopisch auf Hämolyse und Agglutination prüfen.

Tabelle 3.10. Ergebnis für die Kreuzprobe sowie die Schnellkreuzprobe

Ergebnis	Negativ	Positiv
Teströhrchen Nr. 1–6	Keine Hämolyse, keine Agglutination in einem oder mehreren Röhrchen	Hämolyse und/oder Agglutionation in einem oder mehreren Röhrchen
	Konserve ist verträglich, d. h., sie kann gegeben werden	Konserve ist unverträglich, andere Konserve kreuzen

Teströhrchen Nr. 7 ist ein Kontrollröhrchen für den Rhesusfaktor D:
Agglutination bedeutet, daß der Patient rhesuspositiv ist;
keine Agglutination bedeutet, daß der Patient rhesusnegativ ist.

Einfacher HIV-Test

HIV-Spot bzw. HIV-Check (Membrantest) zum Screenen von Blutkonserven

▶ *Cave:* Jede Konserve muß HIV-getestet sein, bevor sie für einen Patienten gekreuzt und schließlich ausgegeben wird!

Untersuchungsmaterial. Humanserum oder -plasma

Prinzip. Auf der HIV-Check-Membran sind rekombinante Proteine für HIV 1 (ENV9) und HIV2 (Hüllprotein von HIV2) adsorbiert. Sind in dem zu untersuchenden Serum oder Plasma Antikörper gegen HIV 1 und/oder HIV 2, so entsteht eine Verbindung zwischen den rekombinanten Proteinen und den Antikörpern. Nach dem Waschen wird diese Verbindung mit Hilfe des Protein-A-Gold-Konjugates durch eine Rotfärbung der Membran sichtbar gemacht.

Materialien. HIV-Check- oder HIV-Spot-Teste; in jeder Packung sind alle notwendigen Reagenzien und Pipetten enthalten.

Durchführung[1]
1. Alle Reagenzien müssen Raumtemperatur haben.
2. Für jede Probe bzw. Kontrolle wird ein Membranträger verwendet.

---

[1] Jeweilige Arbeitsanleitung in der Packung beachten.

3. Reagenz/Probe wird in der angegebenen Reihenfolge auf die Membran pipettiert:
   - 3 Trpf. Pufferlösung,
   - 1 Trpf. Probe oder Kontrolle,
   - 2 Trpf. Pufferlösung,
   - 2 Trpf. Waschlösung,
   - 2 Trpf. A-Gold-Reagenz,
   - 3 Trpf. Waschlösung.

▶ *Cave:* Vor der Zugabe des nächsten Reagenz jeweils das vorherige Reagenz oder die Probe gut in die Membran einziehen lassen!

Ergebnis. Des Ergebnis sollte innerhalb von 10 min abgelesen werden.

HIV positiv: In der Membranmitte ist ein leichter bzw. starker roter Punkt sichtbar. Zum Vergleich sollten bei jeder Testdurchführung positive und negative Kontrollen mitgeführt werden.

HIV negativ: Die Membran ist gleichbleibend weiß bzw. rosa gefärbt, aber es ist kein roter Punkt in der Mitte sichtbar.

Vorteile des Testes. Der Test ist schnell und als Einzeltest durchführbar. Zu seiner Durchführung werden keine Geräte benötigt und das Ergebnis ist visuell ablesbar. Er ist besonders geeignet für Hospitäler ohne Blutbank. In Sensitivität und Spezifität ist er mit ELISA-Testen vergleichbar. Es ist möglich, den Test auch bei Zimmertemperatur zu lagern, falls keine Kühlmöglichkeit vorhanden ist.

Urinuntersuchung

Eiweißbestimmung mit Sulfosalicylsäuremethode

Prinzip. Im Urin ausgeschiedenes Eiweiß wird mit Sulfosalicylsäure ausgefällt

Materialien. Erforderlich sind 30%ige Sulfosalicylsäure, eine Tropfpipette und ein Reagenzglas.

Durchführung. Es werden 5 ml Urin in ein Reagenzglas gegeben. Dazu gibt man 2–3 Tropfen 30%ige Sulfosalicylsäure. Die Reaktion, d. h. die Bildung einer Trübung bzw. eines Niederschlages, wird sofort abgelesen.

Tabelle 3.11. Ergebnis

Urin	Ergebnis
Keine Veränderung	negativ
Leichte Trübung	+
Trübung	++
Weißer Niederschlag	+++

Glukosebestimmung mit Benedict-Methode

Prinzip. Glukose ist eine reduzierende Substanz. Sie reduziert das blaue Kupfersulfat der Benedict-Lösung zu rotem Kupferoxid.

Materialien. Erforderlich sind eine Waage (0,1–300 g), ein Bunsenbrenner, Benedict-Lösung, Reagenzröhrchen und ein Reagenzröhrchenhalter.

Tabelle 3.12. Herstellung der Benedict-Lösung

Reagenzien	Menge
Kristallines Kupfersulfat $CuSO_4 \cdot 5H_2O$	17,3 g
Natriumcitrat-Dihydrat	173,0 g
Natriumcarbonat-10-hydrat krist.	200,0 g
Aqua destillata	1000 ml

Alle Bestandteile der Benedict-Lösung gut mischen; die Lösung ist unbegrenzt haltbar.

Durchführung. Es werden 5 ml Benedict-Lösung und 8 Tropfen Urin in ein Reagenzglas gegeben, gemischt und über der Flamme zum Kochen gebracht. Nach dem Abkühlen wird der Test abgelesen.

Tabelle 3.13. Ablesen des Testergebnisses

Farbe	Ergebnis	ca. Konz. [mmol/l]
Blau	negativ	0
Grün	(+)	14
Grün mit gelbem Niederschlag	+	28
Gelb zu dunkelgrün	++	56
Braun	+++	83
Organe zu ziegelrot	++++	>111

Indikatorstreifen für Glukose-, Keton-, Bilirubin-, Urobilinogen- und Nitritbestimmung

Materialien. Die Teststreifen für Einzelbestimmung oder Mehrfachbestimmungen werden von verschiedenen Herstellern angeboten (z. B. Boehringer Mannheim, Ames usw.).

Durchführung. Der Teststreifen wird kurz in den Urin getaucht, abgestreift und nach 30–60 s an der Farbskala abgelesen.

Urinsediment

Prinzip. Urinelemente, wie z. B. Zellen, Zylinder, Kristalle usw. werden durch Zentrifugation gesammelt und miskroskopisch untersucht.

Materialien. Erforderlich sind eine Handzentrifuge bzw. eine elektrische Zentrifuge, ein Mikroskop, ein Objektträger, ein Deckglas, ein spitzes Reagenzglas (15 ml) und eine Tropfpipette.

Durchführung. Die Urinprobe wird gemischt, und in ein Reagenzglas werden 10 ml Urin gefüllt. Die Probe wird für 5–10 min bei 2000 U/min zentrifugiert. Der Überstand wird abgekippt; dann wird 1 Tropfen des Sedimentes auf einen Objektträger gegeben. Ein Deckglas wird daraufgelegt und die Probe wird mit dem 10er und 40er Objetiv mikroskopisch untersucht.

Bakteriologische Untersuchung von Abstrichen

Gram-Färbung

Prinzip. Direkter mikroskopischer Nachweis von Färbeverhalten der Bakterien. Bakterien, die basische Anilinfarbstoffe stark festhalten, färben sich dunkelviolett an und sind grampositiv. Solche, die sie nach Alkoholbehandlung verlieren, färben sich rot an und sind gramnegativ.

Materialien. Erforderlich sind ein Bunsenbrenner, ein Mikroskop, Karbolgentianaviolett, Lugol-Lösung, Karbol-Fuchsin nach Ziehl, Acetonspiritus, 0,9%iges NaCl, Immersionsöl, eine Platin- oder Metallöse, Objektträger, eine Stoppuhr und eine Färbebank.

Tabelle 3.14. Herstellung der Färbelösungen

Herzustellende Lösungen	1. Karbol-Gentianaviolett	2. Lugol-Lösung	3. Acetonspiritus	4. Konzentrierte Karbol-Fuchsinlösung n. Ziehl	5. Verdünnte Karbol-Fuchsinlösung n. Ziehl 1:10
Reagenzien in ml oder g	Gentianaviolettstammlsg. 10 ml Acid carbol. liquef. 1 ml Aqua dest. 100 ml	Jod 1,0 g Kaliumjodid 2,0 g Aqua dest. 300 ml	Aceton 3 ml Alkohol 96%ig 97 ml	Fuchsin (basisch) Stammlösung 10 ml Acid. carbol. liquef. 5 ml Aqua dest. 100 ml	Konzentrierte Karbol-Fuchsinlösung 10 ml Aqua dest. 90 ml

▶ *Cave:* Bei der Lugol-Lösung wird erst alles Jodkalium in wenig Wasser gelöst. Dann wird darin die erforderliche Jodmenge gelöst. Die Lösung wird jetzt mit Wasser auf die Gesamtmenge aufgefüllt. Die Lösung soll in einer braunen Flasche aufbewahrt werden.

Anmerkung. Falls kein Aceton erhältlich ist, kann auch 96%iger Alkohol verwendet werden.

Herstellung des Ausstriches. Auf einen fettfreien und sauberen Objektträger wird 1 Tropfen 0,9%ige NaCl-Lösung gegeben; darin wird mit einer sterilen Öse das zu untersuchende Material (Eiter, Liquor, Punktat usw.) aufgetragen.

Durchführung
1. Präparate lufttrocknen,
2. fixieren, 3mal durch die Flamme ziehen,
3. 3 min mit Karbol-Gentianaviolett färben, abgießen,
4. 2 min mit Lugol-Lösung färben, abgießen,
5. ca. 20 s mit Acetonalkohol entfärben, bis keine Farbwolken mehr abgehen,
6. mit Wasser spülen,
7. 1 min mit 1:10 verdünnter Karbol-Fuchsinlösung färben,
8. mit Wasser spülen,
9. lufttrocknen,
10. mikroskopisch untersuchen mit dem 100er Objektiv und der Ölimmersion.

Ergebnis. Grampositive Bakterien sind dunkelviolett angefärbt, gramnegative Bakterien sind rot angefärbt.

Stuhluntersuchung

Stuhlaufschwemmung

Prinzip. Direkter mikroskopischer Nachweis von Darmparasiten (Wurmeiern, Larven, Lamblien, Amöben (vegetative Formen und Zysten).

Material. Erforderlich sind ein Mikroskop, 0,9%iges NaCl, Lugol-Lösung, 1%ige Eosinlösung, Objektträger, ein Deckglas und ein Holzspatel.

Durchführung
1. 1 Tropfen 0,9%ige NaCl-Lösung wird auf den Objektträger gegeben.
2. Mit dem Holzspatel wird etwas frischer Stuhl darin verrührt.
3. Zur Kontrastfärbung des Stuhlpräparates kann 1 Tropfen 1%ige Eosin-Lösung dazugegeben werden.
4. Zur Amöbenfärbung soll 1 Tropfen Lugol-Lösung dazugegeben werden.
5. Das Präparat wird mikroskopisch untersucht mit dem 10er und dem 40er Objektiv.

▶ *Cave:* Zum Nachweis vegetativer Amöben muß der Stuhl ganz frisch sein, d. h. er sollte bei der Untersuchung noch „körperwarm“ sein.

Anhang. Übersicht von Bewertungskriterien

Labormethode	Funktionalität	Kosten	Methodik des Nachweises	Abhängigkeit von äußeren Bedingungen	Abhängigkeit vom Untersucher	Anforderung an fachliche Qualitäten
Kupfersulfatmethode	schnell	preiswert	indirekt	ja	nein	niedrig
Sahli-Methode	langsam	preiswert	indirekt	nein	ja	niedrig
Lovibond-Comparator	schnell	preiswert	indirekt	nein	ja	niedrig
BMS-Hämoglobinometer	schnell	teuer	direkt	nein	ja	niedrig
Hämatokritbestimmung	schnell	teuer	direkt	nein	ja	niedrig
Leukozytenbestimmung (Zählkammer)	langsam	preiswert	direkt	nein	ja	hoch
Blutausstrichfärbemethoden:						
Giemsa, May-Grünwald-Giemsa	langsam	preiswert	direkt	nein	ja	hoch
Field-Färbung	schnell	preiswert	direkt	nein	ja	hoch
Blutungs- und Gerinnungszeit	schnell	preiswert	direkt	nein	ja	niedrig
Sichelzelltest	langsam	preiswert	direkt	nein	ja	niedrig
Blutgruppenbestimmung	schnell	teuer	direkt	nein	ja	hoch
Kreuzprobe	langsam	teuer	direkt	ja	ja	hoch
Sulfosalicylsäure-Methode	schnell	preiswert	direkt	nein	nein	niedrig
Benedict-Methode	langsam	preiswert	indirekt	nein	ja	niedrig
Urinsediment	langsam	preiswert	direkt	nein	ja	hoch

4 Vorsorge und Ernährung in der Schwangerschaft

A. Jahn und S. Wolter

4.1 Die Betreuung von Schwangeren in Entwicklungsländern

A. Jahn

Schon bei ihrer Gründung 1948 erklärte die Weltgesundheitsorganisation (WHO) die Mutter-und-Kind-Fürsorge zu einem ihrer Schwerpunkte und unterstützte zusammen mit anderen internationalen Organisationen wie UNICEF den Aufbau nationaler Vorsorgeprogramme in fast allen Entwicklungsländern. Mutter-und-Kind-Programme gibt es inzwischen weltweit; Schwangerenvorsorge ist dabei ein wesentlicher Bestandteil. Grundlage für diese Programme ist der Begriff des Risikos: Zunächst begründet das gegenüber der Gesamtbevölkerung erhöhte Morbiditäts- und Mortalitätsrisiko für Mutter und Kind während der Schwangerschaft die Schwangerenvorsorge insgesamt. Dieses erhöhte Risiko wird dann im Rahmen der Schwangerschaftsvorsorge weiter nach Risikofaktoren differenziert, um im Einzelfall geeignete präventive oder therapeutische Maßnahmen ergreifen zu können. Die Bedeutung einzelner Risikofaktoren wird durch Studien als „relatives Risiko" quantifiziert. Dabei wird die Häufigkeit eines unerwünschten Schwangerschaftsergebnisses (z. B. Frühgeburt) im Kollektiv mit dem Risikofaktor verglichen mit der Häufigkeit im Kollektiv ohne diesen Risikofaktor. Daraus ergeben sich dann Risikokataloge wie z. B. die 50 Risikofaktoren im deutschen Mutterpaß und auch die in Entwicklungsländern üblichen Kataloge. Hierbei ist hervorzuheben, daß einerseits die zugrundeliegenden Daten fast ausschließlich in Industrieländern erhoben wurden und andererseits als unerwünschtes Ergebnis nur *kindliche* Parameter wie perinatale Mortalität benutzt wurden. Es ist aber die erschreckend hohe *Müttersterblichkeit,* die in vielen Entwicklungsländern ebenso als gravierendes Problem gesehen wird.

Organisation der Schwangerenvorsorge

Die Organisation der Schwangerenvorsorge in Entwicklungsländern unterliegt besonderen Bedingungen:

1. Sehr beschränkte finanzielle und personelle Ressourcen bei hoher Natalität. Nach Erhebungen der Weltbank (World Development Report 1993) standen 1990 in Schwarzafrika pro Person und Jahr 40 DM für die gesamte Gesund-

heitsversorgung zur Verfügung, in Deutschland 1500 DM; (3–4% der Bevölkerung sind Schwangere und somit „Ziel-Population“; in Deutschland: 1%).
2. Oft lange (und somit teuere) Wege für Schwangere zur Vorsorge und im Falle einer Überweisung ins Krankenhaus.
3. Hohe Prävalenz von Infektionskrankheiten, die das Schwangerschaftsergebnis wesentlich beeinflussen wie z. B. Malaria.
4. Hohe Prävalenz von Mangelzuständen, vor allem mütterliche Mangelernährung.

Im folgenden ist ein modifiziertes Schema für die Schwangerenvorsorge dargestellt, wie es sich in ähnlicher Form in den meisten Entwicklungsländern findet.
Die Schwangerschaftsvorsorge wird als Teil einer medizinischen Basisversorgung von paramedizinischem Personal mit 1- bis 3jähriger Ausbildung in peripheren Gesundheitszentren durchgeführt. Dabei wird ein flächendeckendes Netz angestrebt oder ist schon erreicht. Mancherorts werden auch fortgebildete traditionelle Hebammen beteiligt. Monatliche Konsultationen sind empfohlen; in der Praxis wird jedoch als vordringlich ein *Minimum von 3 Vorsorgeterminen je Schwangerschaft angestrebt und propagiert.* Einer vereinfachten Version des Mutterpasses vergleichbar, gibt es „antenatal cards“ für die Dokumentation des Schwangerschaftsverlaufes. Reichen diese nicht aus, werden oft auch Schulhefte verwendet.

Anamnese und Routinenuntersuchung

Zunächst wird versucht, das Gestationsalter bzw. die *letzte Regelblutung und das erste Auftreten von Kindsbewegungen* zu erfragen. Entgegen verbreiteten Vorurteilen wissen die meisten Frauen dies recht genau; oft hilft es, dazu den „lokalen Kalender“, also Ereignisse wie den Beginn der Regenzeit, Festtage etc. heranzuziehen. Die weitere Anamneseerhebung orientiert sich an den jeweiligen Risikokatalogen (s. Tabelle 4.1).
Die körperliche Untersuchung umfaßt neben der Beurteilung des Allgemeinzustandes die Feststellung

- der Kindslage und Stellung,
- der Uterusgröße durch Messung des Symphyse-Fundus-Abstandes,
- der kindlichen Herzstöne mit dem *Pinard-Stethoskop,*
- des mütterlichen Gewichtes bzw. der Gewichtszunahme,
- der mütterlichen Größe,
- des Blutdrucks,
- eventueller Skelettveränderungen im Beckenbereich.

Weiterhin sind als Routinelaboruntersuchungen Hb, Glukose und Protein im Urin (Teststäbchen) und Luesserologie, teilweise auch Bestimmung der Blutgruppe und HIV-Serologie vorgesehen. Die Durchführung dieser wünschenswerten und notwendigen Tests ist jedoch an eine minimale Laborausstattung und an eine kontinuierliche Versorgung mit Reagenzien geknüpft; dies ist in vielen Ländern wegen Ressourcenmangel nicht gewährleistet. *De facto beruht die Schwangerenvorsorge daher nicht selten nur auf der Anamnese und den oben genannten klinischen Parametern.*

Begleittherapie

In endemischen Gebieten träg die Malaria wesentlich direkt und indirekt über eine sekundäre Anämie zur Frühgeburtlichkeit und perinatalen Mortalität bei. In einigen Ländern (z. B. Tansania) wird daher eine Malariaprophylaxe mit Chloroquine (neuerdings ist auch Fansidar in der Diskussion) und eine Anämieprophylaxe mit Eisen und Folsäure empfohlen.
Neonataler Tetanus ist in vielen Gegenden die häufigste Todesursache im 1. Lebensmonat mit einem Anteil von 30% an der gesamten neonatalen Mortalität. Dies kann durch eine *Impfung der Mutter* während der Schwangerschaft weitgehend verhindert werden. Die Tetanusimpfung von Schwangeren ist daher eine der wichtigsten präventiven Aufgaben der Schwangerenvorsorge. Dies hat dazu geführt, daß die Tetanusimpfrate zu einem wichtigen Qualitätsmerkmal der gesamten Schwangerenvorsorge avancierte. Das angestrebte Minimum von 3 Konsultationen pro Schwangerer soll eine vollständige Immunisierung ermöglichen.

Gesundheitsberatung

Gesundheitsberatung und Aufklärung ist eine wesentliche Komponente vieler Schwangerenvorsorgeprogramme, oft gibt es dazu von den Gesundheitsministerien erarbeitete Lernmittel. Häufig wird den wartenden Müttern im großen Kreis vor Beginn der Konsultationen eine „Gesundheitslektion“ vorgetragen und anschließend diskutiert. Neuere Versuche gehen in Richtung „Counselling“, einer gezielten Beratung in kleineren Gruppen.

Die Effektiviät der Schwangerenvorsorge

Die Effektivität eines Vorsorgeprogrammes wird im wesentlichen durch seine Reichweite, also den Anteil der durch das Programm erreichten Personen an der gesamten Zielgruppe, und die Qualität der Dienstleistung bestimmt. Zwischen beiden besteht ein gewisser Zielkonflikt, da knappe Ressourcen entweder zur Steigerung der Qualität oder aber zur Ausweitung des Programms zur Verfügung stehen.

Reichweite der Schwangerenvorsorge

In den meisten Entwicklungsländern erreicht die Schwangerschaftsvorsorge über 80% der Schwangeren. Dies ist ein beachtlicher Erfolg. Dennoch muß das Augenmerk auch weiterhin auf die vorhandenen Bevölkerungsgruppen gerichtet sein, denen aus geographischen, finanziellen oder kulturellen Gründen der Zugang zur Schwangerenvorsorge verwehrt ist. In einigen Ländern wird jedoch nur ein kleiner Teil der Schwangeren erreicht, z. B. in Pakistan ca. 30%.
Hier spielen kulturelle Barrieren eine Rolle, die die Bewegungs- und Entscheidungsfreiheit von Frauen drastisch einschränken.
Wo Frauen sich nur mit Erlaubnis ihres Mannes oder in dessen Begleitung in der Öffentlichkeit bewegen können, kann eine auf der Initiative der Frauen basierende Vorsorge nur eine Minderheit erreichen. Hier muß nach kulturell angepaßten und die Männer einbeziehenden Formen der Schwangerenvorsorge gesucht werden.

Qualität der Schwangerenvorsorge

Trotz einiger Erfolge ist die Säuglingssterblichkeit in Entwicklungsländern mit Werten um 80 pro 1000 Geburten und Extremwerten in einigen Ländern bis 188 sehr hoch und damit etwa 10fach höher als in Industrieländern. Die Müttersterblichkeit ist mit Werten um 4 pro 1000 Geburten und Extremwerten bis 13 sogar bis 100fach gegenüber Industrieländern erhöht! Dabei multipliziert sich dieses Risiko noch mit der Anzahl der (häufigeren) Geburten, so daß sich in einzelnen Ländern für Frauen ein durchschnittliches Risiko bis zu 5% ergibt, im Zusammenhang mit einer Schwangerschaft zu Tode zu kommen. Auch wenn diese bedrückende Situation vielerlei Ursachen hat, ist sie dennoch auch als Hinweis auf eine ungenügende Qualität der Schwangerenvorsorge zu werten. Als Gründe dafür werden häufig genannt der schon erwähnte Mangel an Ausstattung, Verbrauchsmaterialien und Medikamenten, eine mangelnde Motivationen des Gesundheitspersonals wegen minimaler Gehälter und teilweise auch ungenügende Ausbildung. Im folgenden werden die ebenso schwerwiegenden konzeptionellen Probleme der Schwangerenvorsorge dargestellt.
Die grundlegende Annahme der Schwangerenvorsorge ist, daß die Identifikation eines Risikofaktors entweder zur Verminderung oder Beseitigung desselben führt (Beispiel Rauchen) oder aber mit geeigneten Maßnahmen der mit dem Risikofaktor assoziierte Schaden reduziert oder verhindert werden kann. Das Funktionieren dieser Handlungskette ist an Voraussetzungen gebunden:

- Der Risikofaktor muß mit vertretbarem Aufwand zu identifizieren sein.
- Es muß dafür eine unter den lokalen Bedingungen effektive und praktikable Maßnahme geben.
- Diese Maßnahme muß für die Betroffenen akzeptabel sein (z. B. Überweisung an ein Krankenhaus mit einem männlichen Arzt).

Tabelle 4.1. Katalog von Schwangerschaftsrisiken, wie er in ähnlicher Form in vielen Entwicklungsländern in Gebrauch ist; Bewertung der Risikofaktoren als Entscheidungshilfe im Rahmen der Schwangerschaftsvorsorge (+ = wenig hilfreich; ++ = hilfreich; +++ = sehr hilfreich)

Anamnestische Schwangerschaftsrisiken

Schwangerschaftsrisiko	Konsequenz	Bewertung
Alter < 18 Jahre	Kürzere Vorsorgeintervalle (?), Einweisung zur Geburt (?)	+
Alter > 35 Jahre	Keine (Mißbildungsdiagnostik nicht durchführbar)	+
Mehrgebärende (> 4 Kinder)	Kürzere Vorsorgeintervalle (?)	+
Kleinwuchs (< 145–150 cm)	evtl. Beckenaustastung, Einweisung zur Geburt	+++
Medizinische Vorerkrankungen (z. B. Diabetes Hypertonie)	Spezifische Therapie	+++
Z. n. Uterus-OP (z. B. Sectio)	Einweisung zur Geburt	+++
Z. n. komplizierter Entbindung	Einweisung zur Geburt	++
Z. n. Totgeburt, Frühgeburt, krankem Kind	Kürzere Vorsorgeintervalle, antepartale Überweisung	+++
Nikotin, Alkohol	Beratung	++
Fundusstand zu niedrig für SSW	Termin überprüfen, evtl. bessere mütterliche Ernährung	+++
Fundusstand zu hoch für SSW	Termin überprüfen, antepartale Überweisung (Gemini, Hydramnion, Blasenmole?)	+++
Geringe Gewichtszunahme	Bessere mütterliche Ernährung	++
Zu große Gewichtszunahme	Kontrolle der Gestoseparameter	++
Mütterliche Untergewichtigkeit (< 40 kg)	Ernährungsberatung, evtl. Supplementation	++
Kleinwuchs (< 145–150 cm)	evtl. Beckenaustastung, Einweisung zur Geburt	+++
Skelettveränderung im Beckenbereich	Einweisung zur Geburt	+++
Anämie	Medikation (Eisen, Folsäure), evtl. Überweisung zur Bluttransfusion	+++

Tabelle 4.1 (*Fortsetzung*)

Befundete Schwangerschaftsrisiken		
Schwangerschaftsrisiko	Konsequenz	Bewertung
Hypertonie	Medikation	+++
Proteinurie	Kontrolle, antepartale Überweisung	+++
Ödeme	Kontrolle der Gestoseparameter	+
Glukosurie	Kontrolle, antepartale Überweisung	++
Blutung	Beratung, Schonung, Beobachtung, primäre Einweisung im 3. Trimenon	+++
Pathologische Kindslage (z. B. Beckenendlage)	Einweisung zur Geburt	+++
Frühgeburtsbestrebungen (vorz. Wehen, Zervixinsuffizienz)	Beratung, Schonung, antepartale Überweisung	+++
Mehrlinge	Einweisung zur Geburt vor Termin	+++

Im Rahmen eines Seminars mit Ärzten aus Entwicklungsländern wurde versucht, den üblichen Risikofaktoren spezifische Konsequenzen für die Schwangerschaftsbetreuung an einem Gesundheitszentrum zuzuordnen (Tabelle 4.1). Tabelle 4.1, die selbstverständlich den jeweiligen lokalen Bedingungen angepaßt und präzisiert werden muß, zeigt sehr deutlich, daß die primäre Schwangerschaftsvorsorge im Gesundheitszentrum zwar beobachten, beraten und in manchen Fällen auch medikamentös behandeln kann, die zentrale Funktion jedoch die Selektion von Schwangeren zur Weiterleitung an ein leistungsfähiges Referenzhospital ist. Dies ist jedoch je nach Erreichbarkeit des Referenzhospitals eine sehr aufwendige Option, die hohe direkte Kosten (Transport, Gebühren) wie auch indirekte Kosten (Ausfall einer Arbeitskraft) verursacht. Der zunächst abstrakte (und sehr kulturabhängige) Begriff eines erhöhten Risikos reicht daher für die Schwangeren und ihre Familien oft nicht als Begründung für eine Überweisung ante partum aus. So ergab sich bei eigenen Untersuchungen 1992 in Madagaskar, *daß nur 0,5 % der an der Schwangerenvorsorge teilnehmenden Schwangeren weiterüberwiesen wurden.* Grund für die getätigten Überweisungen war überwiegend ein einziger und wohl leicht nachvollziehbarer Risikofaktor, die sichtbare Beckenmißbildung. Da ohne funktionierendes Überweisungssystem die Schwangerenvorsorge weitgehend wirkungslos bleibt, liegt hier ein Schwachpunkt vieler Vorsorgeprogramme.

Im Rahmen des von der WHO geförderten Distriktsgesundheitskonzeptes wird einerseits versucht, die Erreichbarkeit der Referenzebene zu verbessern, anderseits muß mit den Gesundheitsarbeitern in den Außenstationen eine realistische Liste von „harten" Kriterien für Überweisungen erarbeitet werden. Für Schwangere, die vor Termin zur Entbindung zum Krankenhaus überwiesen werden, hat sich in einigen Ländern die Einrichtung von „Maternity Waiting Homes" bewährt, in denen diese weitgehend selbstversorgt den Geburtsbeginn in Reichweite des Hospitals abwarten können.

Hinweise zur Verbesserung der Betreuung und Versorgung Schwangerer

Wer neu in einem Entwicklungsland im Bereich Schwangerenvorsorge arbeitet, ist zumal als Arzt oft geneigt, bei den ersten Problemen, die ins Auge fallen, sofort nach Abhilfe zu suchen, z. B. durch Beschaffung von Verbrauchsmaterial oder Geräten bis hin zum Ultraschall. Um vorhandene oder zu beschaffende Ressourcen jedoch mit maximalem Nutzen einzusetzen, sollte die Schwangerenvorsorge als gesamtes System beurteilt werden. Dabei sind die wesentlichen Komponenten primäre Vorsorge, Referenzebene, Überweisung und Rücküberweisung. Die folgende Liste soll dabei helfen, die ja wiederum nur ein Teil der Mutter-und-Kind-Programme ist.

Checkliste zur Erfassung der geburtshilflichen Versorgung

1. Epidemiologische Situation
   - Abschätzung der „Zielpopulation" für die Schwangerenvorsorge aus Bevölkerungsgröße im Einzugsgebiet und nationaler Geburtenrate (als Faustregel in Entwicklungsländern: Geburten/Jahr = 4% der Gesamtbevölkerung),
   - Abschätzung der Reichweite der Schwangerenvorsorge aus der Anzahl der Teilnehmerinnen der Schwangerenvorsorge und der erwarteten Anzahl der Geburten im Einzugsbereich (diese Daten liegen bereits vor),
   - Krankenhausdaten perinatale Mortalität,
   - Krankenhausdaten mütterliche Mortalität,
   - Krankenhausdaten Sectiorate,
   - Umrechnung der Sectiorate auf die erwartete Anzahl der Geburten im Distrikt oder Einzugsbereich (nach WHO 1991 ist in 5% aller Geburten eine operative Entbindung erforderlich, in mindestens 2% aller Geburten damit zu rechnen, daß ohne Sectio lebensbedrohliche Komplikationen eintreten),
   - Kartierung des Heimatortes von geburtshilflichen Patientinnen, gesondert für Selbsteinweisung und institutionelle Überweisung,
   - Prozentsatz der Geburten, die in Institutionen der Gesundheitsdienste stattfinden.

2. Organisation und Management
   - Wie wird Geburtsverlauf dokumentiert (Partogramm)?
   - Überweisungsrichtlinien für periphere Gesundheitszentren,
   - Personalstellen in Krankenhaus und peripheren Stationen mit qualifiziertem Personal besetzt?
   - Transportsituation?
   - Blutbank?
   - Wieviel Zeit vergeht im Referenzhospital im Notfall bis zur Sectiobereitschaft?
   - Wie lange dauert der Transport von den peripheren Stationen ins Referenzhospital; wer bezahlt?
   - Weiterbildung?
   - Zusammenarbeit mit traditionellen Hebammen (TBAs)?
3. Material und Medikamente im Referenzhospital
   - OP-Ausstattung,
   - Einrichtung zur Operationsbereitschaft bei Nacht,
   - Ausrüstung für Sterilisation,
   - Ambu-Beutel für Erwachsene und Neugeborene, Absauger,
   - Vakuumextraktor vorhanden und intakt?
   - Blutdruckapparat, Fieberthermometer,
   - wichtigste Medikamente: Oxytozin, Ergometrin, Diazepam, Ketalar, Antihypertensiva (Nepresol), Lokalanästhetikum, Augentropfen zur Credé-Prophylaxe gegen Gonoblenorrhö, antiseptische Lösung, Infusionen, Sauerstoff, Blutbeutel, Reagenzien für Kreuzprobe, HIV-Check,
4. Material und Medikamente im Gesundheitszentrum
   - Waage, Blutdruckapparat, Maßband, Stethoskop,
   - Vorsorgekarten oder Ersatz zur Dokumentation,
   - Antiseptische Lösung, Ergometrin, Oxytozin, Diazepam, Tetanusvakzine (im kühlen Kühlschrank!), Augentropfen.

Auf Grundlage einer solchen Erhebung können dann von möglichst allen Beteiligten (z. B. Hebammen in Gesundheitszentren, lokale Gesundheitsverwaltung, Hebammen und Ärzte des Hospitals, sofern vorhanden lokales Gesundheitskomitee) Richtlinien und Handlungsanweisungen erarbeitet werden. Dabei ist insbesondere an folgende Bereiche zu denken:

1. Identifikation von Schwachpunkten im Vorsorgesystem und entsprechende Zuordnung von Ressourcen,
2. Richtlinien für Überweisungen (z. B. soll Beckenendlage ein Überweisungsgrund sein?),
3. Zusammenarbeit zwischen Hospital und Außenstationen, Supervision,
4. Weiterbildung,
5. Festlegung von Zielen und geeigneter Indikationen (z. B. 60% aller Geminischwangerschaften im Distrikt bzw. Einzugsbereich antepartal ins Hospital überwiesen),
6. Maßnahmen zur Überprüfung, ob diese Ziele erreicht wurden.

4.2 Ernährung in der Schwangerschaft

S. Wolter

Ein adäquater – „guter" – Ernährungszustand übt einen vielfältigen Einfluß aus auf die Gesundheit der (werdenden) Mutter ebenso wie die Entwicklung des Fetus, das Geburtsgewicht und die Entwicklung des Säuglings. Diese allgemein gültige Tatsache gewinnt für arme Länder, in denen ein hoher Prozentsatz von Frauen unter ungünstigen Ernährungsbedingungen bis hin zu akuter Unterernährung lebt, besondere Bedeutung. Dabei gilt es festzuhalten, daß dieser Einfluß nicht erst mit der Schwangerschaft beginnt, sondern daß die Grundlagen bereits in der Kindheit gelegt werden: Die unzureichende Ernährung führt bei vielen Mädchen zu einem inadäquaten Körperwachstum, was für die erwachsene (kleinwüchsige) Frau ein erhöhtes Risiko für die Geburt und ebenso auch ein erhöhtes Risiko für die nächste Generation (geringes Geburtsgewicht = höhere Säuglingssterblichkeit) zur Folge hat. Wenn wir im folgenden auf die spezifischen Fragen einer ausreichenden Ernährung in der Schwangerschaft eingehen, sollten wir daher nicht aus dem Blick verlieren, daß „gute" Ernährung in jeder Lebensphase wichtig ist.

■ *Wichtig:* Ein kurzfristiger Ausgleich für die Folgen eines chronischen Ernährungsmangels ist nicht möglich.

Im folgenden werden die wichtigsten Ernährungskomponenten, die während der Schwangerschaft zu berücksichtigen sind, dargestellt:

- Energieversorgung,
- Proteinbedarf,
- Eisen und andere Mineralstoffe,
- Stillförderung.

Energiebedarf in der Schwangerschaft

Durchschnittlich nimmt eine gesunde, normal ernährte Frau bei freier Verfügbarkeit von Nahrungsmitteln während der Schwangerschaft etwa 12,5 kg an Gewicht zu. Die Komponenten dieser Gewichtszunahme lassen sich berechnen: der Fetus selbst, die Plazenta, die amniotische Flüssigkeit, mütterliches Gewebe des Uterus und der Brüste, Blut und extrazelluläre Flüssigkeit sowie ein Fettdepot von etwa 3,5 kg.

Dieses Fettdepot wird hauptsächlich im 2. Trimester angelegt, also zu einem Zeitpunkt, zu dem das Wachstum des Fetus noch nicht viel Energie/Nährstoffe benötigt, und kann als Energiespeicher zur Pufferung des hohen Energiebedarfs am Ende der Schwangerschaft und während des Stillens angesehen werden. Es wird im weiteren Verlauf der Schwangerschaft und v. a. während des Stillens mobilisiert, so daß die Frau am Ende des Schwangerschafts- und Stillzyklus auf ihr Ausgangsgewicht zurückkehrt.

Der Energiebedarf für diese „Durchschnittsschwangerschaft" beträgt rund gerechnet 335 mJ (80000 kcal), zusätzlich zum bestehenden Energiebedarf einer erwachsenen Frau.
Die tatsächlichen Energiekosten in der Schwangerschaft variieren breit und sind schwer zu berechnen. Kleinere Frauen bringen meist leichtere Kinder zur Welt, nehmen entsprechend weniger an Gewicht zu und benötigen somit weniger zusätzliche Energie als die „Durchschnittsfrau". Übergewichtige Frauen müssen weniger Fettdepots anlegen als schlanke Frauen, und Untergewichtige (zu niedriges Gewicht/Körpergröße) sollten nach Möglichkeit überdurchschnittlich an Gewicht zunehmen, um für die Stillphase gerüstet zu sein. Der zusätzliche Energiebedarf hängt auch davon ab, inwieweit die Schwangere ihren Energieverbrauch reduziert, d. h. körperliche Aktivitäten einschränken kann.
Eine Reihe neuerer Studien zeigt, daß der zusätzliche Energiebedarf in der Schwangerschaft oft nicht durch die entsprechende zusätzliche Nahrungsaufnahme gedeckt wird. Trotzdem wird ein ausreichendes Fettdepot angelegt und die fetalen und maternellen Gewebe entwickeln sich zufriedensstellend. Es wird angenommen, daß hierbei die Verringerung der körperlichen Aktivitäten eine wichtige Rolle spielt, aber ebenso scheinen metabolische Anpassungen stattzufinden, die zu einer effektiveren Energienutzung führen. So ist zwar die basale metabolische Rate (der Energieverbrauch in absoluter Ruhestellung) insgesamt erhöht, wird sie jedoch auf kg Körpergewicht umgerechnet, so liegt sie niedriger als bei nichtschwangeren Frauen – ein Hinweis auf effektivere Energienutzung.
Auf diesem – hier nur sehr knapp umrissenen – Hintergrund empfiehlt die gemeinsame Expertengruppe von FAO/WHO/UNU:

> „Falls Frauen die Schwangerschaft mit marginalen Ernährungsreserven beginnen (z. B. Teenager in Industrieländern und viele Frauen in Entwicklungsländern) und falls sie ihre körperliche Tätigkeit nicht einschränken können, sollte jede Anstrengung unternommen werden, den vollen Energiebedarf zu ersetzen. Da ein Fettdepot in der frühen Phase der Schwangerschaft angelegt werden sollte, und da Appetit und Arbeitsbelastung sehr variieren, gibt es wenig Anhaltspunkte für Unterschiede im zusätzlichen Energiebedarf im Verlauf der Schwangerschaft. Die Beratergruppe rät deshalb zu einer zusätzlichen täglichen Energieaufnahme von 1200 kJ (285 kcal) während der gesamten Schwangerschaft. Falls gut ernährte Frauen ihre körperliche Aktivität einschränken, kann diese zusätzliche tägliche Energieaufnahme auf 840 kJ (200 kcal) reduziert werden (WHO 1989, eigene Übersetzung).

■ *Wichtig:* Zusätzlicher Energiebedarf während der gesamten Schwangerschaft: 200–300 kcal pro Tag.

Der Einfluß der Ernährung auf den Fetus

Die gerade genannten Empfehlungen dienen primär der Erhaltung eines ausreichenden Ernährungszustandes der Frau während Schwangerschaft und Stillzeit. Viele der physiologischen und metabolischen Adaptationen während

der Schwangerschaft sind darauf ausgerichtet, die Nährstoffe für die Entwicklung des Fetus bereitzustellen, und es ist erstaunlich zu sehen, wie wenig das Wachstum des Fetus durch den Ernährungszustand der Schwangeren beeinflußt ist – von extremen Hungerbedingungen einmal abgesehen.
Für die Entwicklung des Fetus ist nicht nur die Gesamtverfügbarkeit von Nährstoffen entscheidend, sondern ihr Transfer in den fetalen Kreislauf; d. h., wir müssen die Faktoren betrachten, die den uteroplazentaren Blutdurchfluß, den Transport von Nährstoffen durch die Plazenta und die Aufnahme durch den Fetus selbst negativ beeinflussen.
Neben dem schwangerschaftsbedingten Hochdruck (Präeklampsie), der zu einer unzureichenden Durchblutung der Plazenta führen kann, ist hier an erster Stelle schwere körperliche Arbeit zu nennen, die den Blutdurchfluß im Abdominalbereich – und damit auch im Uterus – zugunsten der Muskeldurchblutung verringert. Obwohl hierzu keine exakten Meßdaten vorliegen, kann sicher angenommen werden, daß in weiten Teilen der Welt, die hohe körperliche Arbeitslast von Frauen die auch in der Schwangerschaft kaum verringert wird, ebenso einen Beitrag zur Entstehung des (zu) niedrigen Geburtsgewichts leistet wie die Ernährung der Schwangeren selbst. Eine Reduzierung der Arbeitslast von Frauen kann also ebenso wichtig sein wie eine Nahrungssupplementierung – ein Beispiel dafür, daß Ernährungsprogramme bzw. Programme zur Senkung der Mütter- und Säuglingssterblichkeit sehr umfassend gesehen werden müssen und sich nicht auf den Gesundheitssektor beschränken lassen.

■ *Wichtig:* Wichtige Maßnahme in der Schwangerenvorsorge ist die regelmäßige Gewichtskontrolle.

Protein

Der Proteinbedarf steht in enger Beziehung zum Gesamtenergiebedarf, d. h. der Proteinbedarf in der Schwangerschaft ist gesichert, solange der Gesamtenergiebedarf durch eine ausgewogene Ernährungsweise gedeckt wird. Eine gezielte Steigerung des Eiweißanteils ist nicht notwendig. Einige Studien deuten sogar darauf hin, daß ein Proteinanteil in der Nahrung von über 20% einen negativen Effekt auf das Geburtsgewicht hat.
Allerdings liegt die Betonung auf „ausgewogen". Es gibt eine Reihe von Beispielen, in denen Frauen insbesondere während der Schwangerschaft bestimmten Restriktionen – Nahrungstabus – unterworfen sind, die sich häufig auf proteinhaltige Nahrungsmittel beziehen. So beschreiben Jelliffe u. Bennett (1989) für einige ostafrikanische Gesellschaften, daß schwangere Frauen einem Verbot unterliegen, Huhn, Eier, Hammelfleisch und verschiedene Fischarten zu verzehren – die wichtigsten lokal verfügbaren tierischen Proteinquellen. Um möglichen negativen Effekten solcher v. a. in traditionellen Gesellschaften vorkommenden Ernährungsrestriktionen bzw. Tabus zu begegnen, muß der moderne Gesundheitsdienst sie zunächst einmal zur Kenntnis nehmen, um

darauf aufbauend eine gezielte Ernährungsberatung der Schwangeren durchführen zu können.
Der Blick auf diese möglicherweise lokal existenten Restriktionen soll nicht davon ablenken, daß das Hauptproblem der ausgewogenen und ausreichenden Ernährung auch in der Schwangerschaft in der Armut - d. h. in der Nichtverfügbarkeit von mengenmäßig ausreichenden Nahrungsmitteln (Energie), besonders aber von hochwertigen (tierischen) proteinhaltigen Nahrungsmitteln - begründet liegt. Gerade bei wiederholten Schwangerschaften mit minimalen Ruhephasen zwischen den einzelnen Schwangerschafts-Laktations-Zyklen kann dies zu einer massiven Auszehrung der Frau führen.

■ *Wichtig:* Bei unzureichender Gewichtszunahme ist gezielte Ernährungsberatung und evtl. Nahrungsmittelsupplementierung notwendig.

Anämie

Die Schwangerschaft ist neben den ersten Lebensjahren die Lebensphase, in der Anämien besonders häufig auftreten.
Obwohl infektiöse und parasitäre Erkrankungen, die mit einem erhöhten Blutverlust einhergehen (z. B. Hakenwurmbefall oder Malaria), ebenfalls zur Anämieentstehung beitragen können, spielt die alimentäre Mangelzufuhr von Eisen die wichtigste Rolle in der Entstehung von Anämie.
Knapp 1 g Eisen wird während der Schwangerschaft für die Erhöhung des mütterlichen Blutvolumens und die Versorgung des Fetus zusätzlich benötigt, wobei der Bedarf im Verlauf der Schwangerschaft zunimmt. Daher ist das Anämierisiko zum Ende der Schwangerschaft hin besonders hoch.
Ein Mangel an Folsäure und Vitamin B12 tritt wesentlich seltener als der Eisenmangel auf, obwohl v. a. Folsäuremangel in der Schwangerschaft - durch den erhöhten Bedarf bedingt - auch beobachtet wird. Die anderen zur Erythrozytenbildung im Knochenmark notwendigen Komponenten (Pyridoxin, Vitamin C, Kupfer, Vitamin E) spielen als Faktoren in der Anämieentstehung eine zu vernachlässigende Rolle. Anämische Frauen haben ein erhöhtes Risiko von direkten Geburtskomplikationen.
Bei adäquater Versorgung verfügt das neugeborene Kind über eine hohe Eisenkonzentration in der Leber, nahezu 10mal so hoch wie bei 1- bis 3jährigen. Durch die mütterliche Anämie wird auch der Säugling in seinem Lebensjahr wegen der niedrigen fetalen Eisenspeicherung und als Konsequenz der frühkindlichen Anämie gefährdet. Eine Erhöhung des verfügbaren Eisens für das Neugeborene kann in der Geburtshilfe zusätzlich durch späte Abnabelung erreicht werden, wodurch das Blutvolumen des Neugeborenen um bis zu 100 ml erhöht werden kann.
Studien zeigen zudem, daß mütterliche Anämie mit einer erhöhten Inzidenz von geringem Geburtsgewicht einhergeht; umgekehrt wird durch Eisen- und Folsäuresupplementierung auch ohne weitere Nahrungssupplementierung das durchschnittliche Geburtsgewicht erhöht.

■ *Wichtig:* Prävention von Anämie muß daher eine essentielle Aufgabe der Schwangerenvorsorge sein.

Über die Ernährung läßt sich nur schwer eine ausreichende Erhöhung der Eisenzufuhr erreichen, v. a. bei der in armen Ländern vorherrschenden Kost: Aus einer Mahlzeit mit hauptsächlich pflanzlichen Nahrungsmitteln wird Eisen nur zu etwa 1–5% resorbiert. Bei Mischkost mit hohem Anteil an tierischen Nahrungsmitteln steigt die Resorption bis etwa 10%, aber selbst dies reicht für den hohen Bedarf besonders im letzten Drittel der Schwangerschaft häufig nicht aus. Soweit eine Kontrolle des Hämoglobinspiegels möglich ist, sollte eine Supplementierung mit Eisen-Folsäure-Präparaten gezielt durchgeführt werden. Dies ist allerdings unter einfachen Bedingungen oft nicht realistisch. Daher wird international empfohlen, in den letzten 3 Schwangerschaftsmonaten allen Frauen Eisen-Folsäure-Präparate zu geben.

■ *Wichtig:* Wenn mit Eisen-Folsäure-Präparaten supplementiert wird, muß dies in ausreichender Höhe geschehen. Eine Kontrolle des Hämoglobinspiegels ist sehr wünschenswert.

Andere Mineralstoffe und Vitamine

Eine ganze Reihe von Studien gibt Hinweise auf die vielfältigen Einflüsse von Mineralstoffen und Vitaminen auf den Schwangerschaftsverlauf und die Verringerung des Risikos von Komplikationen. So ist z. B. die Inzidenz von schwangerschaftsbedingtem Bluthochdruck bei Kalziumsupplementierung erniedrigt.
Da der Stand der Forschung jedoch bis heute nicht zuläßt, daraus verallgemeinerbare Empfehlungen abzuleiten, soll im Rahmen dieses Überblicks nicht weiter auf diese Fragen eingegangen werden.

Förderung des Stillens

Mit der Geburt hört die direkte Versorgung des Kindes über den mütterlichen Organismus auf, und die Ernährung des Säuglings muß getrennt von der der Mutter betrachtet werden. Eine wichtige Aufgabe des Geburtshelfers/Arztes und der gesamten geburtshilflichen Station ist es, die optimale Ernährung des Neugeborenen von Anfang an sicherzustellen und so den Grundstein zu legen für eine gesunde Entwicklung des Kindes. Es ist sicher allgemein bekannt und auch durch eine Vielzahl von Untersuchungen belegt, daß Muttermilch die beste Ernährung für den Säugling ist und somit der Förderung des Stillens absolute Priorität zukommt. Diese Förderung des Stillens muß bereits während der Schwangerschaft beginnen, z. B. durch Information der werdenden Mutter über die Bedeutung des Stillens in der Vorsorgesprechstunde oder durch Befragung zu eventuellen Stillhindernissen in vorhergehenden Schwangerschaften mit anschließender gezielter Beratung.

Ganz entscheidend ist jedoch das Verhalten des Personals, das an der Geburt und der Nachsorge beteiligt ist. 1989 haben WHO und UNICEF eine gemeinsame Erklärung zur Rolle des Gesundheitsdienstes zum Schutz, Förderung und Unterstützung des Stillens herausgegeben. In dieser Erklärung wurden die neuesten wissenschaftlichen Kenntnisse und praktischen Erfahrungen in spezifische, universell anwendbare Empfehlungen umgesetzt. Sie endet mit einer Checkliste, die genutzt werden sollte, um in der eigenen Institution zu prüfen, ob die Förderung des Stillens tatsächlich ernst genommen wird bzw. wie sie verbessert werden kann. Hier einige Beispiele:

- Wird die Absicht der Frau zu stillen berücksichtigt beim Einsatz von Sedativa, Analgetika oder Anästhetika während der Geburt?
- Wird das Neugeborene innerhalb 1/2 h nach Beendigung der Geburt zum 1. Mal an die Brust angelegt?
- Ist Personal mit speziellem Training vorhanden, um die Mütter in Fragen des Stillens und bei auftretenden Problemen zu beraten?

Bereits diese wenigen Fragen machen deutlich, wie vielfältig der Einfluß der Organisation einer geburtshilflichen Station auf die Förderung des Stillens ist. Bedenkt man, wie wichtig das Stillen für die Gesundheit und das Überleben des Säuglings ist, so ist es sicher eine sehr lohnende Aufgabe, das eigene Arbeitsumfeld so „stillfreundlich" wie möglich zu gestalten.

■ *Wichtig:* Die geburtshilfliche Station und das Personal muß auf „Stillfreundlichkeit" überprüft werden.

Die ausreichende Ernährung des Säuglings mit Muttermilch muß unterstützt werden durch eine adäquate Ernährung der Mutter. Bei Frauen, die voll stillen, liegen die Empfehlungen der FAO-/WHO-Expertengruppe bei zusätzlich 2300 kJ (550 kcal) und 28 g Protein pro Tag und einer Erhöhung der Kalzium- und Vitaminzufuhr. Dies ist einerseits für einen ausreichenden Milchfluß wichtig, andererseits aber auch zur Sicherung eines zufriedenstellenden Ernährungszustands der Frau im Hinblick auf künftige Schwangerschaften.
Hier schließt sich der Kreis: Von Geburt an gut ernährte Mädchen werden später bessere Ausgangsbedingungen in ihrer eigenen Reproduktionsphase haben. Frauen, die eine Schwangerschaft in adäquatem Ernährungszustand beginnen, haben ein geringeres Risiko, Kinder mit zu geringem Geburtsgewicht zur Welt zu bringen, und die Überlebenschancen für das Neugeborene steigen. Die Ernährungsberatung oder eine Supplementierung in der Schwangerschaft sollte also niemals isoliert betrachtet, sondern in diesen breiten Kontext gestellt werden.

5 Erkrankungen und Komplikationen während der Schwangerschaft

M. D. Baldé, H. Jäger, A. Kapaun, B. Köhler, H. J. Krüger, H. Ritter und J. Wacker

5.1 Blutungen im 1. und 2. Trimenon

M. D. Baldé

Bei der Aufnahme von Schwangeren im 1. und 2. Trimenon mit vaginalen Blutungen kommen hauptsächlich 3 Krankheitsbilder in Frage:

1. Abort (Fehlgeburt),
2. Blasenmole,
3. extrauterine Gravidität.

Abort (Fehlgeburt)

Definition. Die Fehlgeburt (Abortus) ist die Ausstoßung der Schwangerschaftsfrucht in den ersten 28 SSW. Totgeburten, die weniger als 1000 g wiegen, werden per definitionem als Fehlgeburt bezeichnet. Manche Länder (z. B. Frankreich) zählen als Aborte Ausstoßungen in den ersten 180 Tagen post conceptionem. Als Frühabort wird eine Fehlgeburt bis zur 14. SSW, als Spätabort eine Fehlgeburt nach der 14. SSW bezeichnet.
Aufgrund des Entstehungsmechanismus werden 2 Arten unterschieden:

1. der Spontanabort, der ohne äußere oder direkte innere Manipulation und entgegen dem Willen und Wunsch der Patientin auftritt,
2. der provozierte Abort, der entweder zur Ausstoßung etwa unerwünschter Schwangerschaften oder aus medizinischer Indikation aufgrund mütterlicher Krankheiten oder festgestellter embryonaler Anomalien durchgeführt wird.

Spontanabort

Ein Spontanabort kann ein einmaliges Geschehen darstellen oder wiederholt auftreten (habitueller Abort).

Ätiologie

Maternale Ursachen

1. Allgemeinerkrankungen der Mutter wie Diabetes mellitus, Hyperthyreose, Nierenerkrankungen.
2. Infektionen und Parasitosen, welche durch 3 Mechanismen zum Abort führen können:
   - Hyperthermie,
   - Toxine,
   - infektiöser Befall des Endometriums oder des Feten.

   Hierzu gehören Malaria, virale Infektionen, Typhus abdominalis. Toxoplasmose und Listeriose können Ursache habitueller Aborte sein, die Lues hauptsächlich für Spätaborte.
3. Hormonelle Ursachen, z. B. Corpus-luteum-Insuffizienz.
   Eine endokrine Ursache für eingetretene Aborte ist unter einfachen Bedingungen nicht abzuklären.
4. Uterine Ursachen:
   - submuköse Myome,
   - Uterusmißbildung (Uterus bicornis, hypoplastischer Uterus, Uterusseptum),
   - Zervixinsuffizienz (häufig Folge früherer Verletzungen) als Ursache von Spätaborten.
5. Physische und psychische Überbeanspruchung.

Embryonale Ursachen

Als embryonale Ursachen kommen eine Fehlimplantation der Frucht, Chromosomenanomalien und Fehlbildungen des Feten bzw. des Embryos in Frage.

Klinik und Untersuchung

Ein Abort ist gekennzeichnet durch Schmerzen im Unterbauch und vaginale Blutungen.
Die gynäkologische Untersuchung (Spekulum) erbringt die weitere Differenzierung des Abortgeschehens (Zustand und Öffnung des Muttermundes). Vorgehen der klinischen Untersuchung:

1. Spekulumuntersuchung:
   - Blutung?
   - Zervixkanal geöffnet?
   - Schwangerschaftsreste in Zervixkanal oder Scheide?
2. Bimanuelle Untersuchung:
   - Uterusgröße,
   - Konsistenz des Uterus.

Anhand der erhobenen Befunde erfolgt die klinische Einteilung in

1. Abortus imminens (drohender Abort)
   - mäßige Blutung,
   - Muttermund geschlossen,
   - lediglich leichte Schmerzen.
2. Abortus incipiens (in Gang befindlicher Abort)
   - stärkere vaginale Blutung,
   - leicht geöffneter Zervixkanal.
3. Abortus incompletus (inkompletter Abort)
   - Teile des Schwangerschaftsproduktes befinden sich in der Zervix oder in der Vagina,
   - gelegentlich starke vaginale Blutung,
   - Zervixkanal geöffnet.

Therapeutisches Vorgehen

Abortus imminens

Hier wird konservativ vorgegangen. Es sind körperliche Schonung und Bettruhe einzuhalten.

Abortus incipiens mit überregelstarker Blutung und Abortus incompletus

In diesen beiden Fällen ist eine Abortkürettage vorzunehmen.

- Die Patientin wird in Steinschnittlage gelegt und das Genitale desinfiziert.
- In der Regel wird der Eingriff in Lokal- oder Leitungsanästhesie durchgeführt. Nur in seltenen Fällen ist eine Maskennarkose notwendig.
- Es folgt die gynäkologische Untersuchung zur Lagebestimmung des Uterus.
- Zwei Kugelzangen werden an die Portio angehakt.
- Der Zervixkanal wird mit Hegar-Stiften aufgedehnt.
- Man geht mit einer stumpfen Kürette ein (Abb. 5.1) und kontrolliert, ob das Kavum allseits leer ist.

▶ *Cave:* Perforation des Uterus!

Blasenmole (Mola hydatidosa)

Die Blasenmole ist durch eine zystische Entartung der Chorionzotten gekennzeichnet.

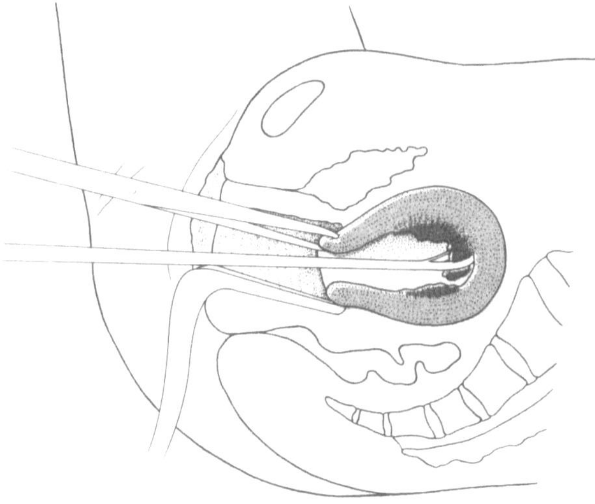

Abb. 5.1. Entleerung des Uterus mit der Abortkürette. (Aus Knörr et al. 1982)

Klinische Zeichen

1. *Hyperemesis gravidarum* (Schwangerschaftserbrechen): Sie ist häufig bei Patientinnen mit Blasenmole. Die Hyperemesis ist Folge der bei Blasenmole stark erhöhten HCG-Ausschüttung.
2. *Eklampsie und Gestosesymptomatik:* Ein frühzeitiges Auftreten einer Gestosesymptomaktik vor der 20. SSW ist in Fällen ohne vorbestehende Hypertonie ein Hinweis auf das Vorliegen einer Blasenmole.
3. *Vaginale Blutung* infolge der Ablösung entarteter Zotten: Vereinzelt kommt es in Zusammenhang mit der vaginalen Blutung zur Ablösung entarteter Zotten und damit zum Abgang von Bläschen aus dem Zervixkanal. Die ausgestoßenen Zotten können sowohl Form als auch Größe von „Weintrauben" erreichen.

Untersuchung

Bei der klinischen Untersuchung werden folgende Veränderungen festgestellt:

- Diskordanz zwischen der Fundushöhe und der errechneten SSW: Die Gebärmutter ist im Vergleich zum errechneten Schwangerschaftsalter vergrößert. Differentialdiagnostisch muß eine Mehrlingsschwangerschaft ausgeschlossen werden. Typisch für das Vorliegen einer Blasenmole ist die rasche Volumenveränderung des Uterus.
- Weiche Konsistenz des Uterus: Palpatorisch können keine Kindsteile im entsprechend großen Uterus gefunden werden. Auch andere fetale Zeichen wie z. B. Kindsbewegungen und fetale Herztöne fehlen.
  Lediglich in Einzelfällen gibt es eine embryonale bzw. fetale Normalentwicklung bei gleichzeitiger Degeneration der Chorionzotten.

- Doppelseitige Ovarialzysten: Als Folge der Überstimulation der Ovarien durch die exzessive Gonadotropinproduktion treten (in 10% der Fälle) beidseits Ovarialzysten auf. Diese Zysten bilden sich nach Entleerung der Blasenmole zurück.

Diagnostik

Neben der klinischen Diagnose sind die gegenüber der errechneten Schwangerschaftswoche deutlich erhöhten HCG-Werte charakteristisch. Unter einfachen Bedingungen kann lediglich ein Schwangerschaftstest durchgeführt werden. Aus dem raschen Umschlag der Farbreaktion des verwendeten Testes kann semiquantitativ auf hohe HCG-Werte geschlossen werden.
Die Diagnose einer Blasenmole wird vor diesem Hintergrund klinisch gestellt.

Vorgehen

Häufig kommt es bei der Blasenmole spontan, meist in der Mitte des 2. Trimenons, zum Abort. Der Spontanabort ist verbunden mit einer stärkeren Blutung und massivem Abgang von charakteristischen Bläschen.
Die digitale und manuelle Ausräumung des Cavum uteri ist in diesem Stadium bei offenem Muttermund notwendig und zu empfehlen.
Die instrumentelle Kürettage ist aufgrund der weichen Uteruswand mit einem erhöhten Perforationsrisiko verbunden.
Die Ausräumung des Cavum uteri muß auf jeden Fall gründlich und vollständig sein, weil sonst eine maligne Entartung der Blasenmole droht.
Bei Patientinnen, die vor Eintreten eines Spontanaborts zur Aufnahme kommen, ist die Haltung eher abwartend. Die Abortinduktion ist mit einem hohen Blutungsrisiko und der Gefahr eines hämorrhagischen Schocks verbunden.
Nach der Ausstoßung bzw. nach der manuellen und instrumentellen Kürettage ist eine engmaschige Kontrolle bis zum Eintreten eines negativen Ergebnisses des Schwangerschaftstests durchzuführen.
Über eine zusätzliche Behandlung mit Methotrexat bei vorliegender Blasenmole besteht noch keine einheitliche Meinung.

Extrauteringravidität

Definition. Unter Extrauteringravidität (EUG) versteht man die Entwicklung einer Schwangerschaft außerhalb des Cavum uteri.
Die Entwicklung des befruchteten Eies erfolgt in den Eileitern (Tubargravidität), an den Eierstöcken (Ovarialschwangerschaft) oder im Abdomen (Abdominalschwangerschaft).

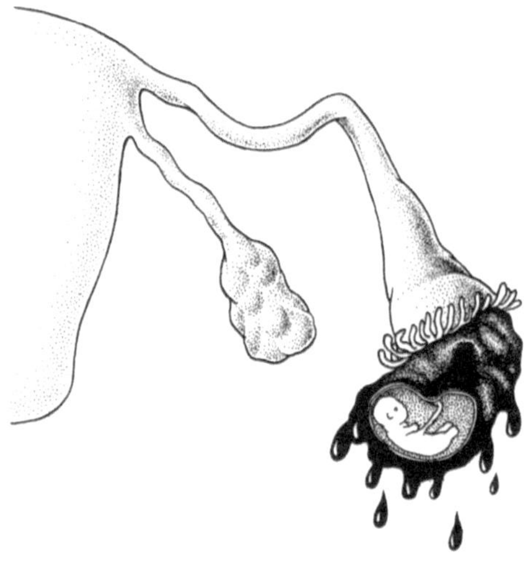

Abb. 5.2. Tubarabort: Ausstoßung der Frucht aus dem ampullären Tubenende in die Bauchhöhle mit Entwicklung eines peritubaren Hämatoms. (Aus Knörr et al. 1982)

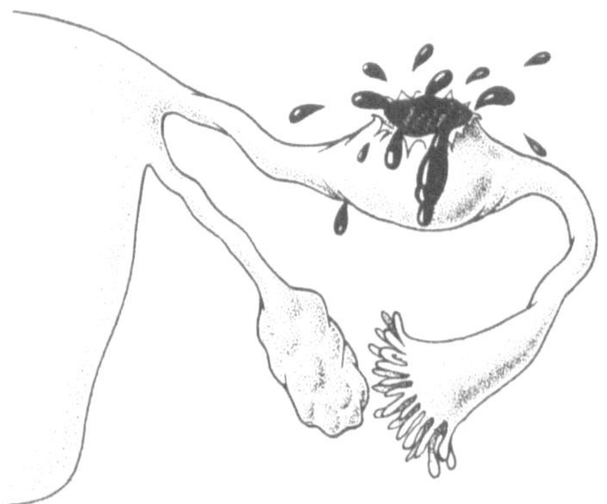

Abb. 5.3. Tubarruptur: Durchbruch des Trophoblasten durch die Tubenwand mit arterieller Blutung. (Aus Knörr et al. 1982)

Da die EUG in 99% der Fälle tubar lokalisiert ist, wird häufig der Begriff „Extrauteringravidität" mit einer Eileiter- oder Tubargravidität gleichgesetzt. Die Abb. 5.2 und 5.3 zeigen 2 unterschiedliche Formen der Tubargravidität. Häufig ist die EUG Folge eines entzündlichen Prozesses an der Tube, welcher zu einer Verengung des Tubenlumens führte. Andere Faktoren sind z. B. Endometriosebezirke im Bereich der Tube und eine Herabsetzung der Tubenperistaltik.

Klinische Zeichen

Folgende Symptome stehen neben den üblichen Schwangerschaftszeichen der Frühgravidität im Vordergrund.

1. *Vaginale Blutung:* Die Blutungen treten in Form einer leichten vaginalen Blutung nach Ausbleiben der Menstruation zum erwarteten Termin auf.

2. *Schmerzsymptomatik:* Die Schmerzen treten typischerweise 6–7 Wochen nach der letzten Periode auf. Sie sind in der Regel im Unterbauch lokalisiert, können aber zum Oberbauch und in die Leistenregion hin ausstrahlen. Liegt eine Tubarruptur vor, tritt das klinische Bild eines akuten Abdomens auf.

Untersuchung

Die Diagnosestellung der EUG vor Eintreten einer Tubarruptur und vor Beginn von Schmerzen ist unter einfachen Bedingungen ohne Sonographie nicht möglich.
Häufig kommen die Patientinnen mit ausgeprägter Schmerzsymptomatik und unter dem Bild eines akuten Abdomens zur stationären Aufnahme.

Folgendes Vorgehen hat sich bewährt:
- Palpation des Abdomens: Abwehrspannung, Tumor?
- Vor der gynäkologischen Untersuchung Entleeren der Harnblase und Schwangerschaftstest!
- Typisch für eine Tubargravidität sind ein nur wenig vergrößerter Uterus von aufgelockerter Konsistenz; druckschmerzhafter Befund im Bereich der betroffenen Adnexe; Douglas-Schmerz (bei stattgehabter intraperitonealer Blutung durch Tubarabort oder Tubarruptur).
- Douglas-Punktion zum Nachweis einer intraperitonealen Blutung (Abb. 5.4).
- In Steinschnittlage wird die Scheide desinfiziert.
- Mit einer Lumbalpunktionsnadel (Durchmesser 1,2 mm) geht man in das hintere Scheidengewölbe hinter der Zervix ein.
- Die im Douglas befindliche Flüssigkeit wird aspiriert.

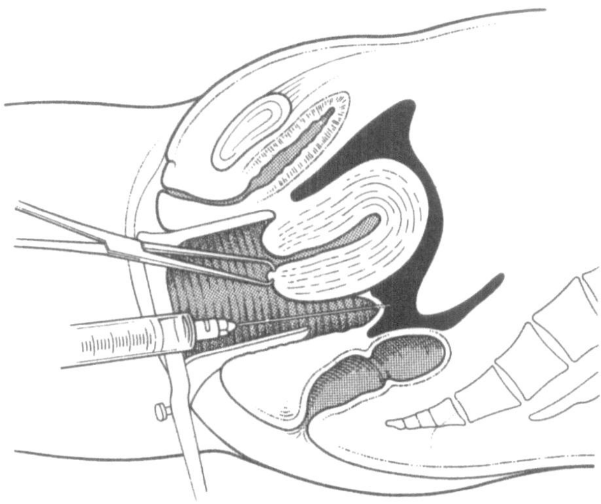

Abb. 5.4. Durchführung der Douglas-Punktion. Altes lackfarbenes, geronnenes Blut oder Blutgerinnsel bestätigen den Verdacht auf Extrauteringravidität. (Aus King 1990)

Operatives Vorgehen

Die Diagnose kann unter einfachen Bedingungen nur mit der klinischen Untersuchung, dem Ergebnis der Douglas-Punktion und dem Ergebnis des Urinschwangerschaftstests gestellt werden.
Im Falle eines aktuten Abdomens und beginnender Schocksymptomatik ist umgehend eine *Laparotomie mit Salpingektomie der betroffenen Tube erforderlich!*
Unter den Bedingungen eines Distriktkrankenhauses sind Operationen zum Erhalt der Tube deshalb nicht zu empfehlen, weil es an operativer Erfahrung, instrumenteller Ausstattung und postoperativer Nachsorge mangelt.
Tubenerhaltende Operationen bleiben bis auf weiteres großen operativen Zentren vorbehalten.
Auf andere Ursachen eines akuten Abdomens wird im Beitrag „Akutes Abdomen in der Schwangerschaft" eingegangen.

Abdominalschwangerschaft

Die Abdominalschwangerschaft wird unter einfachen Bedingungen häufig erst spät erkannt. Folgender Befund ist typisch für eine Abdominalschwangerschaft:

- Großer Tumor in Mittel- und Unterbauch,
- Uterus normal groß im kleinen Becken tastbar,
- Schwangerschaftstest positiv,
- Kindsbewegungen, fetale Herztöne entsprechend dem Zustand des Kindes; in der Regel sterben die Feten in der abdominalen Fruchthöhle ab.

Operatives Vorgehen bei Abdominalschwangerschaft

- Laparotomie über Längsschnitt,
- Entwickeln des Kindes,
- schonende Mobilisierung der Plazenta unter Belassen der Haftungsstellen an Darm und Bauchwand, um einem postoperativen Bridenileus vorzubeugen,
- Nachkontrollen zur Durchführung des Schwangerschaftstests (Resorption der verbliebenen Plazentareste?).

5.2 Blutungen in der Schwangerschaft

J. Wacker

Placenta praevia

Definition. Die Plazenta befindet sich im tieferen, zervixnahen Bereich des Uterus. Das untere Uterinsegment ist für eine feste Implantation wenig geeignet. Bei den ersten leichten Wehen unterliegt es starken flächenverschiebenden Kräften, die zur Ablösung einzelner Plazentabezirke führen und somit eine vaginale Blutung verursachen können.
Aufgrund der Lokalisation der Plazenta werden 3 Formen unterschieden (Abb. 5.5a–c):

1. Placenta praevia marginalis (tiefer Sitz der Plazenta),
2. Placenta praevia partialis,
3. Placenta praevia totalis (centralis).

Die Placenta-praevia-Blutung ist eine häufige Ursache mütterlicher Todesfälle, da sie unter den Bedingungen der armen Länder zu spät, d. h. häufig erst unter der Geburt erkannt wird.
Ein Viertel der Schwangeren mit einer Placenta praevia blutet vor der 30. SSW. Mehr als die Hälfte weisen leichte Blutungen vor Geburtsbeginn zwischen der 34. und 40. SSW auf.
Die Senkung der mütterlichen Mortalität durch Plazenta-praevia-Blutungen kann allein durch eine Verbesserung der Schwangerenvorsorge erzielt werden (vgl. Beitrag „Betreuung von Schwangeren").
Folgende *Hinweissymptome* für eine Placenta praevia finden sich nach Knörr:

- Lageanomalien des Kindes,
- höher als erwartet stehender vorangehender Kindsteil,
- Abgang von hellrotem Blut unterschiedlicher Stärke (dabei Fehlen jeglicher Schmerzen).

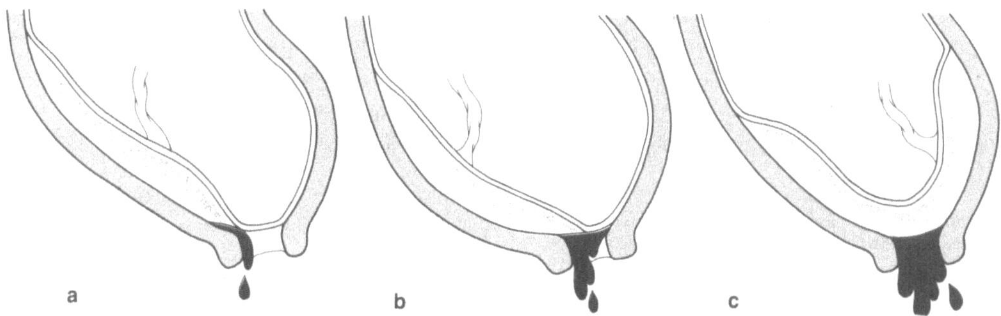

Abb. 5.5a–c. Formen der Placenta praevia. **a** Placenta praevia marginalis, **b** Placenta praevia partialis, **c** Placenta praevia totalis. (Aus Knörr et al. 1982)

Klinische Zeichen

Das Leitsymptom ist eine rezidivierende oder kontinuierliche vaginale Blutung (ohne Schmerzen!).
Als Untersuchungsbefund ergeben sich:

- weicher Uterus,
- kein Druckschmerz, weiches Abdomen,
- Leopold-Handgriffe: häufig mit Placenta praevia vergesellschaftet sind Lageanomalien (Querlage, Schräglage) und hochstehender vorangehender Teil.

■ *Wichtig:* Keine vaginale, digitale Untersuchung!
Schonende Spekulumuntersuchung!
Sicherstellen von potentiellen Blutspendern (Familie)!

Behandlung

1. Bei massiver vaginaler Blutung und einer Placenta praevia ist eine umgehende Sectio caesarea aus vitaler mütterlicher Indikation erforderlich.
2. Bei hochgradigem Verdacht auf eine Placenta praevia totalis (Anamnese, Untersuchungsbefund) muß die Schwangere stationär aufgenommen oder engmaschig ambulant überwacht werden mit der Maßgabe, sich zumindest am Ort des Distriktkrankenhauses aufzuhalten.
   Die geplante Sectio caesarea wird nach der abgeschlossenen 37. SSW durchgeführt.

Komplikationen

1. *Hämorrhagischer Schock:* Als Folge der ausgeprägten Blutung bei Placenta praevia werden die meisten Patientinnen erst bei ausgeprägtem Blutungsschock in das Krankenhaus aufgenommen. (Zur Behandlung vgl. Kap. „Geburtshilfliche Notfälle“).
2. *Postpartale Atonie und Placenta accreta:* Als Folge der pathologischen Insertionsstelle der Plazenta im unteren Uterinsegment findet sich häufig intra- oder postoperativ eine schwierige Lösung der Plazenta (vgl. Kap. „Komplikationen in der Nachgeburtsperiode“).

Vorzeitige Plazentalösung

Definition. Lösung der normal inserierten Plazenta vor der Geburt des Kindes.

Ursachen und Einteilung

Die Ursachen sind:

1. *Physikalisch-mechanische Faktoren:* äußere Gewalteinwirkung (Verkehrsunfall) oder eine plötzliche Volumen- und Druckabnahme in der Fruchthöhle durch Blasensprengung oder unter der Geburt durch Blasensprengung (Hydramnion, Gemini nach Geburt des 1. Zwillings).
2. *Krankhafte, endogene Faktoren:* generalisierte Angiopathie (Hypertonie, Präeklampsie) oder Nikotinabusus.

Die Einteilung der vorzeitigen Plazentalösung erfolgt nach Knörr in 3 Formen:

1. *Schwere Form* (mehr als 2 Drittel der Planzenta abgelöst): starke Blutung, Schockzustand, Gerinnungsstörung, intrauteriner Fruchttod.
2. *Mittelschwere Form* (1–2 Drittel der Plazenta gelöst): stärkere, nicht bedrohliche Blutungen, Kollapsneigung, intrauterine Asphyxie.
3. *Leichte Form* (weniger als ein Drittel der Plazenta gelöst): oft ohne Symptome.

Klinik

Leitsymptom der mittelschweren und schweren Form:

- brettharter Uterus (Tetanus uteri; „l'utérus en bois"):
  intraoperativ: Uterus purpurfarben bis bläulich, uteroplazentare Apoplexie, Couvelaire-Syndrom,
- heftiger Dauerschmerz,
- vaginale Blutung mit Abgang von dunklem altem Blut (Abb. 5.6).

■ *Wichtig:* Eine Blutung bei vorzeitiger Plazentalösung findet sich nur bei 70–80% der Fälle!
Bei Plazentalösung bluten Mutter und Kind!
Bei zentralem retroplazentarem Hämatom findet sich keine vaginale Blutung!

- Zeichen des Kreislaufschocks: Hypotonie, Tachykardie, kühle Haut, Oligurie,
- Gerinnungsstörung (Thrombozytopenie),
- intrauteriner Fruchttod (die perinatale Mortalität ist von der Ausprägung der Lösungsfläche abhängig).

Behandlung

Das klinische Bild der vorzeitigen Plazentalösung ist in den Operationsstatistiken der Distriktkrankenhäuser unterrepräsentiert (Häufigkeit in Deutschland: 0,7–1,1%).

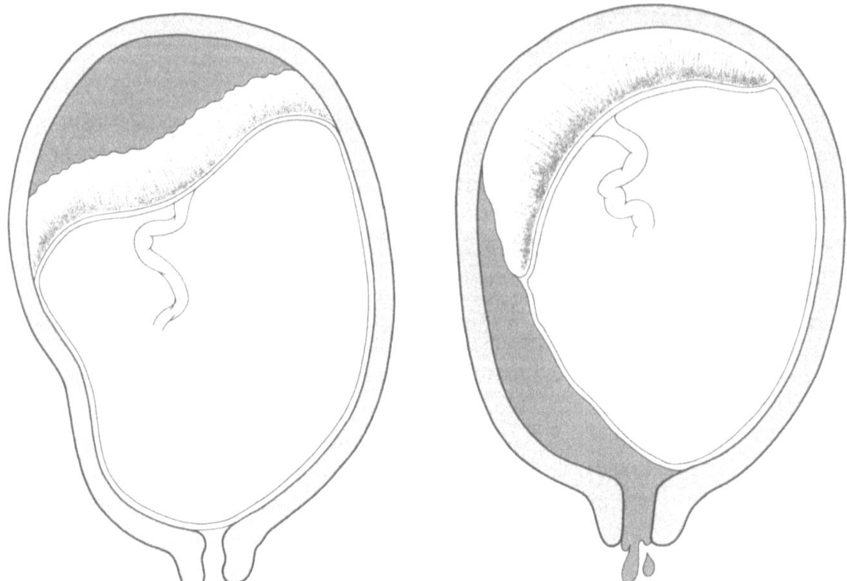

Abb. 5.6. Vorzeitige Plazentalösung. *Links* zentrale Lösung der Plazenta mit retroplazentarem Hämatom und ohne Blutung nach außen. *Rechts* randständige Lösung der Plazenta mit Blutung nach außen. (Aus Knörr et al. 1982)

Die Ursache dafür liegt darin, daß die vorzeitige Plazentalösung erst spät erkannt wird und deshalb die Schwangere entsprechend zu spät eingewiesen wird. Die meisten Schwangeren sterben in den Dörfern oder auf dem Weg ins Krankenhaus.

1. Aufgrund der hohen Gefährdung für Mutter und Kind bei ***schweren*** Formen der Plazentalösung: *umgehende Sectio caesarea aus vitaler mütterlicher Indikation!* Dies geschieht, um eine weitere Blutung in den Uterus zu verhindern und um eine sich anbahnende Gerinnungsstörung zu verhindern.
2. Bei leichter bzw. mittelschwerer Form der Plazentalösung/IUFT, wenn eine vaginale Entbindung möglich und absehbar ist: vaginale Entbindung unter engmaschiger Kontrolle anstreben!

5.3 Infektionskrankheiten und Parasitosen

J. Wacker und A. Kapaun

Infektionskrankheiten (z. B. Malaria) in der Schwangerschaft stellen zum einen eine Gefahr für die Mutter dar, zum anderen eine Gefährdung für den Feten im Sinne eines Fehlbildungssyndroms.
Folgende Mikroorganismen stehen im Verdacht, ein Fehlbildungssyndrom beim Feten hervorzurufen (Enders 1988):

T: Toxoplasmose,
O: „other infectious microorganisms“: Varizella-Zoster-Virus; Coxsackie-B-Virus, Hepatitis-B-Virus, HTLV III (Aids), Treponema pallidum (Lues), Listerien, Gonokokken, Chlamydien, Plasmodien (Malaria),
R: Rubellavirus,
C: Zytomegalievirus („cytomegalovirus“),
H: Herpes-simplex-Virus.

Im folgenden werden Infektionskrankheiten in der Schwangerschaft dargestellt, die von klinischer Bedeutung sind. Aus technischen und wirtschaftlichen Gründen können in dem Labor eines Distriktkrankenhauses nur wenige serologische Untersuchungen durchgeführt werden. Die serologischen Teste werden nur bei häufigen und klinisch wichtigen Erkrankungen erwähnt.
Von großer klinischer Bedeutung sind Hepatitis B, Lues, Malaria und HIV bzw. Aids (s. Beitrag „Aids in der Geburtshilfe“).
Über die Häufigkeit von Röteln, Herpes-simplex-Virus, Zytomegalievirus (CMV) und Toxoplasmose in Entwicklungsländern liegen noch keine genauen Zahlen vor.

Röteln

Erreger und Übertragung

Die Röteln werden durch das *Rubellavirus (Togaviren)* hervorgerufen. Die *Übertragung* geschieht durch Tröpfcheninfektion. Die Röteln sind weniger kontagiös als z. B. Masern oder Varizellen. Bei flüchtigem Kontakt kommt es nur in 20% zu einer Infektion. Bei innigem Kontakt, wie zwischen Mutter und Kind, liegt die Infektionsrate zwischen 50 und 90%.

Inkubationszeit, klinische Frühsymptome und Diagnostik

Die Inkubationszeit beträgt 14–16 Tage. Das kurze Generalisationsstadium wird meist von den Erkrankten nicht bemerkt. Danach folgt ein 2- bis 4tägiges Organstadium mit der Beteiligung von Haut, Lymphknoten, gelegentlich von Milz und Gelenken. Charakteristisch ist das Auftreten von geschwollenen *Nackenlymphknoten.*
Bei jugendlichen Frauen treten zu ca. 30% Arthralgien und rheumatische Beschwerden auf.

Im *Differentialblutbild* besteht eine Leukopenie mit mäßiger Linksverschiebung, relativer Lymphozytose und atypischen Lymphozyten. Da die weiterführende serologische Diagnostik unter den Bedingungen eines Distriktkrankenhauses nicht möglich ist, wird auf eine Darstellung dieser Methoden wie auch bei den folgenden Infektionserkrankungen weitgehend verzichtet.

Die Erkrankung ist meist harmlos, kann aber durch eine Meningoenzephalitis oder durch eine thrombozytopenische Purpura kompliziert sein.

Rötelnembryopathie und Folgen für den Feten

Die Rötelnembryopathie (Gregg-Syndrom) besteht aus:

- Cataracta congenita, Mikrophthalmie,
- Mißbildungen des Ohres, Innenohrschwerhörigkeit,
- angeborenen Herzfehlern (Septumdefekte).

In den ersten 12. SSW kann das Rötelnvirus bei 75–91% der Feten nachgewiesen werden. In der 13.–14. SSW beträgt die fetale Infektionsrate noch 54%. Die Spontanabortrate ist mit 10–15% gegenüber 10% nur leicht erhöht. Nach der 17. SSW ist eine Rötelninfektion ohne Folgen für das Kind.

Therapie, Prophylaxe und Impfung

Therapie

Bei umkomplizierten Röteln ist eine Behandlung nicht erforderlich. Bei Fieber ist Bettruhe angezeigt.
Bei Rubeolenenzephalitis ist eine Behandlung mit Kortikosteroiden empfehlenswert. Die Behandlung der Arthralgie ist symptomatisch.

Prophylaxe

Wegen der schon vor Ausbruch der Symptome bestehenden Virusausscheidung ist der Kontakt mit an Röteln erkrankten Personen kaum zu vermeiden. Es besteht aber die Möglichkeit der passiven Prophylaxe mit hochtitrigen Rötelnimmunglobulinen. Sie können bei Schwangeren mit negativem oder unbekanntem Immunstatus bei sicherem oder fraglichem Kontakt im 1. oder 2. Trimenon angewandt werden.

Impfung

Als Lebendimpfstoffe stehen zur Verfügung der RA-27/3-Impfstoff als Einzelgabe oder der Masern-Mumps-Röteln-Impfstoff für die Kleinkinderimpfung. Die Impfstoffe werden in Volumen von 0,5 ml subkutan injiziert, es gibt grundsätzlich 3 Möglichkeiten der Impfung:

1. Kleinkinderimpfung mit dem langfristigen Ziel, die natürlichen Röteln zu eliminieren,

2. Impfung der Hauptrisikogruppe der 10- bis 13jährigen Mädchen,
3. Impfung der seronegativen Frauen im Wochenbett oder nach Ausschluß einer Schwangerschaft.

Herpes-simplex-Virus

Erreger und Übertragung

Erreger sind Herpes-simplex-Viren (HSV) Typ 1 und 2, die zur Gruppe der Herpesviren gehören. Der HSV-Typ 1 findet sich meist bei Erkrankungen im Gesichtsbereich, während der Typ 2 als Erreger des Herpes genitalis gilt. Die Übertragung erfolgt durch Kontakt- bzw. Tröpfcheninfektion. Die Ansteckungsfähigkeit erstreckt sich über mehrere Wochen. Herpesviren sind auch im Speichel, Stuhl und Urin gesunder Personen nachweisbar.
Die *Inkubationszeit* beträgt 3–7 Tage.
Eine Eigenart der Herpesviren besteht in der Persistenz im infizierten Organismus und der Möglichkeit zu rekurrierenden Infektionen.
Das Herpesvirus ist weltweit verbreitet und einer der häufigsten Infektionserreger.

Klinische Symptome und Diagnostik

Aufgrund der charakteristischen Bläschen der Herpesinfektion an Lippe, Haut, Vulva und Zervix kann die Diagnose klinisch gestellt werden. Nur bei der Hälfte der HSV-Typ-1-Erstinfizierten treten Symptome auf. Der HSV-Typ 2 verursacht v. a. mukokutane Läsionen im Genitalbereich. Bei ihm sind die Allgemeinsyptome ausgeprägter. Die aseptische Meningitis, eine gelegentliche Komplikation bei genitaler HSV-Typ-2-Infektion, betrifft v. a. jugendliche Erwachsene (Enders 1987). Rekurrierende HSV-Infektionen führen meist nur zu einer gering ausgeprägten Lokalläsion und geringen Systemreaktionen.

HSV und neonatale Herpes-simplex-Infektion

Die Infektion durch HSV kann sowohl transplazentar als auch bei der Geburt durch direkte Kontamination mit Herpesläsionen im Genitaltrakt der Mutter erfolgen.
Bei aktivem Genitalherpes ist die Abortrate in den ersten 20 SSW erhöht. Es liegen einzelne Berichte über Fehlbildungen und Entwicklungsstörungen bei Erkrankungen im 1. Trimenon vor.
Die praktisch und klinisch wichtigste Gefahr droht aber dem Kind zum Zeitpunkt der Entbindung. Tabelle 5.1 zeigt die wichtigsten Symptome, die Häufigkeit und die Letalität der einzelnen Komplikationen.

Tabelle 5.1. Symptome bei neonataler Herpes-simplex-Infektion. (Nach Enders 1987)

Lokalisation	Häufigkeit [%]	Letalität [%]
ZNS	35	50–75
Auge: Konjunktivitis, Keratitis, Chorioretinitis	15	0
Haut: Exanthem	50	10
Mund: Bläschen	50	0
Disseminiert: Befall vieler Organe: Gehirn, Lunge, Magen, Niere, Leber, Milz	35–50	85
Gesamtletalität		60

Management bei Herpes-simplex-Infektionen in der Schwangerschaft

Besonders bei primären genitalen HSV-Infektionen, aber auch bei einer rekurrierenden symptomatischen genitalen HSV-Infektion kurz vor der Entbindung wird heute allgemein die Durchführung einer Sectio caesarea empfohlen.
Aus vorliegenden Untersuchungen ergibt sich, daß das Risiko einer neonatalen Herpesinfektion bei der Sectio caesarea niedriger ist als bei der vaginalen Entbindung.
Liegt bei genitaler Herpesinfektion der Mutter ein vorzeitiger Blasensprung vor, so sollte der Kaiserschnitt unverzüglich (auf jeden Fall innerhalb von 4 h nach Eintreten des Blasensprungs) erfolgen.
Bei klinischem Verdacht auf eine Herpesinfektion muß das Neugeborene umgehend intravenös mit Aciclovir (Zovirax) behandelt werden.

Hepatitis-B-Virus

Erreger und Übertragung

Der Erreger der Hepatitis B ist das Hepatitis-B-Virus (HBV). Auf der Oberfläche des Hepatitis-B-Virus ist das früher als Australia-Antigen bezeichnete HBsAg (s = „surface“) lokalisiert, im Zentrum das HBcAg (c = „core“). Ein weiteres Antigen des Hepatitis-B-Virus ist das HBeAg im Serum.
Die Übertragung der Hepatitis B erfolgt vorwiegend durch Inokulation infektiösen Materials (Bluttransfusionen, Verwendung unsteriler Spritzen und Instrumente). Weitere Infektionen entstehen durch kleinste Hautverletzungen und Kontakt mit infizierten Sekreten.
Die *Inkubationszeit* beträgt 60–180 Tage.

Klinische Symptome und Diagnostik

Nach uncharakteristischer Allgemeinsymptomatik (Fieber, Gelenkschmerzen) tritt nach Wochen die Phase der hepatischen Organmanifestation auf.
Ikterus (zunächst Gelbfärbung der Skleren) mit erneutem Fieberanstieg und Verstärkung der Beschwerden; der Stuhl ist hellfarbig, der Urin bierbraun.
Die Leber ist meist vergrößert, die Transaminasen sind erhöht. Nach 6–8 Wochen bildet sich der Ikterus zurück.
Im Gegensatz zur Hepatitis A kommt es bei der Hepatitis B in 10% zu chronischen Verläufen!
Für die Hepatitis B gilt die Nachweisbarkeit des HBsAg/HBeAg als Anhaltspunkt für eine bestehende Infektiosität.

Übertragung von HBV während der Schwangerschaft und der Geburt

HBV kann im 1. Trimenon nicht transplazentar auf den Feten übertragen werden (Knörr 1983). Transplazentar kann der Erreger aber im weiteren Verlauf der Schwangerschaft bei Müttern mit chronischer und infektiöser Hepatitis auf den Feten übergehen. Am höchsten sind dabei die Kinder von Müttern mit akuter Hepatitis B gefährdet.
Meistens tritt jedoch die Infektion des Neugeborenen unter der Geburt ein. Dabei sind besonders die Kinder von HBeAg-positiven Müttern gefährdet.

Management. Neugeborene von HBsAg- und HBeAg-positiven Müttern erhalten sofort nach der Geburt:

1 ml HB-Hyperimmunglobulin (HB Ig),
aktive Impfung (HB-Vax).

Vorsichtsmaßnahmen unter der Geburt

Trotz der allseits empfohlenen aktiven Impfung von Krankenhauspersonal kommt es immer wieder zu Hepatitis-B-Infektionen von Hebammen, Schwestern und Ärzten.
Hebamme und Arzt müssen sich bei Aufnahme einer Schwangeren über mögliche Infektionsgefahren für sich und das nachgeordnete Personal kundig machen. Dies gilt für alle Infektionserkrankungen, besonders für die Hepatitis B und, mit viel größerer Tragweite, für Aids (s. Beitrag „Aids in der Geburtshilfe“).

Zytomegalie (CMV)

Erreger und Übertragung

Der Erreger, das Zytomegalievirus (CMV), gehört zu der Gruppe der Herpesviren. Den Herpesviren entsprechend persistiert es lebenslänglich im infizierten Organismus, und ein erneutes Auftreten einer CMV-Erkrankung ist möglich.
Der Erreger ist labil gegenüber Wärme und trockenem Milieu, so daß ein längerer körperlicher Kontakt für die *Übertragung* notwendig ist. Mögliche Ansteckungsquellen sind: Speichel, Harn, zervikale und vaginale Sekrete, Samenflüssigkeit, Tränen und Blut. Die Inkubationszeit ist unbekannt.
Der Grad der Durchseuchung hängt im wesentlichen vom Lebensstandard ab. In Entwicklungsländern haben junge Erwachsene in 90% bereits eine CMV-Infektion durchgemacht. In Deutschland liegt die Durchseuchung der vergleichbaren Altersgruppe bei 50% (Enders 1987).

Klinische Symptome und Diagnostik

Die Erstinfektion geht mit uncharakterischen Symptomen wie Fieber und Lymphknotenschwellung einher. Die geringe Pathogenität der Zytomegalieviren kontrastiert stark mit den prä- und perinatalen Infektionen beim Feten (Knörr 1983).

Die klinische Diagnose wird nur selten gestellt. Mit den derzeitigen Labormethoden kann eine floride CMV-Infektion in der Schwangerschaft nicht als Primärinfektion oder Reaktivierung klassifiziert werden (Schiefer 1992). Neben dem direkten Erregernachweis, der technisch aufwendig ist, besteht die Möglichkeit, zytologisch an typischen „Riesenzellen“ (Eulenaugenzellen) in Urin, Speichel, Liquor und Mageninhalt erkrankter Personen eine CMV-Erkrankung zu erkennen (Berg 1988).

Kongenitale Zytomegalieinfektion

Während der virämischen Phase im Verlauf einer Erstinfektion in der Schwangerschaft tritt in 30–40% eine Infektion des Feten auf. Diese Infektion erfolgt via Plazenta. Weiter kann eine Infektion durch Aszension der Erreger von der Zervix aus und durch direkte Übertragung unter der Geburt erfolgen (Knörr 1983).
Bei 5% der CMV-infizierten Neugeborenen liegt die typische CMV-Einschlußkörperchenkrankheit vor. Bei weiteren 10% sind die Symptome weniger ausgeprägt. Beim Zytomegaliesyndrom kommt es in über 90% zu Spätfolgen, die auch bei 15% der bei Geburt unauffälligen Neugeborenen auftreten können (Enders 1987). Das *kongenitale Syndrom* besteht aus: Hepatosplenomegalie,

Thrombozytopenie, hämolytischer Anämie, Hyperbilirubinämie, Mikrozephalie, Chorioretinitis, Enzephalitis, Krämpfen, atypischer Lymphozytose. Mögliche *Spätschäden* sind: geistige und körperliche Retardierung, Sprach- und Hörstörungen, Taubheit.

Therapie

Eine wirksame Therapie oder gar Prophylaxe gibt es bisher nicht.

Lues (Syphilis)

Erreger, Übertragung und Stadien

Der Erreger der Syphilis ist das zur Familie der Spirochäten gehörende *Treponema pallidum.* Weitere durch Treponemen übertragene und in den Tropen häufige Erkrankungen sind die Frambösie (Treponema pertenue) und die Pinta (Treponema carateum). Diese sind serologisch von der Lues nicht zu unterscheiden.
Die Übertragung erfolgt durch engen körperlichen und sexuellen Kontakt, durch Bluttransfusionen und durch intrauterine Infektion (kongenitale Syphilis). Die Kontagiosität ist im Primär- und Sekundärstadium am höchsten; bei Sexualverkehr infizieren sich 50–100% der Partner. Die Gefahr der Übertragung verringert sich im weiteren Verlauf der Erkrankung und besteht 4 Jahre nach Infektionsbeginn nicht mehr. In der *Schwangerschaft* kann bei unbehandelter Syphilis der Mutter die transplazentare Übertragung auf den Feten in jedem Stadium der Syphilis erfolgen.
Die *Inkubationszeit* schwankt bei den postnatal erworbenen Infektionen zwischen 3 und 90 Tagen (durchschnittlich 3 Wochen).
Die Einteilung der Syphilis unterscheidet 5 Stadien:

1. Inkubationsstadium,
2. Primärstadium,
3. Sekundärstadium,
4. frühes und spätes Latenzstadium,
5. Tertiärstadium.

Klinische Symptome und Diagnostik

Die schmerzlose *Primärläsion („Schanker")* und regionale Lymphadenopathien treten im Bereich der Eintrittspforte auf und heilen spontan in 1–2 Wochen ab. In den Ulzera/Hautläsionen sind Treponemen leicht nachweisbar.

Nach 6–12 Wochen treten die Symptome des *Sekundärstadiums* (Generalisationsstadium) auf:

- generalisierter Hautausschlag („makulopapulöse Syphilide"),
- typischer, leicht zu erkennender Befall der Handinnenflächen (palmare Syphilide),
- Knötchen (Papulae) am frontalen Haaransatz (Corona veneris),
- Schleimhautverletzungen (Ulzera) in Gaumen und Rachenbereich,
- Condylomata lata,
- schmerzlose Vergrößerung der Lymphknoten,
- Alopezie.

Nach Verschwinden der klinischen Symptome folgt das *Latenzstadium.* Die „latente Syphilis" ist asymptomatisch und kann nur aufgrund der Anamnese und einer positiven Serologie festgestellt werden.
In der *frühen* Latenzphase besteht zunächst die Gefahr der Übertragung weiter, und es kann bis zu 2 Jahre lang zu einem erneuten Auftreten der Symptome des Sekundärstadiums kommen.
In der *späten* Latenzphase sind die betroffenen Patienten nicht mehr für andere infektiös. Eine Ausnahme bildet die Gefahr der intrauterinen Infektionen des Feten bei Schwangeren in der Latenzphase.

Die Spontanheilungsrate wird bei Patienten mit Primär- und Sekundärsyphilis mit 60% und mehr angegeben (Bruusgaard 1929; Luger 1981).
Daraus ergibt sich, daß bei einem Drittel der unbehandelten Patienten nach dem Latenzstadium das Tertiärstadium mit folgenden Spätmanifestationen der Syphilis folgt:

- granulomatöse Veränderungen („Gummata") mit Endarteriitis der kleinen Gefäße in Haut, Leber, Knochen, Milz,
- kardiovaskuläre Form (in 10–15% der unbehandelten Fälle), Aortenaneurysma,
- neurovaskuläre Form (Tabes dorsalis).

Labordiagnostik

1. *Mikroskopischer Nachweis:* Bei der primären, sekundären und kongenitalen Syphilis kann mit Hilfe der Dunkelfelduntersuchung Treponema pallidum in serösen Exsudaten und Wundabstrichen direkt nachgewiesen werden.
2. *Serologische Methoden:* Im folgenden wird lediglich eine Auswahl serologischer Methoden dargestellt, welche entweder weit verbreitet oder für die Diagnostik wichtig sind. Tabelle 5.2 zeigt eine Übersicht der aktuellen Syphilisdiagnostik.

   - Kardiolipin-Wassermann-Reaktion (CWR): Dieser Test ist in Entwicklungsländern am weitesten verbreitet. Ein Kardiolipinantigen bindet in Anwesenheit von Antikörpern des Komplementsystems, welches die Hämolyse des Indikatorsystems (sensibilisierte Schaferythrozyten) ver-

Tabelle 5.2. Syphilisdiagnostik während der Schwangerschaft. (Nach Enders 1987)

Test	Titerbefunde		Interpretation
TPHA	1:<20	nicht reaktiv	Infektion nicht durchgemacht
TPHA	1:20	reaktiv	Infektion nicht durchgemacht
VDRL	konz.	negativ	
TPHA	1:>80	reaktiv	Infektion früher durchgemacht, ausreichend behandelt; DD: Frambösie oder Pinta
VDRL	1:>2	negativ bis schwach positiv	
TPHA	1:>160	reaktiv	Akute Lues (I, II) oder Reinfektion; behandlungsbedürftig
VDRL	1:>10	positiv	

hindert. In einigen Fällen führt eine nicht spezifische Substanz im Serum der untersuchten Personen zu einer Zerstörung des Komplementsystems und führt auf diese Weise zu einem falsch-positiven Ergebnis.

- „Venereal Disease Research Laboratory Test" (VDRL): Dieser weitverbreitete Test („flocculation test") wendet ebenfalls ein Kardiolipinantigen an. Der Rest kann auf einem Objektträger oder in einem Laborröhrchen durchgeführt werden. Dabei wird das inaktivierte Patientenserum mit der Antigensuspension vermischt und 4 min bewegt. Die Ausflockung kann mikroskopisch nachgewiesen werden.
- Treponema-pallidum-Hämagglutinationshemmtest (TPHA): Als Syphilisausschlußuntersuchung wird dieser Test quantitativ angewendet. Mit ihm werden erregerspezifische IgG-Antikörper nachgewiesen. Dieser Test hat sich weltweit bewährt und ist nur bei Kollagenerkrankungen und Mononukleose falsch-positiv. Der TPHA-Test wird 2 Wochen nach Infektion positiv und reagiert während aller Erkrankungsstadien.

Kongenitale Syphilis (Syphilis connata)

Syphilis kann intrauterin transplazentar übertragen werden. Die Infektion durch die Mutter kann auch noch nach Ende des Sekundärstadiums erfolgen. Treponemen können schon im 1. Trimenon die Plazenta durchdringen. Pathologische Veränderungen beim Feten finden sich aber erst nach der 20. SSW nach Erlangen der „fetalen Immunkompetenz" (Arya et al. 1988).

Abhängig vom Infektionszeitpunkt in der Schwangerschaft und der Anzahl der Erreger können ein intrauteriner Fruchttod oder eine angeborene Syphilis Folgen der Erkrankung sein. Bei unbehandelter Syphilis (Stadium 1 und II) ist das Infektionsrisiko für den Feten sehr hoch. Ungefähr 50% der Feten sterben, und es kommt zur Totgeburt.

Klinische Symptome und Einteilung

Das klinische Bild der kongenitalen Syphilis (Syphilis connata) kann sehr verschieden ausgeprägt sein. Es wird eine frühe und eine späte Form unterschieden:

1. *Frühe Form:* Sie kann sich bis 2 Jahre nach der Geburt manifestieren. Bläschenförmige Hautveränderungen (bullöses Pemphigoid) bei Geburt bedeuten eine schlechte Prognose! Die meisten Symptome treten erst 2–8 Wochen nach der Entbindung auf:
   - Ein generalisiertes papulomakulöses Exanthem zeigt sich bevorzugt an Gesicht, Mundwinkeln, Hand- und Fußflächen.
   - Persistierende Rhinitis,
   - Hepatosplenomegalie,
   - Thrombozytopenie, Anämie,
   - generalisierte Lymphknotenschwellung.
   - Knochenveränderungen: Als Folge einer Osteochondritis bzw. Epiphysitis treten Schwellungen und Schmerzen am distalen Unterarm und proximalen Unterschenkel auf.
2. *Späte Form* (Syphilis connata tarda): Sie manifestiert sich 2–6 Jahre nach der Geburt. Allerdings wird diese Form in den tropischen Ländern nur selten beobachtet, da viele Kinder bereits an den Folgen der frühen kongenitalen Syphilis oder an anderen Infektionserkrankungen sterben. Sie ist charakterisiert durch folgende Symptome:
   - im Vordergrund stehen unspezifische Gedeihstörungen und Entwicklungsverzögerung,
   - Hutchinson-Trias: Taubheit, Keratitis parenchymatosa, Zahnmißbildungen (halbmondförmige Ausbuchtungen der Schneidefläche),
   - Perforation im Bereich des harten Gaumens,
   - Säbelscheidentibia,
   - „Clutton's joints": schmerzlose Hydrarthrosis, besonders die Kniegelenke betreffend.

Therapie

Penicillin ist das billigste, effektivste und am wenigsten toxische Medikament zur Behandlung aller Stadien der Syphilis. Es gilt als Mittel der ersten Wahl. Ziel der Syphilisbehandlung in der Schwangerschaft ist es, den Erreger frühzeitig zu bekämpfen oder bei Vorliegen einer intrauterinen Infektion den Feten mitzubehandeln (Tabelle 5.3).

Bei Vorliegen einer Penicillinunverträglichkeit können nach Ausschluß einer Parallelallergie Cephalosporine gegeben werden. Die gelegentlich nach Behandlungsbeginn beobachtete Jarisch-Herxheimer-Reaktion ist nicht im Rahmen einer Penicillinunverträglichkeit zu sehen.

Die *Jarisch-Herxheimer-Reaktion* ist eine hypersensitive Reaktion des Körpers auf die durch die Behandlung freigesetzten Endotoxine der abgetöteten Tre-

Tabelle 5.3. Penicillinbehandlung der Syphilis. (WHO 1986)

Stadium	Benzathin-Penicillin G	Procain-Penicillin G
Primär-/Sekundärstadium, frühe Latenzphase	2,4 Mega I.E. (1,8 g) pro Woche (über 3 Wochen, i.m.)	600000 I.E./Tag (600 mg) (über 10 Tage, i.m.)
Späte Latenzphase, Tertiärstadium	2,4 Mega I.E. (1,8 g) pro Woche (über 3 Wochen, i.m.)	600000 I.E./Tag (600 mg) (über 15 Tage, i.m.)
Kardiovaskuläre Syphilis		60000 I.E./Tag (600 mg) (über 20 Tage, i.m.)
Neurosyphilis		600000 I.E./Tag (600 mg) (über 20 Tage, i.m.)
Syphilis congenitalis		50000 I.E./kg/Tag (50 mg) (mindestens 10 Tage, i.m.)

ponemen. Diese Reaktion kann in allen Stadien der Syphilis wenige Stunden nach Behandlungsbeginn auftreten. Die Symptome bestehen in Unruhe des Patienten, Schüttelfrost, Fieber, Tachykardie, Hautexanthem („flush") und anderen Allgemeinssymptomen. Im Verlauf dieser Reaktion, welche in der Regel nach 24 h wieder abgeklungen ist, können bereits bestehende syphilisbedingte Läsionen sich vergrößern oder neue Läsionen auftreten.
Die symptomatische Behandlung besteht in der Einhaltung von Bettruhe oder der Gabe von Aspirin. Bei schwerem Verlauf und dem Vorliegen einer kardiovaskulären oder Neurolues wird die prophylaktische Gabe von Prednison (4mal 5 mg/Tag) 2 Tage vor Behandlungsbeginn empfohlen.

Toxoplasmose

Erreger und Übertragung

Der Erreger der Toxoplasmose ist das Protozoon *Toxoplasma gondii* (Kokzidie). Der Generationszyklus von Toxoplasma gondii weist einen „sexuellen Zyklus" im Darmepithel des Endwirtes (Katze) und einen „asexuellen Zyklus" in Gewebezysten des Zwischenwirtes (Mensch) auf. Die von der Katze ausgeschiedenen Oozysten werden häufig mit kontaminierter Nahrung (Gemüse, Salat, Wasser) vom Menschen aufgenommen. Ein direkter Kontakt mit Katzen ist keine obligate Voraussetzung. Die Infektion kann aber auch durch Aufnahme von Zysten in rohem oder ungenügend gekochtem Fleisch auf den Menschen übertragen werden.
Nach Aufnahme in den Verdauungstrakt des Menschen dringen die Erreger (Kokzidien sind intrazelluläre Parasiten) in die Darmepithelzellen ein. Nach

ungeschlechtlicher Vermehrung und Zerstörung der jeweiligen Zelle werden neue Zellen befallen. Nach Einbruch des so entstandenen Nekroseherdes in das Lymph- und Blutgefäßsystem folgt das Stadium der Generalisation und der Parasitämie.

Klinische Symptome und Diagnostik

Die Erstinfektion mit Toxoplama gondii verläuft nach einer Inkubationszeit von wenigen Tagen bis Wochen bei der Hälfte der infizierten Menschen mit geringfügigen oder uncharakteristischen grippalen Symptomen (Fieber, Abgeschlagenheit, Muskelschmerzen, kurzzeitige Diarrhö). In einem Teil der Fälle kommt es zu zervikalen und generalisierten Lymphknotenschwellungen.
Mögliche Komplikationen: Myokarditis, Chorioretinitis, Enzephalitis.
Nach Übergang in die latente Phase der Infektion wird die Erkrankung bei gesunden Personen und auch in der Schwangerschaft nicht reaktiviert. Eine Ausnahme stellen Patienten mit massiver Immunsuppression, wie z. B. Aids, dar.
So ist eine gleichzeitig bestehende Toxoplasmose die häufigste Ursache neurologischer Komplikationen bei Aids.
Die Durchseuchung des Menschen steigt mit dem Lebensalter an, ist jedoch weltweit aufgrund unterschiedlicher klimatischer und ökologischer Bedingungen sehr verschieden.

Serologische Diagnostik

Die serologische Diagnostik steht wegen der wenigen charakteristischen Symptome im Vordergrund.
Am meisten finden folgende Untersuchungen Anwendung:

- Komplementbindungsreaktion (KBR),
- indirekter Immunfluoreszenztest (IFT),
- Sabin-Feldmann-Test (SFT). Dieser hochempfindliche Test beruht darauf, daß Toxoplasmaantikörper enthaltendes Serum die Färbbarkeit lebender (aus Mäuseaszites gewonnener) Toxoplasmen mit Methylenblau herabsetzt (Dönges 1980).

Auf die Problematik der Durchführung der o. g. Tests wurde eingangs hingewiesen. Zur Durchführung und Interpretation der einzelnen Testverfahren wird auf die weiterführende Literatur verwiesen.
Bei Toxoplasmose sind Blutbildveränderungen feststellbar, nämlich Eosinophilie oder Thrombozytopenie. Daneben findet sich eine Erhöhung der Gamma-GT und der LDH.

Sonographische Diagnostik

Liegt die serologische Diagnose einer frischen Toxoplasmoseinfektion vor (SFT >1:1000), muß die Schwangerschaft engmaschig sonographisch überwacht werden. Dabei muß auf Veränderungen wie etwa Hydrozephalus, intrazerebrale Verkalkungen und Aszites geachtet werden.

Konnatale Toxoplasmose

Kommt es im Verlauf der Schwangerschaft zu einer Erstinfektion der Mutter mit Toxoplasma gondii, besteht die Gefahr einer pränatalen Infektion des Feten.

Die Infektionsrate des Feten liegt im

1. Trimenon	bei 15–17%,
2. Trimenon	bei 45%,
3. Trimenon	bei 68%.

Wie oben gezeigt, nimmt das Infektionsrisiko im Verlauf der Schwangerschaft zu. Im Gegensatz dazu ist jedoch die Ausprägung der fetalen Schädigung bei einer Infektion des Feten zwischen der 16. und 18. SSW am größten (Grospietsch 1990). Die pränatale Toxoplamose führt stets zu einer Fetalkrankheit, nie zu einer Embryopathie. Spontanaborte sind selten und wahrscheinlich nicht durch die Infektion bedingt (Enders 1987).
Die fetale Toxoplasmose ist stets eine *generalisierte Infektion* mit interstitieller Hepatitis, Myokarditis und Enzephalitis.

Klinische Symptome

Das klinische Bild der konnatalen Toxoplasmose („tetrad of signs", „the syndrome of Sabin") ist chararkterisiert durch Hydrocephalus internus, Chorioretinitis, epileptiforme Krampfanfälle und intrazerebrale Verkalkungen.

Dieses klassische Syndrom wird oft erst im Kleinkindalter oder noch später bemerkt. Am häufigsten sind die Neugeborenen bei der Geburt subklinisch infiziert und fallen erst später durch postenzephalitische Symptome auf. Diese bestehen dann in Intelligenzdefekten und epileptiformen Anfällen.

Therapie

Bei serologisch nachgewiesener Toxoplasmoseerstinfektion in der Schwangerschaft wird eine Behandlung mit Spiramycin, Langzeitsulfonamiden und Pyrimethamin empfohlen:

1. Spiramycin (Rovamycin-500): 6 Mio I.E./Tag für 4 Wochen (entspricht: 2mal 2 Tbl./Tag); nach Enders (1988) Weiterbehandlung in der gesamten Schwangerschaft.
2. Pyrimethamin (Daraprim): 1. Tag 50 mg/Tag (entspricht 2 Tbl.); 2.–30. Tag 25 mg/Tag (entspricht 1 Tbl.).

▶ *Cave:* Nicht vor der 16.–20. SSW!

Vor Therapiebeginn Thrombozytenkontrolle, während der Therapie wöchentlich. Bei Thrombozytopenie: 15 mg Kalizumfolinat, tgl. 2 EL Brauerhefe.

3. Sulfamethoxydiazin (Durenat): 1. Tag 1,0 g (entspricht 2 Tbl.); 2.–30. Tag 0,5 g/Tag.

Behandlung der konnatalen Toxoplasmose (Couvreur 1976)

Sie erfolgt mit:
1. Pyrimethamin (Daraprim): 1 mg/kg Körpergewicht täglich, 1 Behandlungszyklus dauert 21 Tage.
2. Sulfamethoxydiazin (Durenat): 500–100 mg/kg Körpergewicht täglich, ebenfalls 21 Tage; alternativ zu Sulfamethoxydiazin: Spiramycin (Rovamycin): 100 mg/kg Körpergewicht täglich über 30–45 Tage.
3. Kortikosteroide (Prednison oder Methylprednisolon): 1–2 mg/kg oral bis zum Abklingen der floriden Prozesse (hoher Liquor-Eiweiß-Gehalt, Chorioretinitis).
4. Folinsäure: 5 mg/2mal wöchentlich während der Behandlung mit Pyrimethamin.

■ *Wichtig:* Gesamtbehandlung der konnatalen Toxoplasmose: 3–4 Behandlungszyklen während des 1. Lebensjahres.

Malaria

Erreger und Übertragung

Die 3 Krankheitsbilder der Malaria werden durch 4 verschiedene *Erreger* verursacht:

- Malaria tertiana: Plasmodium vivax und Plasmodium ovale,
- Malaria quartana: Plasmodium malariae,
- Malaria tropica: Plasmodium falciparum.

Die *Übertragung* der Plasmodien erfolgt durch die weibliche *Anophelesmücke,* welche zuvor mit dem Blut der Malariakranken Gametozyten aufgenommen hat. In der Mücke entstehen durch eine von der Außentemperatur abhängige Umwandlung Sporozoiten, welche sich in der Speicheldrüse der Mücke anlagern und von dort weiter in den menschlichen Körper gelangen. Die eingedrungenen Sporozoiten verlassen in der Leber die Blutbahn und dringen in Parenchymzellen ein. Hier vollzieht sich die Umwandlung in rundliche Trophozoiten. In dieser präerythrozytären Schizogonie entwickeln sich zahlreiche Merozyten, welche die peripheren Erythrozyten befallen. Mit Beginn der erythrozytären Schizogonie ist die *Inkubationszeit* beendet. Jeder Massenzerfall von befallenen Erythrozyten löst einen Fieberschub aus. Da diese Generationszyklen der einzelnen Arten unterschiedlich lang sind, gelten die folgenden *Inkubationszeiten:*

Malaria tertiana: 8–20 Tage,
Malaria quartana: 3–7 Tage,
Malaria tropica: 7–14 Tage (in Einzelfällen bis zu 6 Monaten).

Klinische Symptome und Diagnostik

Die *klinischen Symptome* der 3 Malariaformen sind vergleichbar. Die Synchronisation der erythrozytären Schizogonie bei Malaria tertiana und quartana führt zu zyklischen Fieberschüben in 48- bzw. 72stündigen Intervallen. Im Anfangsstadium herrscht allerdings ein unregelmäßiger Fieberverlauf vor. Die Malaria tropica wird oft auch als maligne Malaria bezeichnet, da bei nicht rechtzeitig einsetzender Behandlung tödliche Verläufe bekannt sind.
Leitsymptom ist hohes Fieber, welches bei Malaria tropica in Form von Kontinua oder in unregelmäßigen Fieberschüben besteht. Zusätzlich bestehen subjektive Beschwerden wie Übelkeit, Erbrechen, Durchfall, Kopf- und Gliederschmerzen. Bei allen Malariaformen kommt es zu einer Vergrößerung von Leber und Milz (chronischer Verlauf).
Die *Diagnostik* erfolgt durch den Nachweis der von Plasmodien befallenen Erythrozyten im „dicken Tropfen" und durch Blutausstrich und Giemsa-Färbung (Abb. 5.7).

Malaria und kongenitale Malaria

Die normale Immunität der erwachsenen Frau ist in den holoendemischen Gebieten während der Schwangerschaft stark reduziert, insbesondere bei Primigravidae nach der 14. SSW. Bei Malaria kommt es vermehrt zu Fehl-, Früh- und Mangelgeburten. Rasch kann bei Malaria tropica eine hämolytische Anämie auftreten, da die Zerstörung der Erythrozyten schneller als die Neubildung im Knochenmark ist. Die Folgen der Anämie für die Schwangerschaft sind bekannt.
Ein akutes Nierenversagen ist eine gelegentliche Komplikation der Malaria in der Schwangerschaft.

Voraussetzung für eine *kongenitale Malaria* sind Schädigungen der kleinsten Gefäße der Plazenta, durch welche der Übertritt der Plasmodien in den fetalen Kreislauf erfolgt.

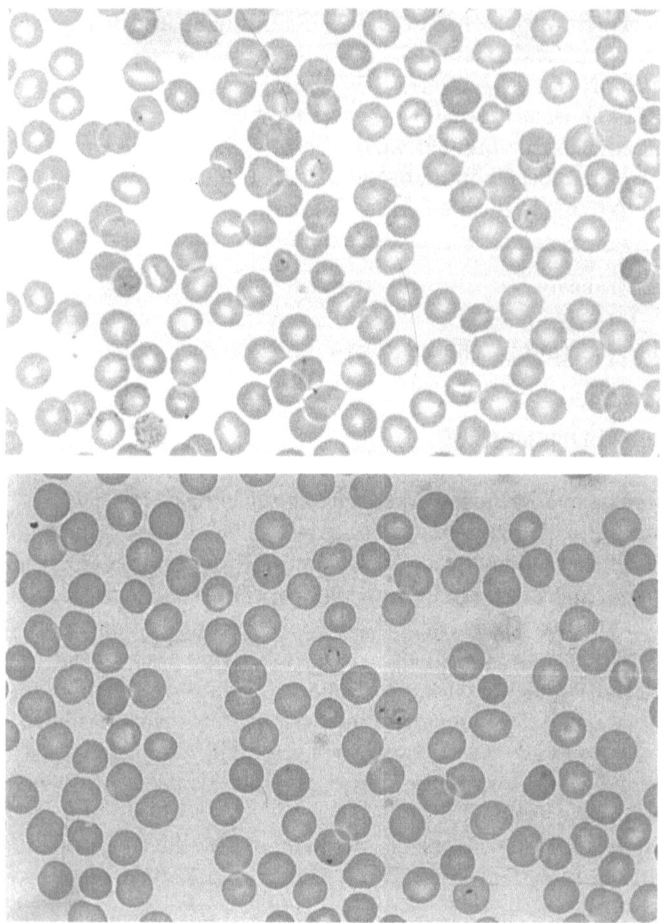

Abb. 5.7. Ringformen von Plasmodium falciparum (Malaria tropica). (May-Grünwald-Giemsa Färbung; wir danken Frau Ch. Kirsten, Inst. für Tropenhygiene und Öffentliches Gesundheitswesen Heidelberg)

Da die Malaria ein akutes Krankheitsbild ist, das man klinisch leicht feststellen kann, wird bei entsprechender Behandlung der Fet mitbehandelt.

Prophylaxe und Therapie

Prophylaxe

Zunächst muß auf die *allgemeinen Methoden* der Malariaprophylaxe hingewiesen werden:

- Moskitonetz, Arme und Beine bedeckende Kleidung,
- Repellentien,

Tabelle 5.4. Empfohlene Malariamedikamente nach Resistenzzonen. (Aus Deutsche Tropenmedizinische Gesellschaft 1994)

Zone	Charakteristika	Medikamente zur Vorbeugung	Notfall-medikation
A	Gebiete ohne Chloroquin-resistenz oder ohne	Chloroquin	keine
	Plasmodium falciparum	keine	Chloroquin
B	Gebiete mit Chloroquin-resistenz	Chloroquin + Proguanil Chloroquin keine	Mefloquin (Halofantrin)
C	Gebiete mit hochgradiger Chloroquinresistenz oder Multiresistenzen	Mefloquin Chloroquin + Proguanil keine	keine Mefloquin (Halofantrin)

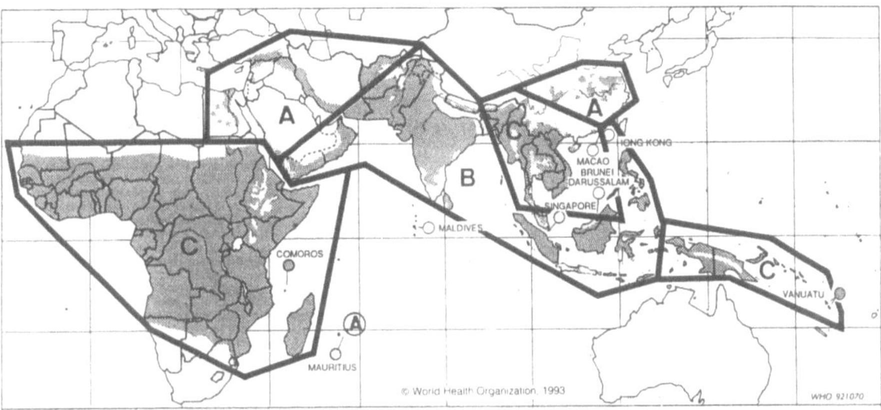

Abb. 5.8. Malariaverarbeitungskarte nach Resistenzzonen. (Aus DTG 1994)

▶ *Cave:* Keine großflächige Anwendung in der Schwangerschaft, da Hinweise für embryotoxische Nebenwirkungen einzelner Repellentien vorliegen!

- „moskito-coils",
- Reduzierung von Mückenbrutplätzen in Umgebung der Wohnung.

Zur *medikamentösen Prophylaxe* werden – aufgrund der Häufigkeit der Malaria und der unterschiedlichen Entwicklung von Resistenzen gegen einige Malariamittel – die betroffenen Länder in bestimmte Zonen eingeteilt (Tabelle 5.4). Die Abb. 5.8 zeigt die Ausdehnung der einzelnen Risikozonen.

Die Anwendung von Mefloquin (Lariam) bei der medikamentösen Prophylaxe der Malaria tropica in der Dosierung von 250 mg wöchentlich in den ersten 4 Wochen der Einnahme und danach 250 mg in 2wöchentlichen Abständen wird von den Ärzten des Peace Corps der USA allen Freiwilligen empfohlen (Lobel et al. 1993).
Verschiedene Autoren sowie Erfahrungen deutscher Entwicklungshelfer weisen auf nicht unbeträchtliche, neuropsychiatrische Nebenwirkungen von Mefloquin hin (Weinke et al. 1991). Diese Nebenwirkungen traten allerdings unter der Anwendung therapeutischer Dosierungen von Mefloquin auf.

Therapie

Sie erfolgt durch 3 Medikamente:

1. Chloroquin (oral): Initiale Dosis 10 mg Chloroquinbase/kg Körpergewicht; nach 6/12/24/48 h 5 mg Chloroquinbase/kg Körpergewicht;
   initial: 600 mg Chloroquinbase (entspricht 4 Tbl. Resochin); nach 6/12/24/48 h: 300 mg (entspricht 2 Tbl. Resochin).
2. Chininsulfat oder -chlorid: Bei Verdacht auf chloroquinresistente Malaria tropica 20–25 mg/kg Körpergewicht pro 24 h in 3 Infusionen 500 ml 5% Glukoselösung),
   Fortsetzen der parenteralen Behandlung mit der oralen Gabe von 3mal 10 mg/kg Körpergewicht für insgesamt 10 Tage.

Chinin und Chloroquin sind ohne Einschränkung in der Schwangerschaft erlaubt!

■ *Wichtig:* Unter der Behandlung mit Chinin treten vorzeitige Wehen auf. Diese sind mit zusätzlicher tokolytischer Behandlung zu beherrschen (Wacker et al. 1993). Während einer Malaria tropica treten häufig Hypoglykämien auf, welche durch die Behandlung mit Chinin (Erhöhung der Insulinsekretion) noch verstärkt werden. Deshalb Chinin zusammen mit Glukose-/Dextroseträgerlösung applizieren; engmaschige Blutzuckerkontrollen durchführen.

3. Mefloquin (Lariam): Von der Deutschen Gesellschaft für Tropenmedizin (DTG) als Alternative zur Notfalltherapie in Resistenzgebieten empfohlen unter Berücksichtigung der für das Präparat geltenden Gegenanzeigen.
   Dosierung: 4 Tbl. einmalig bzw. 4 Tbl. verteilt auf 2 Gaben (Dosierung: 4 Tbl., entspricht 1000 mg).
   Nebenwirkungen: Schwindel, Schlafstörungen und Unruhezustände (auch länger anhaltend möglich).

▶ *Cave:* Die Halbwertzeit von Mefloquin beträgt 3 Wochen!

Kontraindikationen. Bestehende Krampfleiden oder psychische Erkrankungen; gleichzeitige Einnahme von β-Blockern oder ACE-Hemmern.

Keine Anwendung in Schwangerschaft und Stillzeit!

5.4 Therapierbare sexuell übertragbare Erkrankungen in Schwangerschaft und Geburtshilfe

H. Jäger

Sexuell übertragbare Erkrankungen (internationale Kurzbezeichnung STD für „sexually transmitted diseases") entstehen durch Bakterien, Viren, Pilze oder Parasiten, die außerhalb des menschlichen Wirtsorganismus kaum überlebensfähig sind. Die häufigste Übertragung dieser Erreger erfolgt über genitale Kontake. Bei einigen Mikroorganismen dieser Gruppe sind auch Mutter-Kind-Übertragungen, sowohl (vor-)geburtlich als auch durch das Stillen, und Infektionen durch verunreinigte medizinische Instrumente oder Blutprodukte möglich (Syphiliserreger, Hepatitisviren, HIV).

Der Begriff „STD" umfaßt weit über 20 Krankheitserreger, die teils zu harmlosen, rasch heilbaren Erkrankungen (z. B. Hefepilzinfektion) oder auch zu lebenslang persistierenden, zur Zeit nicht heilbaren viralen Erkrankungen führen (z. B. HIV-Infektion).

Erstmanifestationen von sexuell übertragbaren Erkrankungen in der Genitalregion sind meist einfach zu diagnostizieren und zu behandeln. In Ländern mit hoher STD-Prävalenz - dies trifft auf die meisten Entwicklungsländer zu - muß in der Schwangerschaft besonders auf Anzeichen von STD geachtet werden (s. Anhang).

Durch Bakterien verursachte STD betreffen in Europa im wesentlichen nur Personen mit sehr hohem Infektionsrisiko (Renton u. Whitaker 1991), sind aber in Entwicklungsländern sehr häufig. So ist die Haemophilus-ducreyi-Infektion (Ulcus molle) in Afrika nach wie vor die wesentliche Ursache genitaler Geschwüre.

Bakterienähnliche und virale sexuell übertragbare Infektionen sind auch in Europa in allen Bevölkerungsschichten weit verbreitet und verursachen durch Folgeerkrankungen erhebliche Kosten im Gesundheitswesen, z. B. Chlamydien und HPV-(Papillomvirus-)Infektionen (Washington et al. 1986; Over u. Piot 1993; STD Diagnostics Initiative 1992).

Bei Infektionen der Zervix (Chlamydien, Neisserien, β-hämolysierende Streptokokken und andere) kann es in der Folge aufsteigender Infektionen zu späteren Eileiterschwangerschaften oder definitiven Tubenverschlüssen kommen. Infektionen des Uteruskavums führen zu Aborten und Vernarbungen und sind damit eine wichtige Ursache für atypische Plazentalokalisationen. Zervizitis und die Trichomonadenkolpitis fördern die HIV-Übertragung (Laga et al. 1993), was auch in der Schwangerschaft in Endemiegebieten von wesentlicher Bedeutung sein kann. In der Spätschwangerschaft drohen vorzeitiger Blasensprung und damit Frühgeburtlichkeit durch Infektion des unteren Eipols. Im Falle einer HIV-Infektion wird durch eine Chorioamnionitis das HIV-Infektionsrisiko des Feten erhöht. Intra- und postpartal kann es je nach Abwehrlage zu Endometritis, Wundheilungsstörung, Peritonitis oder Sepsis kommen. Dem Neugeborenen drohen Keratitis (Chlamydien, Neisserien), Pneumonie (Chlamydien, Mykoplasmen) und Sepsis (Streptokokken).

Lokalisierte Viruserkrankungen stellen in erster Linie ein Risiko für das Neugeborene dar (Larynxpapillome bei HPV-Infektion, Sepsis bei genitalem HSV 1 und 2).
Genitale Geschwüre (z. B. Syphilis, Ulcus molle, Herpes) fördern die HIV-Übertragung (Cameron et al. 1989) und stellen ein erhebliches Neugeborenenrisiko dar. Ihre rechtzeitige Diagnostik und Therapie hat in HIV-Endemiegebieten eine wesentliche präventive Bedeutung.
Die Betreuung Schwangerer, insbesondere in Entwicklungsländern, sollte daher ein einfaches, mikroskopisches Screening (Jenny 1977) zum Ausschluß leicht diagnostizierbarer genitaler Infektionen beinhalten.

Infektionen des verhornenden Plattenepithels der Haut („Genital ulcer disease", Ulcus molle, Herpes, Syphilis, Lymphogranuloma inguinale)

Ergänzend zur oft eindeutigen Klinik (Schmerz? Konsistenz? Bläschen?) gibt meist der Abstrich aus dem Ulkusgrund entscheidende Hinweise (Mikroskop mit Dunkelfeldobjektiv: bewegliche Treponemen; Methylenblau- oder Gramfärbung: fischzugartige Verbände von Haemophilus ducreyi).

Therapeutische Konsequenz in der Schwangerschaft

- Syphilisverdacht: im Zweifel immer behandeln;
- Ulcus molle,Granuloma und Lymphogranuloma inguinale: Erythromycin;
- Herpes: Lokaltherapie und Abwägen der Geburtsrisiken für das Neugeborene.

Infektionen des vaginalen Plattenepithels der Scheide (Scheidenmilieustörung – „Aminkolpitis" –, Trichomonaden, Candida)

Einfache Diagnostik

Papillomvirusinfektionen (HPV) sind klinisch leicht erkennbar. Hefepilzinfektionen führen zu bröckeligem, weißem Fluor mit starker Rötung der Vaginalwand (pH niedrig). Bei Scheidenmilieustörung ist der Fluor wäßrig (pH erhöht bis neutral), oft mit Bläschen durchsetzt, und Trichomonadeninfektion führen zusätzlich zu punktförmigen, himbeerartigen Mikroblutungen im Bereich der Zervix. In der Nativmikroskopie (wenn möglich mit Phasenkontrastobjektiv) sind Candidasporen, „clue cells" und bewegliche Trichonomaden ohne Färbung leicht erkennbar, Leukozyten fehlen meist.

Therapeutische Konsequenz in der Schwangerschaft

Präpartale Beseitigung der Papillome. Hefepilze sollten mit Clotrimazol und Trichomonaden mit Metronidazol lokal behandelt werden. Die Standortflora kann anschließend (falls vorhanden) mit Laktobazillenpräparaten aufgebaut werden.

Infektionen des Zylinderepithels der Urethra und der Zervix (Neisseria gonorrhoea, Chlamydien, β-hämolysierende Streptokokken, fakultativ pathogene Mykoplasmen u. a.)

Gonorrhömeldungen sind in den Industriestaaten rückläufig. Die Inzidenz der Gonorrhö nimmt jedoch nach Meldung der WHO weltweit wieder zu. In vielen Ländern wird insbesondere über die Zunahme von primär penicillinaseproduzierenden Neisseriastämmen (PPNG) berichtet. Das von den Chlamydien verursachte Erkrankungsbild ähnelt dem der Gonorrhö, wobei Urethritis und Zervizitis oft symptomärmer verlaufen, während es beim weiteren Infektionsverlauf (Adnexitis, PID) häufiger zu definitiven Schäden des Zylinderepithels mit den entsprechenden Spätfolgen (EUG, Tubenverschluß) kommt. Allein in den USA wird die Inzidenz genitaler Chlamydieninfektionen auf 3–4 Mio. geschätzt (Lin et al. 1992). Zervixinfektionen mit β-hämolysierenden Streptokokken und fakultativ pathogenen Mykoplasmen sind insbesondere in der Geburtshilfe, bei vorzeitigem Blasensprung und neonatalen Infektionen von Bedeutung.

Einfache Diagnostik

Klinisch kann gleichzeitig mit einer Infektion des genitalen Zylinderepithels eine Kolpitis bestehen; sie ist jedoch für die Diagnostik der Zervizitis/Urethritis ohne Bedeutung. Leitsymptom ist ein urethraler oder ein zervikaler Fluor, in dem sich durch Nativmikroskopie ohne Färbung massenhaft Leukozyten nachweisen lassen. Der Nachweis von intrazellulären Diplokokken (einfache Methylenblau- oder Gramfärbung) ist typisch für die Gonorrhö, ein negatives Abstrichergebnis schließt sie jedoch nie aus. Für den Chlamydien- und den Streptokokkenantigennachweis stehen mehrere, allerdings teuere Schnellteste zur Verfügung.

Therapeutische Konsequenz in der Schwangerschaft

Oft ist ein spezifischer Erregernachweis unter einfachen Bedingungen nicht möglich, oder es konnte nur einer der möglichen Erreger einer Mischinfektion nachgewiesen werden. Insbesondere bei der Urethritis/Zervizitis ist neben einem ursächlichen Erreger (z. B. Neisserien) eine Mischinfektion (z. B. mit Chlamydien, Mykoplasmen, Streptokokken) möglich. Ferner ist die gleichzei-

Anhang. Übersicht zur Diagnostik und Therapie sexuell übertragbarer Krankheiten

Therapierbare sexuell übertragbare Erkrankungen	Einfache Klinik und Diagnostik	Behandlung der ersten Wahl, bei unkomplizierten Fällen in der Schwangerschaft
Chlamydien D-K; Mykoplasmen, Ureaplasmen	Zervizitis, Urethritis: Urethra-/Zervixabstrich: Leukozyten Antigen-ELISA (Schnelltest)	Erythromycin 4mal 500 mg/Tag über 7–14 Tage (Doxycyclin 2mal 100 mg/Tag über 7–14 Tage)
HPV-Infektion (Condylomata accuminata)	(Nässende) Warzen: Differentialdiagnose: Condyloma lata (Syphilis!)	Podophyllotoxin (Condylox) oder chirurgische Entfernung der Warzen
Gonorrhö	Zervizitis, Urethritis, Proktitis: Urethra-/Zervixabstrich; Methylenblau- u. Gramfärbung (spezifische Kultur)	Spectinomycin 2mal 2 g i.m., Ceftriaxon 1mal 250 mg i.m., Ciprofloxacin 1mal 500 mg oral (hohe Penicillin G-Dosis oft nicht ausreichend)
Granuloma inguinale	Knoten Ulzerationen, Lymphstau: Stanzbiopsie, Giemsa-Färbung	Erythromycin 4mal 500 mg/Tag über 21 Tage (Doxycyclin 2mal 100 mg/Tag über 21 Tage)
Herpes 1–2	Gruppierte, schmerzhafte Bläschen: Pap-Abstrich, Giemsa-Färbung	Zinksulfat (Virudermin Gel), Aciclovir (Zovirax) lokal
Lymphogranuloma inguinale	LGI-Chlamydien, schmerzhaftes Geschwür, regionale LK sehr schmerzhaft, Gefahr von Lymphstau und Fisteln	Erythromycin 4mal 500 mg/Tag über 14–21 Tage (Doxycyclin 2mal 100 mg/Tag über 14–21 Tage)
Hefepilze	Immer nach Ursache suchen (Diabetes, Immundefekt, „Pille"): Nativ-KOH, Methylen-, Gramfärbung	Clotrimazol, Nystatin (Itraconazol, Fluconazol, Amphotericin B oral in Schwangerschaft nicht indiziert)

Scheidenmilieu-störung	Fischartiger Geruch, Ausfluß, pH-Erhöhung: Nativabstrich	Metronidazol lokal, danach Laktobazillen
Syphilis	Dunkelfeld, VDRL, RPR, TPHA Serologische Differentialdiagnose: Pinta, Bejel, Yaws/Frambösie, Borrelien	Clemizol-Penicillin 1 Mil I.E. i.m./Tag 14–28 Tage, Benzathin-Penicillin 2,4 Mil I.E. i.m. 1. u. 2. Woche, Erythromycin 4mal 500 mg/d 15–30 Tage, Dauer: Stadium 1 = 15 Tage, Stadium 2–3 = 30 Tage
Trichomonaden	Wäßriger, grünlicher Fluor, Entzündung, Brennen, Nativpräparat: Bewegliche Parasiten	Metronidazol lokal, danach Laktobazillen
Ulcus molle	Gramnegatives Stäbchen, Kettenbildner – fischzugartig Dunkelfeld negativ (keine Syphilis): Gram- oder Pappenheim-Färbung	Erythromycin 4mal 500 mg/Tag über 10–14 Tage, (Co-trimoxazol forte 2mal 1/10 Tage Doxycyclin 2mal 100 mg über 10–14 Tage)

tige Übertragung durch Erreger von Krankheiten mit langer Inkubationszeit in den Bereich des Möglichen gerückt.
Unter einfachen Bedingungen rechtfertigt die klinische Diagnose „Zervizitis/Urethritis“ und die mikroskopische Bestätigung einer Leukozytose einen raschen Therapieversuch.
Eine einmalige hohe Antibiotikadosis (z. B. Ceftriaxon) ist für die Gonorrhö mit einer Generationszeit von wenigen Stunden meist ausreichend und führt zum raschen Verschwinden der Symptomatik. Diese Therapie ist jedoch für die Sanierung von intrazellulären Chlamydien, Treponemen (Generationszeit 33 h) und anderen völlig unzureichend. Daher ist im Anschluß an eine Antibiotikaeinmalgabe zur Behandlung der Gonorrhö bei fehlenden, sicheren diagnostischen Möglichkeiten immer eine mindestens 10tägige Behandlung mit Erythromycin anzuschließen.

Konsequenzen für die Neugeborenenbetreuung

In Ländern mit hoher Gonorrhöprävalenz ist die Notwendigkeit der Credé-Augenprophylaxe ($AgNO_3$ 1%) bei Neugeborenen unumstritten. Sie schützt jedoch nicht vor der Chlamydienkeratitis.
Beim Auftreten einer Pneumonie muß die Infektion mit penicillinunempfindlichen Chlamydien und/oder Mykoplasmen, bei einer Neugeborenensepsis β-hämolysierende Streptokokken in Betracht gezogen werden.

5.5 Aids in der Geburtshilfe

B. Köhler

Definition, Infektionsweg und Krankheitsverlauf

Aids (Acquired Immune Deficiency Syndrome) bezeichnet ein Krankheitsbild, das durch die Infektion mit HIV (Human Immunodeficiency Virus) entsteht. HIV als Oberbegriff bezeichnet 2 ähnliche Viren, bekannt als HIV-1 (Verbreitung weltweit) und HIV-2 (Vorkommen v. a. in Westafrika, gefunden auch in Nordamerika, Südamerika, Europa und Indien). Beide Viren werden übertragen durch Blut, Samen- oder Scheidenflüssigkeit. Daraus ergeben sich 3 wesentliche Übertragungswege:

1. (ungeschützter) Geschlechtsverkehr,
2. infiziertes Blut, (z. B. Transfusionen, Blutprodukte, unzureichend sterilisierte (wieder verwendete) Nadeln, Spritzen oder Instrumente,
3. von einer infizierten Mutter auf ihr Kind (vor, während oder nach der Geburt, s. unten).

Das HIV-Virus überlebt außerhalb des Körpers nur kurz. Es kann praktisch *nicht* übertragen werden durch

- körperlichen Kontakt wie Händeschütteln, Umarmen, Küssen,
- Benutzen von gemeinsamem Geschirr,
- Benutzen gemeinsamer Toiletten,
- Tröpfcheninfektion, z. B. bei Husten,
- Insektenbisse oder -stiche.

Ein HIV-infizierter Mensch ist zunächst nicht krank, kann das Virus aber übertragen.
Verschiedene Klassifikationen werden verwendet, um den Verlauf der HIV-Infektion bis zum Vollbild einer Aids-Erkrankung zu beschreiben. Eine Möglichkeit ist die Unterteilung in 3 klinische Kategorien:

1. Akute HIV-Infektionen mit meist milden Symptomen wie Müdigkeit, leichtem Fieber, Lymphknotenschwellung und Hautausschlag (grippale Symptome).
   Asymptomatisches Stadium ohne Krankheitssymptome (Durchschnitt 10 Jahre): Das HIV-Virus schwächt in dieser Zeit zunehmend das Immunsystem (Hauptzielzellen sind die T_4-Helferzellen, die zunehmend zerstört werden). In Labortests findet man HIV-Antikörper sowie Zeichen des schwächer werdenden Immunsystems.
2. Symptomatisches Stadium (nicht 1. oder 2.): Allgemeinsymptome wie Fieber (38,5 °C) oder Durchfall länger als einen Monat, Herpes zoster, Pilzinfektion mit Candida im Mund sowie vulvovaginal, periphere Neuropathie, bei Frauen häufig rezidivierende gynäkologische Probleme wie Zervizitis, Vaginitis, „pelvic inflammatory disease“ (PID), genitale Condylomata acuminata, vermehrte Neigung zu Schleimhautveränderungen an der Zervix (Dysplasien) bis zum beginnenden Karzinom (Carcinoma in situ) u.a.
3. Aids-Erkrankung: Schwere allgemeine Krankheitszeichen wie zunehmender Kräfteverfall, Gewichtsverlust, schwere chronische Diarrhö und chronisches Fieber („wasting syndrom“); opportunistische Infektionen (verursacht durch Erreger, die beim Gesunden keine oder selten Erkrankungen hervorrufen) wie Pilzinfektionen (z. B. Meningitis durch Kryptokokkose), Toxoplasmose mit Neigung zu Hirnabszessen, Zytomegalie mit häufigem Befall der Netzhaut, Lungenerkrankungen in Afrika besonders häufig durch Tuberkulose, seltener durch Pneumocystis carinii, Pneumonien, typische bösartige Erkrankungen wie v. a. Zervixkarzinom, Kaposi-Sarkom und Lymphome.

Häufigkeit in Entwicklungsländern

In Nordamerika und Europa sind mehr Männer als Frauen (Verhältnis 10:1, Übertragung v. a. in Risikogruppen: Homosexuelle, i. v.-Drogengebrauch, weniger heterosexueller Geschlechtsverkehr) HIV-infiziert oder an Aids erkrankt. Dagegen sind in Entwicklungsländern gleich viel oder sogar mehr

Frauen von der HIV-Infektion betroffen als Männer (Verhältnis 1:1, häufigste Übertragung durch heterosexuellen Geschlechtsverkehr).
1992 schätzte die WHO in Entwicklungsländern die Zahl der infizierten Frauen auf 2250000, der infizierten Kinder auf 250000; mindestens 750000 Kinder seien nicht infiziert, aber geboren von infizierten Müttern; 350000 Frauen und 160000 Kinder seien an Aids erkrankt.
Die Häufigkeit der HIV-Infektion schwankt sehr stark von Land zu Land, Region zu Region oder zwischen städtischen und ländlichen Gebieten.
In ländlichen Gebieten finden sich z. Z. meist deutlich geringere, aber stark ansteigende Infektionszahlen.

„Prognose"

Im Mittel vergehen zwischen der HIV-Infektion und dem Beginn der Erkrankung Aids 10 Jahre. Im Einzelfall kann diese Zeit wesentlich kürzer (1–3 Jahre) oder wesentlich länger (bis zu 20 Jahren) sein.
Frauen werden beim Geschlechtsverkehr mit einem infizierten Mann doppelt so häufig infiziert wie umgekehrt. Der Verlauf der HIV-Infektion und Aids-Erkrankung unterscheidet sich zwischen Frauen und Männern primär nicht. Ein schlechter sozioökonomischer Status, ein bereits geschwächtes Immunsystem durch Fehl- und Unterernährung, chronische rezidivierende Erkrankungen wie Malaria oder STD („sexually transmitted diseases") wirken sich wahrscheinlich auf den Verlauf der HIV-Infektion ungünstig aus.

Diagnostik unter einfachen Bedingungen

Laborteste zum Nachweis von HIV-Antikörpern oder gar dem HIV-Virus stehen unter einfachen Bedingungen gar nicht, unregelmäßig oder oft nicht ausreichend verläßlich zur Verfügung.
Die Diagnose einer bereits symptomatischen HIV-Infektion oder Aids-Erkrankung ist aufgrund klinischer Zeichen möglich (s. oben, chronischer Gewichtsverlust, chronische Diarrhö, Fieber länger als 4 Wochen, chronische Candidiasis, chronische Lymphknotenschwellung, Kaposi-Sarkom etc.).
Die Diagnose einer asymptomatischen HIV-Infektion ist nur durch entsprechende spezielle Laborteste möglich. Verwendung finden v. a. Schnellteste (z. B. ELISA) und Bestätigungsteste (z. B. Western Blot).

Die Problematik der HIV-Teste ist komplex, insbesondere bei Verwendung zur Diagnosestellung einer HIV-Infektion. Sensitivität, Spezifität und erwartete HIV-Prävalenz müssen beachtet werden zur Einschätzung der möglichen Zahl falsch-positiver oder falsch-negativer Ergebnisse. Zur Patiententestung bei Prävalenzen < 10% sollten vor Nennung des Ergebnisses 3 verschiedene Teste, bei Prävalenzen > 10% 2 verschiedene Teste durchgeführt werden. In der Realität ist häufig, wenn überhaupt, nur ein Test verfügbar und die Mitteilung

des Ergebnisses als „Diagnose", z. B. an eine Schwangere, äußerst problematisch (häufig falsch-positive oder falsch-negative Ergebnisse).
Jede Testung zur Diagnose einer HIV-Infektion muß auf freiwilliger Basis nach entsprechender Aufklärung („pre-test counselling") erfolgen.
Die möglichen Vorteile eines Counselling für den Betroffenen sind:

- exakte Information über die HIV-Infektion (z. B. Übertragung, Schutz, Verlauf),
- psychische Unterstützung und Möglichkeit der Angstverarbeitung,
- Erlernen von Methoden zur Risikoreduktion der HIV-Übertragung,
- Motivation zur Annahme solcher Methoden,
- entsprechende medizinische Unterstützung,
- soziale Hilfe im Bedarfsfall.

Beim Counselling während oder nach der Schwangerschaft muß bedacht werden:
Schwangerschaft und Geburt als Zeit des „Leben Schenkens" sind eine besonders empfindliche und verwundbare Phase. Die Diagnose und Mitteilung einer HIV-Infektion als schwere, Leben limitierende Erkrankung gerade in dieser eigentlich hoffnungsgeprägten Phase bedarf intensiver Unterstützung und Begleitung der Schwangeren oder jungen Mutter. Wenn die entsprechende Betreuung und Unterstützung nicht ausreichend möglich ist, sollte eine Testung besser unterbleiben.

▶ *Cave:* Dies gilt nicht für Teste für Bluttransfusionen oder epidemiologische Untersuchungen!

Mögliche Vorteile einer HIV-Testung während der Schwangerschaft
- Intensivere Suche nach HIV-typischen Erkrankungen zur besseren Betreuung der Schwangerschaft, Geburt und Post-partum-Periode,
- mögliche Überlegungen zum Schwangerschaftsabbruch,
- Überlegung zur Testung des Partners und entsprechenden Verhaltensänderung.

Nachteile einer HIV-Testung während der Schwangerschaft
- Schwere emotionale und psychische Belastung/Depression,
- mögliche Ehe- bzw. Beziehungsprobleme („Schuld"),
- besonders schwierige Verarbeitung der Krise nach Information über eine HIV-Infektion in der Schwangerschaft,
- Stigmatisierung, Diskriminierung.

Schlußfolgerung

HIV-Teste in der Schwangerschaft sollte man nur auf ausdrücklichen Wunsch durchführen und bei ausreichender Möglichkeit des Prä- und Post-test-Counselling sowie ausreichender Verfügbarkeit verläßlicher Teste und Möglichkeiten zur Kontrolle eines positiven Testes.

Ein HIV-Test ist nicht sinnvoll, ja sogar abzulehnen, wenn
- Verhaltensänderungen nicht zu erwarten oder möglich erscheinen,
- zusätzliche medizinische Untersuchungsmethoden oder Behandlungsmöglichkeiten nicht zur Verfügung stehen oder
- andere Konsequenzen aus einem HIV-Testergebnis nicht gezogen werden können (z. B. Stillen vs. Flaschenernährung, s. unten).

Mögliche Komplikationen für die Schwangere und das Kind, Übertragung intrauterin, unter der Geburt und beim Stillen

Auswirkungen der Schwangerschaft auf den Verlauf der HIV-Infektion der Schwangeren

Eine erhöhte Empfänglichkeit gegenüber verschiedenen Infektionskrankheiten während der Schwangerschaft ist bekannt (Malaria tropica, Hepatitis, Polio, Influenza, Zunahme von Vulva papillomata). Angenommen wird eine gewisse Supprimierung des Immunsystems während der/durch die Schwangerschaft. Verschiedene Studien ließen zunächst vermuten, daß auch die HIV-Erkrankung während der Schwangerschaft ungünstig beeinflußt werden könnte. Eine schnellere Schwächung des Immunsystems (schneller Abfall der T_4-Lymphozyten), vermehrtes und schnelleres Auftreten von Infektionskrankheiten und schließlich opportunistischer Krankheiten während der Schwangerschaft mit schwererem Verlauf wurden angenommen.
Verschiedene neuere Studien konnten solche ungünstigen Auswirkungen einer Schwangerschaft auf eine HIV-Infektion nicht untermauern.

■ *Wichtig:* Eine Schwangerschaft hat (nach dem derzeitigen Stand der Erkenntnisse) keinen ungünstigen Einfluß auf eine bestehende asymptomatische HIV-Infektion.

Hat die HIV-Infektion bereits zu einer schweren Schädigung des Immunsystems geführt (stark erniedrigte T_4-Helferzellen/beginnende Aids-typische Erkrankungen), steht eine HIV-Infizierte also am Übergang zur Aids-Erkrankung, erscheint ein ungünstiger Einfluß der Schwangerschaft möglich. Ein schnelleres Zutagetreten oder ein schwererer Verlauf Aids-typischer, opportunistischer Infektionen kann dann auftreten. Festzuhalten ist aber, daß größere Studien zu dieser Frage mit eindeutigem Ergebnis zum jetzigen Zeitpunkt noch nicht vorliegen.

■ *Wichtig:* Bei stark geschädigtem Immunsystem oder bereits bestehender Aids-Erkrankung ist eine negative Auswirkung der Schwangerschaft auf den Fortgang der Erkrankung möglich.

Auswirkungen der HIV-Infektion auf die Schwangerschaft

Bei zahlreichen Untersuchungen in Afrika fand sich ein Zusammenhang zwischen einer HIV-Infektion bei Schwangeren und

- vorzeitigem Wehenbeginn,
- perinatalem Tod des Feten,
- Chorioamnionitis,
- Blutungen besonders im letzten Trimester,
- Zwillingsgeburten,
- vermehrter Zahl von Totgeburten.

Bei verschiedenen Kontrolluntersuchungen konnten die genannten Auswirkungen nicht in gleicher Weise festgestellt werden, so daß zum jetzigen Zeitpunkt diese vermehrten Komplikationen möglich, jedoch nicht letztlich gesichert erscheinen.
Alle Untersuchungen in Afrika fanden übereinstimmend ein deutlich reduziertes Geburtsgewicht der Neugeborenen bei HIV-infizierten Frauen. Dabei scheint es keine Rolle zu spielen, ob das Neugeborene selbst HIV-infiziert ist oder nicht. Die Stärke der Gewichtsreduktion ist abhängig vom Stadium der mütterlichen Erkrankung.
Angeborene Mißbildungen finden sich bei Kindern HIV-infizierter Frauen nicht.

■ *Wichtig:* Bei asymptomatischen HIV-infizierten Frauen zeigen die Kinder eine Reduktion des Geburtsgewichtes. Eine vermehrte Rate von Aborten, vorzeitigen Wehen und Totgeburten scheint in Afrika aufzutreten. Bei einer Aidskranken Schwangeren sind die Auswirkungen auf das Neugeborene ernster.

Übertragung der HIV-Infektion von der Mutter auf das Kind

1. *Intrauterin:* Weg und Häufigkeit einer intrauterinen Übertragung sind weiter nicht komplett geklärt. Es besteht aber an der Möglichkeit einer intrauterinen Übertragung kein Zweifel. Folgende Faktoren begünstigen die Übertragung:
   - Mütterliche Faktoren: bei einer hohen „viral load“ v. a. am Ende der HIV-Erkrankung (Übergang zum Stadium Aids) und bei einer frisch auftretenden Infektion (neue HIV-Infektion während der Schwangerschaft) scheint eine Infektion des Feten transplazentar häufiger zu sein als während der asymptomatischen HIV-Erkrankung.
   - Abnormalitäten der Plazenta: bei Schädigungen der Plazenta z. B. durch eine Chorioamnionitis scheinen ein Virusübertritt und eine Infektion des Feten häufiger stattzufinden.
   - Fetaler Genotyp: Untersuchungen lassen vermuten, daß die Empfänglichkeit für eine HIV-Infektion auch abhängig ist von Variationen genetischer Faktoren beim Kind (HLA- Immunantwortgene).

Prozentzahlen einer solchen intrauterinen HIV-Infektion insbesondere in Afrika lassen sich nicht nennen, da hierzu komplexe intrauterine Untersuchungen nötig wären, die einerseits selbst unter „High-Tech“-Bedingungen schwer durchzuführen sind und gleichzeitig zu einer möglichen erhöhten Infektionsrate der Feten führen könnten.

2. *Übertragung bei der Geburt:* Bei intensivem Kontakt des Geborenen während der Geburt mit blutigen Sekreten ist eine Übertragung möglich; auch hier liegen genaue Prozentzahlen bisher nicht vor. Jegliche invasiven fetalen Eingriffe vor oder bei der Geburt (s. unten) können zu einer Mikroinokulation mütterlichen Blutes in den Feten und damit zu einer erhöhten Infektionsrate führen. Sie sollten entsprechend vermieden werden.
   Bei Zwillingsgeburten fand man in Untersuchungen eine höhere Infektionsrate des Erstgeborenen, möglicherweise durch vermehrten Kontakt des Erstgeborenen zum infektiösen Zervixschleim. Die Zahl der Untersuchungen reicht zum jetzigen Zeitpunkt jedoch sicher nicht aus, um einen Vorteil abzuleiten für eine nichtvaginale Entbindung insbesondere unter einfachen medizinischen Bedingungen in Entwicklungsländern (s. unten).
3. *Übertragung beim Stillen:* HIV findet sich in der Muttermilch, und eine Übertragung an ein zuvor nichtinfiziertes Kind durch Muttermilch ist möglich. Die Häufigkeit einer solchen Übertragung scheint abhängig zu sein von der Viruszahl und Immunsituation der stillenden Mutter. So zeigen verschiedene Studien:
   - Das Risiko einer HIV-Infektion durch Stillen ist höher, wenn die HIV-Infektion der Mutter während der Stillphase neu erfolgt oder die Mutter ein bereits fortgeschrittenes Krankheitsbild (Vollbild Aids) zeigt (geschätztes Risiko der Übertragung ca. 25–30%).
   - Das Risiko der Übertragung durch Muttermilch ist geringer, wenn die HIV-Infektion vor der Schwangerschaft erworben und asymptomatisch bei der Mutter ist (geschätztes Risiko ca. 14%).

Diesem Risiko muß aber gegenübergestellt werden: Brusternährung hat ernährungsmäßig, immunologisch, psychosozial und durch Vergrößerung der Geburtsabstände („child-spacing“) große Vorteile. Muttermilch schützt Kinder vor lebensbedrohlichen Durchfallerkrankungen und anderen Infektionen.

Das Risiko einer HIV-Infektion durch Stillen muß also abgewogen werden gegen das erhöhte Erkrankungs- und Sterberisiko von Neugeborenen ohne ausreichende Brusternährung.

Bei hoher Kindersterblichkeit, verursacht v. a. durch Infektionskrankheiten, ist das Stillen für alle Mütter unbedingt zu empfehlen, einschließlich solcher mit bekannter HIV-Infektion.

Sind Infektionskrankheiten nicht die häufigste Ursache von Kindersterblichkeit, ist diese gering und ist eine hygienisch einwandfreie, kontinuierliche, ausreichende künstliche Ernährung erreichbar, ist bei HIV-positiven Müttern ein Abstillen empfehlenswert.

Schlußfolgerung

Untersuchungen finden bei Kindern HIV-positiver Mütter in Afrika eine Übertragung der HIV-Infektion auf das Kind in 20–50% (Mittel 30%). Insbesondere die exakte Häufigkeit einer Übertragung intrauterin oder bei der Geburt ist noch nicht gesichert. Über die Muttermilch werden zwischen 15 und 30% der Neugeborenen infiziert.
In Ländern bzw. Gebieten mit hoher Kindersterblichkeit und Infektionskrankheiten als Haupttodesursache der Kinder („Entwicklungsländer") kann zum Verzicht auf das Stillen nicht geraten werden, da bei unzureichender Flaschenernährung kaum Überlebenschancen für die Neugeborenen bestehen, verglichen mit der guten Prognose von 50–70% der gestillten Kinder HIV-positiver Mütter.

Geburtshilfliches Management

Spontangeburt

Auch kleine Verletzungen des Kindes während der Geburt können zur Mikroinokulation von mütterlichem Blut und damit zur HIV-Infektion des Neugeborenen führen. Alle Maßnahmen wie Anlegen fetaler Skalpellektroden, Choriozentese, Zangen- oder Vakuumentbindung sollten deshalb möglichst vermieden werden.

Sectio caesarea

Bei intakter Fruchtblase führt eine Schnittentbindung zu geringerer Exposition des Kindes gegenüber Zervixsekret und Blut der Mutter und kann zu einer Reduktion des Infektionsrisikos beitragen. Genaue Daten über die Reduktion des Infektionsrisikos durch eine Schnittentbindung insbesondere unter Bedingungen in Entwicklungsländern mit eingeschränkten medizinischen Voraussetzungen fehlen jedoch.
Der mögliche geringe Vorteil für das Kind wiegt andere Komplikationsmöglichkeiten einer Schnittentbindung deshalb im Regelfall nicht auf.

■ *Wichtig:* Die HIV-Infektion einer Schwangeren sollte (jedenfalls in Entwicklungsländern) kein Grund für die Entscheidung zur Sectio caesarea sein.

Eine Änderung dieser Empfehlung erscheint nur gerechtfertigt bei weiteren klaren Daten einer doch häufigen Infektion während der Geburt, die z. Z. so nicht vorliegen.
Zu fordern wären dann auch ein eindeutig erhobener HIV-Status der Schwangeren einschließlich Bestätigungstesten (freiwillig mit Prä- und Post-Counselling), zu bedenken die folgende sprunghafte Steigerung der Sectio- und

Operationsfrequenz (zusätzliche Belastung der entbindenden Mutter, vermehrte Gefährdung des medizinischen Personals s. unten).

Konsequenzen für die Hebamme und den Geburtshelfer, Risiko der Infektion und Prävention

Intensiver Kontakt mit blutigem Sekret während der Geburt sowie bei Eingriffen während und nach der Entbindung (Episiotomie, Vakuum, Sectio, manuelle Plazentalösung etc.) für Hebamme oder Geburtshelfer sind die Regel. Infektionen über bestehende Hautläsionen, Konjunktiva oder Schleimhäute sind möglich. Wesentlicher Infektionsweg bei geburtshilflichen und chirurgischen Eingriffen sind jedoch Verletzungen durch scharfe Instrumente (Nadeln, Skalpelle, Scheren etc.). Bei einer einmaligen Verletzung durch ein infiziertes scharfes Instrument ist das Infektionsrisiko relativ gering (ca. 0,3%), das kumulative Risiko bei wiederholter Verletzung damit jedoch hoch. Infektionen über Mikroläsionen der Haut, Konjunktiva oder Schleimhäute sind theoretisch möglich, spielen jedoch, verglichen mit der Gefährdung durch Verletzungen, eine geringe Rolle.

Die Schutzmaßnahmen müssen bei jeder Entbindung gleich sein; ein Vortesten der Schwangeren und folgende besondere Schutzmaßnahmen sind weder konsequent durchführbar noch sinnvoll.

Schutzmaßnahmen

Nötige Schutzmaßnahmen sind:

1. Das Tragen gut sitzender Handschuhe (ausreichende Armlänge insbesondere bei z. B. manueller Plazentalösung).
2. Entsprechende Schutzkleidung (Mundschutz, Plastikschürze, Schutzkittel, dichte Schuhe, z. B. Gummistiefel, wenn vorhanden Augenschutz) bei jeder Entbindung.
3. Die wichtigste Maßnahme zum Selbstschutz vor einer HIV-Infektion ist das Vermeiden von Verletzungen! Hierzu tragen bei:
   - die Reduktion der Zahl operativer Eingriffe (Episiotomie),
   - ein ruhiger, standardisierter Ablauf jedes Eingriffs,
   - eine risikoarme Operationsmethode (kein Führen der Nadel mit dem Finger etc.),
   - technisch einwandfreie Geräte, z. B. guter Nadelhalter (keine durchdrehende Nadel),
   - optimale Arbeitsbedingungen (Lagerung der Patientin, gute Beleuchtung).
4. Das übersichtliche Lagern und eine geordnete Entsorgung der kontaminierten Instrumente und Materialien.

Verletzungen treten häufiger beim Reinigen scharfer Instrumente auf als während der Eingriffe selbst! Das Hilfspersonal bei der Geräteaufbereitung wie in der Wäscherei bedarf der gleichen Vorsichtsmaßnahmen wie die Hebamme oder der Operateur selbst. Regelmäßige Fortbildungsmaßnahmen zur Verbesserung des Arbeitsablaufes sowie zur ausführlichen Information sind notwendig. Schutzmöglichkeiten (kräftige Gummihandschuhe, Schutzkleidung etc.) auch für das Reinigungspersonal müssen zur Verfügung stehen.
Die Maßnahmen zur Reinigung und Sterilisation müssen überprüft und nötigenfalls verbessert werden.
Verletzungen sind eher häufiger, wenn der positive HIV-Status der zu Entbindenden bzw. zu Operierenden bekannt ist und wenn doppelte oder 3fache Handschuhe getragen werden (abnehmende Geschicklichkeit).

Verhalten nach Blutkontakt, insbesondere Verletzungen

Beim Zerreißen von Handschuhen oder beim Auftreten von Verletzungen muß man sich sofort gründlich mit Wasser und Seife reinigen, mit Alkohol desinfizieren und die Wunden auspressen (ausbluten lassen). Der Vorteil einer medikamentösen Prophylaxe (AZT) nach Nadelstichverletzungen ist weder bewiesen noch widerlegt. Falls dieses Medikament überhaupt erreichbar ist, muß sein Gebrauch ebenso wie alle Schutz- und Verhaltensmaßnahmen Gegenstand ausführlicher Fortbildungsmaßnahmen innerhalb der Gesundheitseinrichung sein.

Schlußfolgerung

Neben den selbstverständlichen medizinischen Maßnahmen bedarf gerade die HIV-positive Entbindende der besonders behutsamen psychischen Begleitung und Unterstützung durch die Hebamme und den Geburtshelfer.
Für die postpartale Prognose von Mutter und Kind sind besonders wichtig:

- Eingliederung und regelmäßiger Besuch der Mutter-und-Kind-Klinik („MCH Clinic").
- Guter Ausbildungs- und Kenntnisstand des medizinischen Personals über den Verlauf einer HIV-Infektion, mögliche Erkrankungen und Komplikationen.

Dadurch erkennt man eine drohende Komplikation oder Erkrankung rechtzeitig, besonders aber auch psychische oder soziale Krisensituationen. Außerdem erreicht man so adäquate Möglichkeiten der Beratung, Unterstützung (z. B. Ernährung) und Behandlung von Erkrankungen.

5.6 Vorzeitiger Blasensprung

J. Wacker

Definition. Blasensprung vor Wehenbeginn, wenn zwischen Blasensprung und Wehenbeginn ein Intervall von mehr als einer Stunde liegt.
Am Entbindungstermin treten innerhalb von 24 h Wehen auf. Die Zeitspanne zwischen vorzeitigem Blasensprung (VBS) und Wehenbeginn ist um so länger, je früher in der Schwangerschaft sich der VBS ereignet.
Bei der Hälfte der Frühgeburten nach VBS bei Kindsgewichten unter 2500 g beginnen die Wehen nach 24 h. Bei 30% der unreifen Kindern wird ein Zeitintervall von mehr als 48 h beobachtet.

Klinische Zeichen

Die Schwangere berichtet über den Abgang von Flüssigkeit aus der Scheide, ohne zuvor Wehen bemerkt zu haben. Die Flüssigkeit kann von klarer, rötlicher oder grünlicher Farbe sein.
Gelegentlich kann ein VBS auch unbemerkt eintreten. In diesen Fällen bemerken die Schwangeren eine Abnahme der Kindsbewegungen oder Komplikationen des VBS wie z. B. Fieber bei Vorliegen eines Amnioninfektionssyndroms (AIS).

Diagnostik

Bei der Diagnostik des VBS müssen stets die Gefahren für Mutter und Kind beachtet werden, nämlich eine aufsteigende Infektion mit möglicher Kontamination des Kindes und Übergreifen auf die Mutter (Amnioninfektionssyndrom!), Frühgeburtlichkeit und ein Nabelschnurvorfall.
Deshalb sollte man bei einem VBS keine unnötigen vaginalen Untersuchungen vornehmen!

Vorgehen

Folgendes diagnostisches Vorgehen hat sich bewährt:

1. *Spekulumeinstellung:* Häufig läßt sich damit der Abgang von Fruchtwasser aus der Zervix festellen.
2. *Chemische Nachweisverfahren* (Bromthymoltest, Lackmus): Der normale pH-Wert in der Scheide beträgt 4,5–5,5. Nach Abgang von Fruchtwasser (pH Wert: 7,0–7,5) verändert sich der pH-Wert in der Scheide zum alkalischen Bereich hin; es entsteht also bei Lackmuspapier ein Farbumschlag von rot nach blau und beim Bromthymoltest eine Blaufärbung.

■ *Wichtig:* Falsch-positive Ergebnisse durch Urin, Sperma und Blut; falsch-negative Ergebnisse durch zu geringe Menge von abgegangenem Fruchtwasser!

3. *Mikroskopische Nachweisverfahren:* Man bringt durch die Spekulumuntersuchung gewonnene Flüssigkeit auf einen Objektträger auf und läßt sie trocknen. Unter dem Mikroskop sind die für Fruchtwasser typischen Farnstrukturen („pattern of ferns") zu erkennen.

Geburtshilfliches Management

Das Vorgehen bei VBS ist zum einen abhängig vom Schwangerschaftsalter und vom Höhenstand des vorangehenden Teiles; zum andern hängt es von der Frühgeborenen- bzw. Neugeborenenversorgung im Distrikthospital ab und von der Häufigkeit puerperaler Infektionen dort.

Vorgehen

Unabhängig von der Schwangerschaftswoche
1. Antibiotikaprophylaxe (z. B. Ampicillin 3mal 1 g i.v.), insbesondere wenn der VBS außerhalb eingetreten ist.
2. Engmaschige Temperaturkontrolle der Mutter und Kontrolle der Entzündungsparameter (BKS/Leukozyten).
3. Sicherstellen, ob weiterhin Fruchtwasser abgeht.
4. Striktes Einhalten der Prinzipien der Asepsis.
5. Verzicht auf eine Tokolyse, da eine beginnende Wehentätigkeit häufig ein Hinweis auf das Vorliegen einer Infektion ist.
6. Bei hochstehendem vorangehendem Teil strenge Bettruhe und Hochlagern des Beckens.

Für die einzelnen Schwangerschaftsabschnitte
1. VBS vor der 28. SSW: Abwartendes Verhalten ist nur angebracht, wenn keine Entzündungszeichen vorliegen und kein weiterer Abgang von Fruchtwasser zu beobachten ist. Andernfalls induziert man die Wehen mit Oxytocin (s. unten), um eine Gefährdung der Mutter zu verhindern (Ampicillin 3mal 5 g i.v.).
2. VBS zwischen der 28. und 36. SSW: Falls eine große Klinik mit der Möglichkeit, Frühgeborene zu versorgen, erreichbar ist, verlegt man die Schwangere. Wenn Zeichen für eine Infektion vorliegen oder das Risiko einer Infektion hoch ist, induziert man die Wehentätigkeit mit Oxytocin (s. unten), um die Mutter nicht zu gefährden. (Antibiotikagabe wie oben angegeben.)
3. VBS nach der 36. SSW: Falls innerhalb von 8 h keine spontanen Wehen einsetzen, induziert man die Wehen folgendermaßen:

- Zuerst stellt man eine Infusionslösung mit z. B. 500 ml 5%iger Dextroselösung und 3 I.E. Oxytocin (1 Amp.) her.
- Nachdem ein venöser Zugang gelegt ist, beginnt man mit 8 Trpf./min Infusionsgeschwindigkeit.
- Eine Hand liegt der Bauchwand auf, um eine beginnende Wehentätigkeit erkennen zu können.
- Die Infusionsgeschwindigkeit wird in 15minütigen Abständen um jeweils 8 Trpf./min erhöht.
- Kontrolle der fetalen Herztöne in regelmäßigen Abständen und bei Auftreten von Kontraktionen nach jeder Wehe.
- Bei regelmäßiger Wehentätigkeit kann die Oxytocininfusion langsam reduziert werden;
- empfohlene Höchstdosis nach Pschyrembel (1989): 60 mE/min.

Risiken, Komplikationen und Therapie bei VBS, Amnioninfektionssyndrom

Der vorzeitige Blasensprung geht mit den Risiken eines Nabelschnurvorfalls, einer Frühgeburt oder eines Amnioninfektionssyndroms einher.
Aufgrund der Sepsisgefahr beim Amnioninfektionssyndrom ist diese Komplikation für die Mutter die gefährlichste Folge eines VBS.

Folgende Faktoren erhöhen das Risiko für ein Amnioninfektionssyndrom (AIS):
- häufige vaginale Untersuchungen,
- lange Dauer des VBS,
- langdauernde Wehentätigkeit.

Folgende Symptome weisen auf ein AIS hin:
- mütterliche Temperaturerhöhung > 38 °C rektal,
- vorzeitige Wehentätigkeit,
- druckschmerzhafter Uterus,
- übelriechendes Fruchtwasser,
- fetale Tachykardie > 160/min.

Therapie des AIS:
- Entbindung anstreben; je nach geburtshilflichem Befund Sectio caesarea aus mütterlicher Indikation oder Spontangeburt innerhalb weniger Stunden nach Diagnosestellung;
- Ampicillin 3mal 5 g i.v. (mindestens 5 Tage lang);
- nach Entbindung Gabe von Uterotonika.

5.7 EPH-Gestose oder Präeklampsie

J. Wacker

Definition. Unter EPH-Gestose oder Präeklampsie versteht man das Auftreten von Hypertonie und Proteinurie in der Schwangerschaft. Synonym spricht man auch von schwangerschaftsinduzierter Hypertonie (SIH), „pregnancy induced hypertension" (PIH) oder „toxaemie gravidique".

Einteilung und Risikogruppen

Aufgrund der verschiedenen Definitionen entschied sich eine im Rahmen des „National High Blood Pressure Education Program" (NHBPEP) eingesetzte Expertengruppe für die folgende Einteilung:

1. „chronic hypertension" (essentielle Hypertonie),
2. „preeclampsia - eclampsia" (Präeklampsie),
3. „preeclampsia superimposed upon chronic hypertension" (Pfropfgestose),
4. „transient hypertension" (transitorische Hypertonie).

Risikogruppen bzw. -faktoren:

1. junge Erstgebärende (jünger als 20 Jahre),
2. Präeklampsie in der Anamnese,
3. bereits bestehende Hypertonie oder Nierenerkrankung,
4. Mehrlingsschwangerschaft,
5. Diabetes mellitus.

Erwähnt werden muß, daß die Präeklampsie häufig ohne Vorzeichen oder klinische Hinweise auch bei „gesunden" Schwangeren, die nicht den erwähnten Risikogruppen angehören, plötzlich auftreten kann.
Aufgrund der sozioökonomischen Verhältnisse in den Ländern der Dritten Welt stellt die Eklampsie nach Infektionen und Blutungen die dritthäufigste Ursache mütterlicher Todesfälle dar (FIGO Manual of human reproduction).

Klinische Zeichen

Im folgenden werden die wichtigsten klinischen Symptome aufgezählt. Das Auftreten der einzelnen Symptome bei den verschiedenen Formen der Präeklampsie und Eklampsie wird im Beitrag „Geburtshilfliches Management" besprochen.

- Blutdruckwerte > 140 mmHg systolisch und > 90 mmHg diastolisch sind Zeichen der Hypertonie.
- Anstieg des systolischen Wertes um 20 mmHg, des diastolischen Wertes um 15 mmHg über den „Basisblutdruck" der Schwangeren,
- Kopfschmerzen,

- motorische Unruhe und Hyperreflexie,
- Augenflimmern,
- Oberbauchbeschwerden,
- Oligurie,
- Ödeme,
- rasche Gewichtszunahme.

■ *Wichtig:* Messung des Blutdrucks an der sitzenden Schwangeren!

Untersuchungen

1. *Qualitativer Eiweißnachweistest im Urin:* Dies geschieht mit den einfach zu handhabenden Eintauchteststreifen, die man z. B. aus Ersparnisgründen halbieren kann. Zur Verfügung stehen der Combur-Test u.v.a. Ergibt der Test ein deutlich positives Ergebnis (++), so kann von einer Eiweißausscheidung von mehr als 500 mg/24 h ausgegangen werden. Bei zusätzlicher Hypertonie liegt eine Präeklampsie vor.
2. *Hämoglobin und Hämatokrit:* Eine bestehende Hämokonzentration bei einem Hämatokritwert von mehr als 40% weist auf eine bestehende Präeklampsie (PE) hin.
3. *Untersuchung des Augenfundus:* Dadurch lassen sich eine bereits vor der Schwangerschaft bestehende Hypertonie und Komplikationen der PE wie Retinablutungen und Gefäßveränderungen rechtzeitig feststellen.
4. *Thrombozyten:* Eine Sonderform der PE, das HELLP-Syndrom (Hämolyse, „elevated liver enzymes and low platelets“), geht mit Thrombozyten < 100000/µl einher.
5. *Transaminasen (GOT/GPT):* Diese Untersuchungen sind in den wenigsten Labors eines Distriktkrankenhauses möglich. Hilfreich ist auch eine Bestimmung des Bilirubins, um die Ausprägung der Hämolyse und des Leberschadens festzustellen.

Geburtshilfliches Management

Das geburtshilfliche Management berücksichtigt
- die Ausprägung der klinischen Symptome der Präeklampsie (PE),
- das Alter der Schwangerschaft,
- die Bedrohung der Mutter durch die PE,
- die Möglichkeiten zur Überwachung der Mutter,
- den Zustand des Feten,
- die Möglichkeiten zur Versorgung des Frühgeborenen.

Im folgenden gehen wir auf das geburtshilfliche Management der 3 verschiedenen Ausprägungsformen der Präeklampsie/Eklampsie ein.

Leichte Form der Präeklampsie

Der diastolische Wert liegt unter 100 mmHg, die Mutter ist wach und ansprechbar, und die Auscheidung ist normal. Der Fetus lebt und weist keine Zeichen einer drohenden Asphyxie auf.

■ *Wichtig:* Beruhigung der Schwangeren und Aufklärung über eventuelle Risiken der Präeklampsie.

Folgendes Vorgehen hat sich bewährt:
- Zuerst werden die genannten Untersuchungen vorgenommen.
- Dann wird der Bluthochdruck oral behandelt (z. B. α-Methyldopa).
- Die Mutter muß sich körperlich schonen.
- Der Zustand des Feten wird überwacht wie in 3.1 beschrieben.
- Falls nach 3 Tagen keine Verschlimmerung der Symptome auftritt, kann die Schwangere unter der Maßgabe engmaschiger ambulanter Kontrollen nach Hause entlassen werden.

Schwere Form der Präeklampsie

Verschiedene Charakteristika sind typisch:
- Der diastolische Wert liegt über 100 mmHg.
- Kopfschmerzen, Flimmern vor den Augen, Hyperreflexie.
- Oligurie (Urinausscheidung < 400 ml/24 h).
- Proteinurie (> 5 g/24 h; Combur-Test: +++).
- Gewichtszunahme (> 1000 g/Woche).
- Die Patientin ist ansprechbar.

■ *Wichtig:* Intensive Überwachung und Therapie, um vorzeitige Sectio caesarea zu vermeiden!

Hier hat sich folgendes Vorgehen bewährt:
- Die Schwangere wird stationär aufgenommen.
- Ihr Blutdruck wird regelmäßig überwacht (Abb. 5.9).
- Zur Überwachung der Ausscheidung wird ein Blasenverweilkatheter gelegt.
- Man sorgt für einen Volumenausgleich (s. unten bei Eklampsie).
- Es folgt eine intravenöse Behandlung mit Antihypertensiva.
- Die fetalen Herztöne werden kontrolliert (s. Beitrag „Medizinische Untersuchungsmethoden"),

■ *Wichtig:* Entbindung anstreben, wenn Blutdruck nicht einstellbar und das Leben der Mutter in Gefahr ist!

ÜBERWACHUNGSBOGEN FÜR SCHWANGERE MIT PRÄEKLAMPSIE/EKLAMPSIE

Name der Patientin: ....Alter:........

SSW :..........LP :.............ET :..............Parität:........

Bisherige Schwangerschaften:.......................................

Jetzige Schwangerschaft:...

Diagnose:..

Datum:........

Zeit:								
Puls:								
RR:								
Atem-frequenz:								
Einfuhr(ml):								
Ausscheidung(ml):								
Kindliche Herztöne:								
Wehentätigkeit:								
Untersuchungs-befund:								
Medikamente:								

Abb. 5.9. Überwachungsbogen für Schwangere mit Präeklampsie/Eklampsie

Eklampsie

In diesem Fall ist die Patientin nicht ansprechbar. Sie hat tonisch-klonische Krämpfe oder liegt im Koma. Es kommt zu Oligurie bis Anurie.

Folgendes Vorgehen ist erforderlich:
- Intensive Überwachung (s. Abb. 5.9), Ruhe, verdunkelter Raum.
- Man gibt Magnesiumsulfat zur Durchbrechung des Krampfanfalles und zur Vermeidung weiterer Krampfanfälle.

- Es wird für einen Volumenausgleich gesorgt (falls man einen zentralen Venenkatheter legen kann: Plasmaexpander, z. B. HAES-steril 6% bis ZVD: + 5 cm H_2O!).
- Antihypertensive Behandlung.

■ *Wichtig:* Vermeiden eines Krampfanfalls!

Therapie

Antihypertensive Therapie

- *Orale* antihypertensive Therapie mit α-Methyldopa (z. B. Presinol), Dosierung 0,5–2 g/Tag (entspricht 2–8 Tbl. Presinol à 250 mg).
- *Intravenöse* antihypertensive Therapie, mit der begonnen wird, wenn der diastolische Wert > 100 mmHg ist:
  Dihydralazin (Nepresol), als Trägersubstanz NaCl 0,9% verwenden. Dosierung initial: 5–7,5 mg langsam i.v. (z. B. in 10 ml NaCl 0,9% über 2 min); Dosierung kontinuierlich: 4–10 mg/h i.v. als Dauertropf (Dosierung: 100 mg Dihydralazin in 500 ml NaCl 0,9%; Infusionsgeschwindigkeit: 20–50 ml/h).

■ *Wichtig:* Blutdruck langsam senken, engmaschige Blutdruckmessungen, Pulskontrollen (***Cave:*** Tachykardie), Überwachung des Feten.

Antieklamptische Therapie

Die Pathogenese des eklamptischen Krampfanfalles ist noch nicht bekannt. Die Mehrzahl der Geburtshelfer in den USA und Deutschland verwendet Magnesiumsulfat.

- Magnesiumsulfat zur *Durchbrechung* eines eklamptischen Anfalls: als Trägersubstanz Glukose 5% verwenden!
  Dosierung initial: 25–50 mg/kg Körpergewicht entspricht maximal 3,5 g bei 70 kg Körpergewicht über 20 min langsam i.v.; Dosierung kontinuierlich: 10–25 mg/kg Körpergewicht/h als Dauertropf (z. B. 100 ml Magnorbin 20% entspricht 20 g mit 400 ml 5%ige Glukose).
  Infusionsgeschwindigkeit: 17,5 ml bis maximal 45 ml/h bei 70 kg Körpergewicht.

■ *Wichtig:* Atmung überwachen (mindestens 14 Atemzüge/min), Reflexe überprüfen, Urinausscheidung kontrollieren; Antidot bei Atemstillstand: Kalziumglukonat 10% (10–20 ml) i.v.

- Magnesiumsulfat zur Prophylaxe eines eklamptischen Anfalls:
  - Magnesiumsulfattabletten; z. B. als Mg-5-Longoral-Kautabletten, 3mal 2 Tabl. à 121,5 mg;

- Magnesiumsulfat als Infusionslösung; Herstellen der Infusionslösung s. oben;
  Infusionsgeschwindigkeit: 17,5–30 ml/h bei 70 kg Körpergewicht.

Volumenausgleich, Infusionstherapie

Die Präeklampsie geht mit einer Hypovolämie und einer Hämokonzentration einher. Gleichzeitig besteht eine renale Minderdurchblutung mit der Gefahr eines Nierenversagens.
Die fehlende Flüssigkeit muß ersetzt werden, um den der PE zugrundeliegenden pathophysiologischen Vorgang zu durchbrechen.
Auf der anderen Seite ist eine Hyperinfusion zu vermeiden, da sonst die Gefahr eines Lungenödems droht.
Die Patientin mit Präeklampsie sollte u. a. deshalb in ein Zentrum verlegt werden, in dem ihre adäquate Überwachung und Behandlung möglich ist.

■ *Wichtig:* Messen des zentralen Venendruckes (6–8 cm H_2O), Kontrolle der Urinausscheidung (> 30 ml/h)!

Zur Behandlung der Hämokonzentration wird die Hämodilution mit niedermolekularen Dextranen oder Hydroxyäthylstärke (z. B. HAES-steril 6% 500 ml) durchgeführt.
Ziel dieser Behandlung ist das Erreichen eines Hämatokritwertes < 35%.
Neben der Infusionstherapie im Rahmen der Hämodilution muß die Patientin je 1 l 5%ige Glukose und 1 l Ringer-Lösung erhalten.

■ *Wichtig:* Strenge Bilanzierung der Flüssigkeitsein- und ausfuhr!

Auf die Besonderheiten der Anästhesie und Narkose bei Präeklampsie wird in 3.15 eingegangen.

Prävention der Präeklampsie

Eine flächendeckende Prävention der Präeklampsie ist z. Z. noch nicht möglich.
In noch laufenden Studien wird die Wirksamkeit einer prophylaktischen Gabe von Low-dose-Aspirin (1 mg/kg Körpergewicht; ab der 16. SSW täglich) und von Kalzium (2 g täglich) zur Herabsetzung der Präeklampsiehäufigkeit überprüft.
Da Schwangere, die in der Schwangerschaft zuvor erkrankt waren, für eine Schwangerenvorsorge sehr aufgeschlossen sind, müssen sie auf die Notwendigkeit der Schwangerenvorsorge hingewiesen werden.

5.8 Mehrlingsschwangerschaft

H. J. Krüger

Häufigkeit der Zwillingsschwangerschaften

In Europa wird eine Zwillingsschwangerschaft auf 80–90 Einlingsschwangerschaften gezählt. In der schwarzen Population ist die Zwillingshäufigkeit höher. Bei den Yoruba in Nigeria wird 1 Zwillingsgeburt auf 25 Einlingsgeburten beobachtet (Nylander 1969). Besondere Zwillingskulte sind in Afrika verbreitet (Finke-Kraft 1980).

Erkennen der Mehrlingsschwangerschaft

In der Vorultraschallzeit wurden nur etwa 50% aller Geminischwangerschaften vor der Geburt diagnostiziert (Kurtz et al. 1955). So wird es auch unter einfachen Bedingungen nicht immer zu vermeiden sein, nach der Geburt eines 1. Kindes von einem 2. Zwilling überrascht zu werden. Da Zwillingsschwangerschaften für Mutter und Kind jedoch ein erhöhtes Mortalitäts- und Morbiditätsrisiko bedeuten, sollte schon während der Schwangerschaftsuntersuchungen besonderer Wert darauf gelegt werden, eine Zwillingsschwangerschaft früh zu erkennen.

Zeichen für eine Zwillingsschwangerschaft:
- Auf die Schwangerschaft bezogen zu großer Bauchumfang oder Fundusstand,
- 3 isoliert zu tastende große Teile,
- Sicherung der Diagnose durch die Feststellung unterschiedlicher kindlicher Herzfrequenzen an 2 verschiedenen Stellen (Bedingung: 2 Untersucher zur gleichen Zeit, Meßdauer mindestens 1 min, Frequenzunterschied mindestens 10 Schläge/min),
- Differentialdiagnose in der frühen Gravidität: Terminirrtum, Hydramnion, Gravidität mit Uterus myomatosus, großer Ovarialzyste oder voller Harnblase bei Harnstau,
- Molenschwangerschaft.

Schwangerenvorsorge

Falls eine Geminischwangerschaft bei den Vorsorgeuntersuchungen erkannt wird, gibt es folgende besondere Risiken zu beachten und ggf. zu behandeln:

Anämie. Eisen und Folsäure werden *immer* zu verabreichen sein. Alle tropischen Infektionserkrankungen, die eine Anämie unterstützen, müssen konsequent behandelt werden. Da Zwillingsschwangere zu vermehrtem Schwangerschaftserbrechen neigen, muß durch rechtzeitige Ernährungsberatung oder durch stationäre Behandlung verhindert werden, daß sich der körperliche Zustand der Mutter verschlechtert.

Erhöhtes Gestoserisiko (s. Beitrag „EPH-Gestose oder Eklampsie").

Erhöhte Frühgeburtlichkeit. Das größte Risiko für die Zwillinge ist die Frühgeburt. Vermehrte Kontrolluntersuchungen des Muttermundbefundes können das Ausmaß der Gefährdung zeigen. Wenn möglich, sollte mit den Angehörigen über eine häusliche Entlastung der Zwillingsmutter verhandelt werden (Hausbesuche durch Gesundheitshelfer).
Werden bei einer Kontrolluntersuchung ein sehr ungünstiger Zervixbefund oder eine vorzeitige Wehentätigkeit festgestellt, wird die stationäre Aufnahme notwendig.
Bestehen Anzeichen für eine vaginale Infektion (Nativabstrich), muß eine antibiotische Therapie durchgeführt werden. Der VBS vor der 30. SSW würde Frühgeborene unter 1000 g verursachen. Für diese Kinder bestehen kaum Überlebensaussichten.

Die Wachstumsretardierung eines Zwillings. Sie ist ohne Ultraschalluntersuchung nicht feststellbar. Das normale Wachstum der Gemini wird über die Messung des Symphyse-Fundus-Abstandes in cm gemessen und mit den Wachstumstabellen verglichen (Westin 1972).

Geburtsleitung

Die Zwillingsgeburt ist eine Risikogeburt. Ihre Leitung beansprucht eine größere geburtshilfliche Erfahrung. Mindestanforderung ist die Anwesenheit einer Hebamme oder eines ausgebildeten Geburtshelfers. Lassen es die Umstände zu, sollte die Entbindung dort stattfinden, wo auch eine Sectio durchführbar ist.

Geburtsverlauf

Die häufigste Lage der Zwillinge zueinander ist die Längslage (90%). Auch bei Beckenendlage des 1. Zwillings wird unter einfachen Bedingungen die vaginale Entbindung anzustreben sein. Die Zwillingsgeburt soll, wenn möglich, spontan ablaufen. Nur die Querlage des 1. Zwillings (1%) wird, wenn die äußere oder innere Wendung aus Platzgründen nicht möglich ist, zur Sectio führen.

Erster Zwilling

Die *Eröffnungsperiode* bei der Geburt des 1. Zwillings kann verlängert sein. Das Führen eines Geburtsprotokolls im Sinne eines Partogramms gibt Auskunft über den regelrechten Fortschritt der Geburt. Falls es zur Wehenschwäche kommt, ist dies mit einer Oxytocininfusion (3 I.E. auf 500 ml Lösung) zu behandeln. Eine Amniotomie kann die Wehentätigkeit positiv unterstützen. Da ein Hydramnion vorliegen kann, gilt es die Fruchtblase vorsichtig zu eröffnen und sich zu überzeugen, daß es zu keinem Nabelschnurvorfall gekommen ist. Eine Amniotomie in der frühen Eröffnungsperiode bei Beckenendlage ist nicht sinnvoll.

Die *Austreibungsperiode* kann durch die geringe Größe der Zwillingskinder verkürzt sein. Bei großen Kindern wird eine rechtzeitige Episiotomie die Austreibung erleichtern, insbesondere dann, wenn auch schon die Eröffnungsperiode protrahiert war und eine uterine Dystokie droht.

Der 1. Zwilling wird sofort abgenabelt, wobei auch die Nabelschnur hin zum Uterus gut abgebunden wird.

Zweiter Zwilling

Nach der Geburt des 1. Zwillings werden die Herztöne des 2. Zwillings kontrolliert. Sind diese normal und tritt keine Blutung auf, so richtet sich das weitere geburtshilfliche Vorgehen nach den sich einstellenden und tiefertretenden kindlichen Teilen.

Normalerweise tritt nach der Geburt des 1. Zwillings eine kleine Wehenpause ein. Jetzt wird durch vaginale Untersuchung festgestellt, ob eine 2. Fruchtblase vorhanden ist. Sie darf, falls noch keine sichere Längseinstellung erfolgt ist, *nicht* eröffnet werden. Durch äußere und innere Untersuchung wird festgestellt, in welcher Lage sich das Kind befindet. Kommt es nach 10–15 min nicht zur spontanen Wehentätigkeit, wird durch eine Oxytocininfusion der Uterus stimuliert. Dadurch wird meist der vorausgehende Teil der Längslage fester in den Beckeneingang eingestellt. Diese feste Einstellung wird durch die vaginale Untersuchung bestätigt und die Amniotomie durchgeführt. Das weitere geburtshilfliche Vorgehen richtet sich danach, ob eine Beckenendlage oder eine Schädellage vorliegt.

Die Geburt des 2. Zwillings sollte nicht hinausgezögert werden, der rechtzeitige Einsatz einer Oxitocininfusion sichert die rasche Geburt des 2. Zwillings.

Komplikationen unter der Geburt

Die Lebenschancen des 2. Zwillings sind um ca. 50% ungünstiger als die des 1. Zwillings (Spurway 1977). Unmittelbar nach der Geburt des 1. Zwillings bedrohen *vorzeitige Plazentalösung* und *Nabelschnurkomplikationen* das Leben des Kindes. Eine Lageanomalie, die *Querlage*, insbesondere bei geöffneter Fruchtblase, kann auch einem geübten Geburtshelfer große Probleme bei der Entwicklung bereiten.

Das Verkeilen zweier Kinder bei der Geburt ist sehr selten (1mal auf 1000 Zwillingsgeburten).

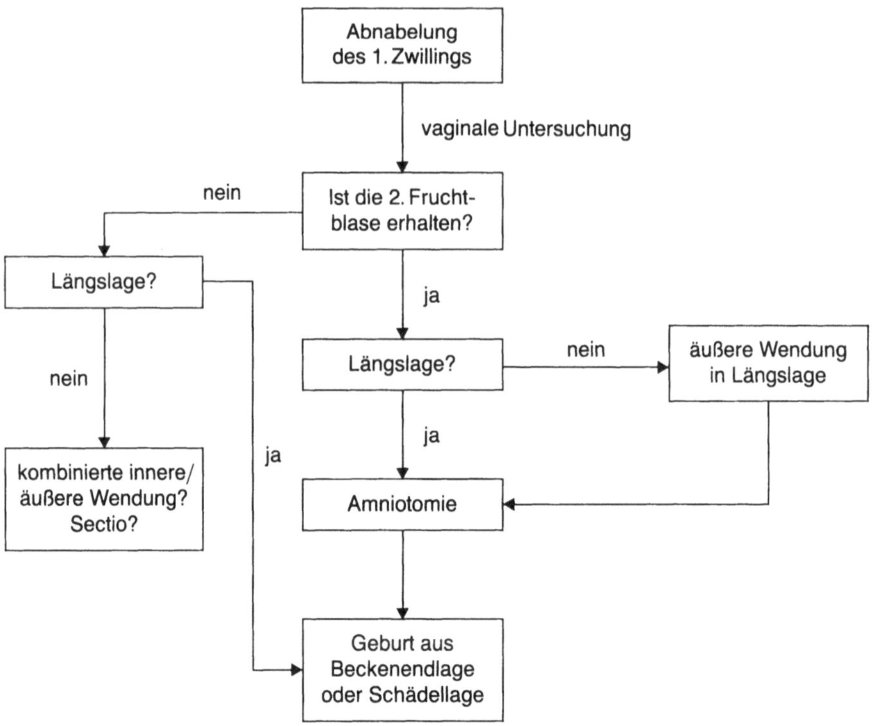

Abb. 5.10. Mögliche Komplikationen bei Zwillingsgeburten

Zur Vermeidung vom Komplikationen hat es sich bewährt, eine rasche Geburtsbeendigung anzustreben. Die frühzeitige Amniotomie und Oxytocingabe dienen diesem Ziel. Die Amniotomie darf aber nur dann durchgeführt werden, wenn sich der 2. Zwilling sicher in Längslage eingestellt hat. Eine Amniotomie ohne sichere Diagnose des vorangehenden Teils wird das Entstehen einer Querlage begünstigen, eine für Mutter und Kind äußerst gefährliche Situation, da sich daraus rasch eine verschleppte Querlage entwickeln kann.

Ist nach der Geburt des 1. Zwillings durch äußere und innere Untersuchung kein vorangehender großer Kindsteil zu tasten, so handelt es sich um eine Quer- oder Schräglage. Bei intakter Fruchtblase wird eine äußere Wendung auf den Kopf oder den Steiß durchgeführt. Dabei wird der dem Beckeneingang am nächsten stehende Teil (Kopf oder Steiß) in den Beckeneingang geführt. Ist die Längslage nur instabil, wird von außen der vorangehende Teil in seiner Position gehalten, mit der Wehenstimulation begonnen und nach genauer vaginaler Untersuchung die Amniotomie vorgenommen.
Bei gesprungener Fruchtblase und Querlage wird, möglichst durch Leitung von innen und außen, versucht, das Kind auf den Kopf zu wenden, um dann, wenn

auch hoch, eine Vakuumextraktion anzuschließen. Die Wendung auf den Fuß ist nur sehr geübten Geburtshelfern zu empfehlen und kann erfolgreich nur in Vollnarkose durchgeführt werden. Glücklicherweise ist die Querlage bei gesprungener Fruchtblase eine sehr seltene Komplikation. Sollte sie doch eintreten und besteht keine Tendenz zur Längslageneinstellung, dann ist zu erwägen, ob die Sectio am 2. Zwilling nicht die bessere Lösung ist. Auch unter einfachen Bedingungen sind heroische geburtshilfliche Taten nicht einfacher (Abb. 5.10).

Nachgeburtsperiode

In der Nachgeburtsperiode besteht ein erhöhtes Risiko für Plazentalösungsstörungen und für atonische Nachblutungen. Die Gefahr der Blutung bei verzögerter Plazentalösung wird durch die Gabe von Kontraktionsmittel nach der Geburt der Kinder verringert.

Nach der Plazentalösung wird die Plazenta durch kontrollierten Zug an der Nabelschnur nach Brand-Andrew entwickelt. Mit der anderen Hand wird etwas oberhalb der Symphyse der Uterus nach hinten gedrückt, damit der Winkel zwischen Uterus und Zervix abgeflacht wird und so die Plazenta besser aus der Zervix gleitet.
Nach der Ausstoßung der Plazenta wird der Kontraktionszustand des Uterus weiter kontrolliert. Wenn es zu einer atonischen Nachblutung kommen sollte und das Kontraktionsmittel keine Wirkung zeigt, muß der Uterus von innen und außen gehalten werden. Unter der Schienung der rechten und linken Hand wird er sich gut kontrahieren. Er sollte über mindestens 10 min gehalten werden.

Die Mortalität und Morbidität von Zwillingen ist auch nach der Geburt durch Anpassungs- und Ernährungsprobleme erhöht. Die Zwillingsmutter sollte zum Stillen ihrer Kinder angeleitet werden. Das Stillen zweier Kinder beansprucht mehr Zeit und Energie der Mutter. Selbst mehrere Jahre nach der Geburt werden Zwillinge in armen Ländern sich in ihrer Entwicklung von gleichaltrigen Kindern unterscheiden. Damit diese Kinder eine bessere Chance haben, wird man sich vermehrt um die Verbesserung des Gesundheitszustandes und der Lebenssituation der Mütter zu kümmern haben.

5.9 Frühgeburtsbestrebungen und Zervixinsuffizienz

J. Wacker

Definition. Als „frühe Geburt" wird eine Geburt zwischen der vollendeten 24. SSW und der 31. SSW post menstruationem bezeichnet. Je nach Geburtsgewicht unterscheidet man zwischen „very low birth weight infant" (< 1500 g) und „extremly low birth weight infant" (< 1000 g).

Als *„späte Frühgeburt"* gilt eine Geburt bis zur abgeschlossenen 37. Schwangerschaftswoche.

Die klinische Entwicklung der Neonatologie/Perinatologie in Deutschland ist den gesetzlichen Bestimmungen voraus, so daß eine Abgrenzung zwischen nicht lebensfähigem Feten beim Spätabort und der bereits lebensfähigen Frühgeburt problematisch ist.
Im Distriktkrankenhaus bedeutet eine Frühgeburt vor der abgeschlossenen Lungenreife (34. SSW) in der Regel, daß das Frühgeborene an den Folgen eines Atemnotsyndroms oder anderen Komplikationen der Frühgeburtlichkeit stirbt.
Für die klinische Realität eines Distriktkrankenhauses gilt deshalb die 34. SSW als die für das Überleben des Frühgeborenen entscheidende Grenze.

Ursachen

Verschiedene Faktoren, die zu einer vorzeitigen Wehentätigkeit und zu Frühgeburtsbestrebungen führen können, sind bekannt.

1. Materne Faktoren:
   - Schwere Allgemeininfektionen der Mutter (Malaria, Tuberkulose),
   - Harnwegsinfektionen,
   - Hyperthyreose,
   - sozioökonomischer Status, körperlicher/psychischer Streß,
   - Zervixinsuffizienz,
   - Uterusanomalien, Uterusmyome,
   - Hypertonie, Präeklampsie.
2. Ursachen von seiten der Plazenta und der Fruchtblase:
   - Plazentainsuffizienz,
   - Placenta praevia,
   - vorzeitiger Blasensprung,
   - Hydramnion.
3. Fetale Ursachen:
   - Mehrlingsschwangerschaften,
   - kongenitale Fehlbildungen.

Die Zervixinsuffizienz ist eine häufige Ursache von Frühgeburten in den armen Ländern. Sie ist häufig Folge einer vorausgegangenen Geburt (nichtversorgter Zervixriß) oder einer Kürettage in einer vorausgegangenen Schwangerschaft.

Diagnostik

Folgende Symptome weisen auf eine drohende Frühgeburt hin:

- vorzeitige Wehentätigkeit (Wehen in Abständen von weniger als 10 min),

- Verkürzung und Verlagerung der Zervix in die Führungslinie (vgl. Bishop-Score im Beitrag „Medizinische Untersuchungsmethoden in der Schwangerschaft"),
- Eröffnung des Muttermundes,
- Tiefertreten des vorangehenden kindlichen Teiles.

Wenn vorzeitige Wehen auftreten, muß ein vorzeitiger Blasensprung oder eine bestehende Infektion ausgeschlossen werden. Dazu wird eine Spekulumuntersuchung durchgeführt.
Weiter ist durch eine Urinuntersuchung ein Harnwegsinfekt auszuschließen.

Geburtshilfliches Management

Entscheidend für den Erfolg der Behandlung ist es, Anzeichen für eine Frühgeburt rechtzeitig zu erkennen und umgehend mit der Behandlung zu beginnen.
Beträgt die Eröffnung des Muttermundes weniger als 2 cm und bestehen lediglich vereinzelte unregelmäßige Kontraktionen, so ist eine wehenhemmende Behandlung in der Regel erforderlich.
Eine Muttermundseröffnung von mehr als 2 cm, regelmäßige Wehen und ein vorzeitiger Blasensprung schränken die Prognose der Behandlung deutlich ein.
Folgendes Vorgehen hat sich bewährt:

1. Die Patientin wird stationär aufgenommen (Bettruhe).
2. Eine mögliche Infektion (z. B. Malaria, Harnwegsinfekt, Kolpitis) wird ausgeschlossen bzw. behandelt.
3. Medikamentöse Wehenhemmung (Tokolyse):
   a) orale Tokolyse, 1 Tbl. Fenoterol (Partusisten, alle 3–4 h),
   b) Partusisteninfusion, 2 mg (4 Amp.) Partusisten in 500 ml 5%iger Glukoselösung, Infusionsgeschwindigkeit 7–45 ml/h (nach tokolytischem Effekt), Maximaldosis 0,17 mg/h (!),
   c) Magnesiumsulfat, oral als Begleitmedikation zur i.v.-Tokolyse mit Partusisten, 3mal 2 Tbl. à 121,5 mg; i.v. 1025 mg/kg/h entspricht max. 2 g/h (1000 ml 5%ige Dextrose mit 40 g Magnesiumsulfat; maximale Infusionsgeschwindigkeit 50 ml/h !).

■ *Wichtig:* Ziel der Behandlung ist es, die 37. SSW zu erreichen oder zumindest den Abschluß der Lungenreifung in der 34./35. SSW!

Behandlung der Zervixinsuffizienz: Cerclage nach McDonald

Bei Schwangeren mit Spätaborten im 2. Trimenon oder mehrfachen Frühgeburten in vorausgegangenen Schwangerschaften ist nach Ausschluß anderer Ursachen das Vorliegen einer bestehenden Zervixinsuffizienz anzunehmen.

Die Indikation zur *„therapeutischen Cerclage"* wird heute eng gestellt, da ihr Nutzen in einigen Untersuchungen nicht erwiesen ist. Sie ist nur dann sinnvoll, wenn der Muttermund nicht mehr als 2 cm geöffnet ist.
Vor der Durchführung einer Cerclage müssen folgende Voraussetzungen erfüllt sein:

- intakte Schwangerschaft,
- Ausschluß eines vorzeitigen Blasensprungs,
- Ausschluß einer Kolpitis,
- wehenloser Uterus.

Zervixumschlingung ohne Kolpotomie nach McDonald

Diese Methode bevorzugen die meisten Geburtshelfer wegen der einfachen Technik und des daher geringen Traumas. Als günstigster Zeitpunkt für diese „prophylaktische Cerclage" empfiehlt sich die 16./17. SSW. Sie wird in kurzer Allgemeinnarkose vorgenommen, und zwar mit nichtresorbierbarem Faden (ca. 1 mm) und mit schneidender Rundkörpernadel.
Wie die Nadel geführt und eingestochen wird zeigt die Abb. 5.11.

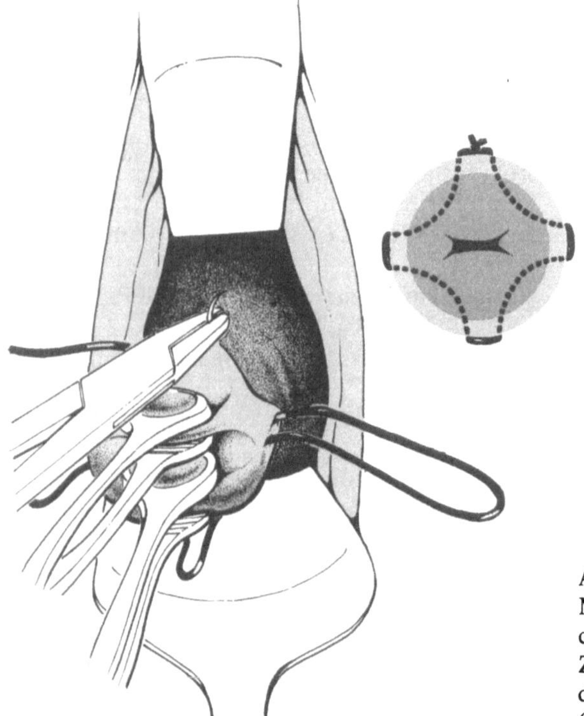

Abb. 5.11. Cerclage nach McDonald. Zirkuläre Umstechung der Zervix im oberen Zervixdrittel unter Mitfassen des zervikalen Bindegewebes. (Aus Wulf u. Kastendieck 1991)

- Der Faden wird als Tabaksbeutelnaht nicht zu fest angezogen und vorn über einen in den Zervixkanal eingeführten Hegar-Stift (Nr. 3–5) geknotet;
- Sicherstellen, daß durch die Operation die Fruchtblase nicht verletzt wurde;
- Entfernen des Cerclagefadens nach abgeschlossener 37. SSW!

5.10 Übertragung

H. Ritter

Ein Überschreiten der Schwangerschaftsdauer von 42 Wochen oder 293 Tagen nach der letzten normalen Menstruation nennt man „Übertragung“ (Deutsche Gesellschaft für perinatale Medizin 1979).

Häufigkeit

Die echte Übertragung ist bei bekannter Ovulation und bekanntem Konzeptionstermin sehr viel seltener als die auf der Angabe der letzten Menstruation beruhende rechnerische Überschreitung des Geburtstermins. Die echte Übertragung liegt lediglich in 1,4% der Schwangerschaften vor.

Diagnostik

Ziel der Diagnostik bei Verdacht auf eine Terminüberschreitung ist die Unterscheidung zwischen einer echten und einer scheinbaren Übertragung. Hier beziehen wir uns nicht auf die Ultraschalldiagnostik, da diese in einem Distriktkrankenhaus normalerweise nicht möglich ist.
Folgendes Vorgehen hat sich bewährt:

1. *Erneute Analyse der Zyklusanamnese:* Häufig werden Frauen gleich nach Absetzen der Ovulationshemmer schwanger. Der Ovulationstermin kann sich in diesem Fall um bis zu 2 Wochen verschieben.
   Manche Frauen können sich ein Datum nicht merken, wissen aber über den Mondstand während der letzten Menstruation Bescheid, aus welchem die letzte Regel errechnet werden kann.
2. *Überprüfen der dokumentierten Untersuchungsbefunde:* Uterusgröße, Zeitpunkt der ersten Kindsbewegungen, Symphyse-Fundus-Abstand (SFA). Häufig bringen die Patientinnen nur den Mutterpaß mit zur Untersuchung (wenn überhaupt). Es hat sich als nützlich erwiesen, nach allen medizinischen Unterlagen zu fragen, weil in diesen (z. B. der „Out Patient Card“) häufig Informationen sind, die die Patientin vergessen hat, z. B. einer der letzten Regeltermine.

3. *Reduktion des SFA nach der 36. SSW oder kein Wachstum des SFA:* Eine europäische SFA-Tabelle zeigt evtl. einen falsch-hohen Wert an (Westin 1977). Eine in Afrika erprobte SFA-Tabelle wie die „Ante natal card“ aus Botswana (Kennedy u. Ritter 1984) zeigt die in einem Entwicklungsland gewonnenen tatsächlichen Werte an (Garde 1981).
4. *Nachlassen der Kindsbewegungen:* Dokumentation der Kindsbewegungen durch die Mutter („kick-count“; Kennedy u. Ritter 1982; s. Abb. 5.13).
5. *Vaginale Untersuchung zur Zervixreifebestimmung:* Der Bishop-Score muß bestimmt werden. Bei einem Score über 7 gelingt eine Einleitung fast immer. Liegt der Befund unter 4, muß eine echte Übertragung bezweifelt werden.
6. *Amnioskopie:* Nach Dudenhausen bestehen für die Durchführung der Amnioskopie 2 Indikationen, nämlich die Gestose und die Terminüberschreitung.
   Die amnioskopische Überwachung wird beim Überschreiten des Termins jeden 2. Tag durchgeführt. Es können folgende Befunde erhoben werden:
   - Vernixflocken nehmen zum Termin hin ab, bei reichlichem Vernixgehalt ist eine Übertragung mit hoher Wahrscheinlichkeit ausgeschlossen; wichtigste Indikation zur Amnioskopie.
   - Verminderte Fruchtwassermenge: Hinweis für Plazentainsuffizienz und Terminüberschreitung.
   - Grünes Fuchtwasser: Hinweis für Mekoniumabgang als Ausdruck eines intrauterinen Sauerstoffmangels; dieses sagt nichts über die Sauerstoffmangelsituation des Kindes zum Zeitpunkt der Untersuchung aus.
     Es gibt auch Amnioskope aus solidem Plexiglas. Sie haben den Vorteil, daß man nur eine Taschenlampe benötigt; denn das Glas fokussiert das Licht durch seine Bauart. *Nachteil:* Da kein Arbeitskanal vorhanden ist, kann am Eipol nicht operiert werden. Aber gerade in nicht sehr geübten Händen ist es ein sehr sicheres Gerät (ECHO med. Equipment, London).
7. *Kontrolle der fetalen Herztöne:* 3mal täglich mit dem Non-streß-Test. Dabei kontrolliert man zuerst die Herztöne; erfolgten Kindsbewegungen, kontrolliert man sie sofort noch einmal. Ein Anstieg („acceleration“) zeigt kindliches Wohlbefinden.
8. *Amniozentese:* Die Entnahme von Fruchtwasser zeigt uns Farbe und Vernix im Fruchtwasser, falls eine Amnioskopie nicht durchgeführt werden kann.

Geburtshilfliches Management

Zunächst ist ein falsch errechneter Geburtstermin auszuschließen. Ein abwartendes Verhalten ist bis 10 Tage nach dem errechnetem Termin möglich, sofern kein Hinweis auf eine drohende kindliche Asphyxie vorliegt. Dabei müssen folgende Untersuchungen durchgeführt werden:

- Vaginale Untersuchung zur Feststellung des modifizierten Bishop-Scores (Kennedy 1982) alle 2 Tage.

- Kontrolle der fetalen Herztöne 3mal täglich.
- Auswertung des „kick-counts" (s. Abb. 5.13), evtl. „non stress test" (s. oben).
- Amnioskopie 2tägig nach Übertragung.

■ *Wichtig:* Das weitere Procedere richtet sich bei guten kindlichen Herztönen und Kindesbewegungen nach dem Bishop-Score.

- Score unter 7: Prostaglandin-Tabletten intravaginal oder Gel intrazervikal (Minprostin E_2);
- Score über 7: Weheninduktion mit Oxytocininfusion 10 I.E. in 1000 ml G5%; beginnen mit 10 Trpf./min und alle 15 min verdoppeln. Maximalrate 80 Trpf./min.
- Eröffnen der Fruchtblase.

▶ *Cave:* Wasserretention bei höheren Dosen von Oxytocin!

- Protaglandin-Tabletten sind sehr teuer, aber hilfreich. Das Gel kann selbst hergestellt werden: 3 ml Varidase-Gel (steril verpackt) kann mit PG E_2 i.v. in einer 10-ml-Spritze so vermischt werden, daß 400 µg PG_2 in einer Spritze sind (Göschen u. Saling 1982). Das Gel muß tiefgefroren aufbewahrt werden und ist so ½ Jahr haltbar (z. B. 5 mg PG E_2 (= 1 Amp. in 30 ml Varidase)). Prostaglandine brauchen eine intakte Kühlkette.
- Ein β-Sympatikomimetikum muß zur intrauterinen Reanimation bereitstehen, da es in seltenen Fällen zu gefährlichen Dauerkontraktionen kommen kann. Am einfachsten sind Salbutamol (Ventolin) oder Berotec-Spray.
- In einigen Ländern (nicht in Deutschland) gibt es PG E_2-Tabletten oral (Prostin E_2-Tbl. von Upjohn). Diese sind preiswerter und durchaus intravaginal zu benutzen. Die Protaglandingabe kann, wenn nötig, alle 6 h wiederholt werden. Eine Intensivüberwachung im Kreißsaal mit regelmäßiger Blutdruck- und FHR-Kontrolle ist für 2 h und zusätzlich bei Auftreten von Wehen nötig.
- Sobald wie möglich (Score über 7) Oxytocin anwenden, da es viel preiswerter ist.

▶ *Cave:* Zwischen der letzten PG E_2-Anwendung und dem Oxytocintropf müssen mindestens 6 h liegen, da sonst die Gefahr der Überstimulation besteht.

Gefahren der Übertragung

Die Übertragung gilt als prototypisches Beispiel einer subakuten kindlichen Mangelversorgung. Die Plazenta ist nicht mehr in der Lage, den Feten ausreichend zu versorgen. Es kommt zu einer hypoxischen Gefährdung. Die O_2-Minderperfusion und Azidose des Feten zeigen sich in einer deutlich gesteigerten Mortalität. In der 43. SSW verdoppelt sich die Mortalität, und in der 44. SSW vervierfacht sie sich sogar (Käser 1967).

Folgende Symptome weisen auf das Vorliegen einer echten Übertragung beim Neugeborenen hin:

- Fetale Dystrophie (reduziertes Fettgewebe),
- Abschilferung der Haut (Waschfrauenhände), Zeichen nach Runge (1939),
- Mazeration der Haut, besonders im Bereich der Achselhöhle und Beugefalten,
- Nägel überragen die Finger- und Zehenkuppen.

Weisen die Haut des Kindes, die Eihäute und die Nabelschnur aufgrund von Mekoniumabgang eine grünliche Verfärbung auf, so muß das Kind als gefährdet angesehen und entsprechend überwacht und behandelt werden.

5.11 Fetale Wachstumsretardierung

J. Wacker

Definition. Eine fetale Wachstumsretardierung kann erst bei der Geburt objektiv festgestellt werden. Sie liegt dann vor, wenn das Gewicht des Neugeborenen unter der 10. Perzentile der entsprechenden Schwangerschaftswoche liegt.

Ursachen

Im Vordergrund stehen mütterliche Erkrankungen wie Mangelernährung, harte körperliche Arbeit auch während der Schwangerschaft sowie Infektionskrankheiten (z. B. Malaria, Syphilis und Zytomegalie).
Daneben gibt es auch fetale und plazentare Ursachen, nämlich genetische Defekte wie Trisomie 18 und 21, Sichelzellanämie und abnormale Plazentamorphologie.

Diagnostik

Hat die Schwangere früher schon mangelentwickelte Kinder geboren, so muß die Schwangerschaft engmaschig überwacht werden.
Der Symphyse-Fundus-Abstand (SFA) muß bei jeder Vorsorgeuntersuchung mit dem Zentimetermaß bestimmt werden!
Dazu wird die Distanz zwischen der Symphysenoberkante und dem höchsten Punkt des Fundus uteri gemessen.
Bei normal entwickelten Kindern ergibt sich innerhalb der 20. bis zur 34. SSW die SSW nach folgender Formel (Bonnar 1977):

SFA + 3 = SSW

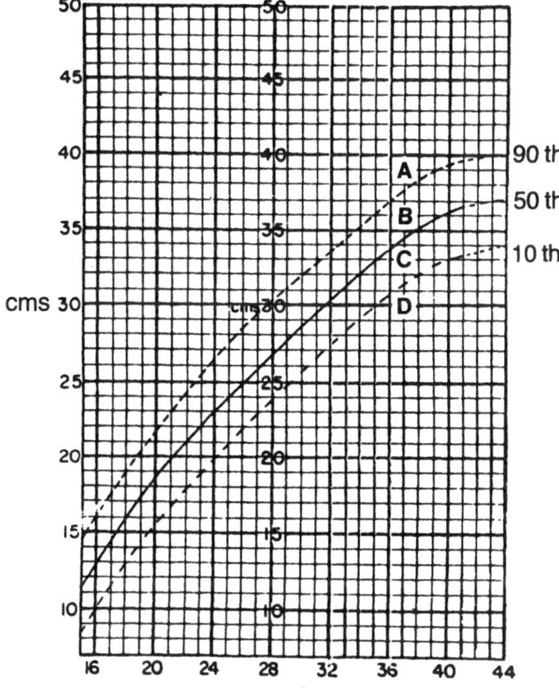

Abb. 5.12. Dokumentation der Symphyse-Fundus-Abstand-Werte im Verlauf der Schwangerschaft und Unterteilung in 4 Zonen (Cardiff Symphysis Fundus chart). (Aus Spencer 1991)

Tabelle 5.5. Unterteilung der SFA-Werte in 4 Zonen (Cardiff Symphysis Fundus Chart). (Aus Spencer 1991)

Zone	Weight (kg)	Aktive Phase Dystocia	Second Stage Delay	Section Rate	Fetal Distress
A	4,0	40%	40%	30%	8%
B	3,5	30%	20%	11%	20%
C	3,0	20%	13%	7%	38%
D	2,5	-	-	-	57%

Eine fetale Wachstumsretardierung liegt vor, wenn

$$\text{SSW} - \text{SFA} \geq 4$$

ist oder wenn Abweichungen von der zwischen der 20. und 36. SSW bestehenden wöchentlichen Zuwachsrate von 1 cm auftreten.

Die Abb. 5.12 zeigt den Verlauf der Werte des Symphyse-Fundus-Abstandes im Verlauf der Schwangerschaft. Die Tabelle 5.5 untergliedert die Werte des SFA in 4 Zonen und vergleicht diese mit dem Ausgang der Schwangerschaft.

Überwachung des fetalen Zustands

Kindsbewegungen

Die Schwangere selbst registriert die Anzahl der kindlichen Bewegungen. In einem Beobachtungszeitraum von 12 h ergeben sich *Normalwerte*: In der 32. SSW sind in 12 h ca. 90 fetale Bewegungen feststellbar, in der 40. SSW dagegen ca. 50 fetale Bewegungen.

■ *Wichtig:* Eine fetale Gefährdung droht, wenn weniger als 10 Kindsbewegungen/12 h registriert werden!

Die Dokumentation der Kindsbewegungen erfolgt entweder in Anlehnung an die „Cardiff-count-to-ten"-Methode (Pearson 1991) oder mit der einfacheren Steinchenzählmethode (Howie 1986).
Bei letzterer legt die Schwangere bei jeder spürbaren Kindsbewegung ein Steinchen in ein Gefäß, um am Abend die Anzahl der gesammelten Steinchen zu zählen.
Das Vorgehen bei der „Cardiff-count-to-ten"-Methode ergibt sich aus Abb. 5.13.

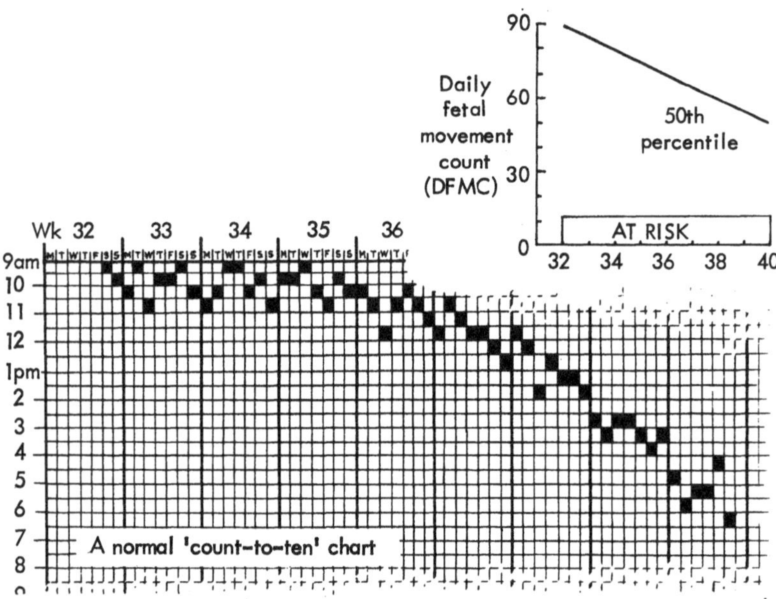

Abb. 5.13. Dokumentation der Kindsbewegungen nach der „Cardiff-count-to-ten"-Methode. Die Schwangere füllt ein Kästchen aus, wenn sie 10 Kindsbewegungen gezählt hat. Die Abb. zeigt die physiologische Abnahme der Kindsbewegungen zum Entbindungstermin hin. (Nach Garrey 1989)

Amnioskopie

Mit der Amnioskopie kann bei mindestens fingerdurchgängigem Muttermund die Farbe des Fruchtwassers beurteilt werden.
Grünliches bis grünes Fruchtwasser deutet auf Mekoniumabgang infolge hypoxisch bedingter Anregung der fetalen Darmperistaltik hin. Allerdings bedeutet grünes Fruchtwasser nur in maximal 20% eine akute fetale Gefährdung.

Oxytocinbelastungstest (OBT)

Der OBT erfordert die engmaschige Überwachung der Schwangeren während der Durchführung des Tests.
Durchführung: 3 I.E. Oxytocin werden in 500 ml Ringer-Lösung gegeben. Zunächst wird auskultatorisch die fetale Herzfrequenz über 30 s registriert. Dann wird mit einer Infusionsgeschwindigkeit von 20 Trpf./min begonnen. In 15minütigen Abständen wird die Anzahl der Tropfen um jeweils 10 Trpf./min gesteigert, bis die Schwangere Wehen spürt oder eine Anspannung ihrer Bauchdecke zu bemerken ist; die Maximaldosis beträgt 80 Trpf./min.

■ *Wichtig:* Ein Abfall der fetalen Herzfrequenz um 20 Schläge/min nach Ende der Wehe weist auf eine drohende fetale Gefährdung hin!

Bei Auftreten von Wehen ist die Infusion zu beenden.

Geburtshilfliches Management

Eine evtl. bestehende mütterliche Grunderkrankung (z. B. Malaria, Syphilis, Anämie) muß behandelt werden.
Bei Vorliegen einer schweren Retardierung (>3 Wochen) erfolgt stationäre Aufnahme und eine engmaschige Überwachung des Feten.
Die Schwangere muß auf ausreichende Ernährung achten und körperliche Anstrengungen ebenso vermeiden wie exogene Noxen (z. B. Nikotin oder Alkohol).
Nach Abschluß der Lungenreife (abgeschlossene 36. SSW) und bei drohender kindlicher Asphyxie ist die Indikation zur Sectio caesarea gegeben.

6 Überwachung und Leitung der normalen Geburt

J. Wacker

Definition. Eine Geburt beginnt, wenn die Wehen regelmäßig, d. h. alle 10 min einsetzen oder die Fruchtblase gesprungen ist.
Zur Vertiefung der physiologisch-anatomischen Grundlagen der Geburt verweisen wir auf die Lehrbücher von Pschyrembel/Dudenhausen und Knörr/Beller/Lauritzen.

Vorzeichen und Phasen der Geburt

Nach unseren Erfahrungen suchen die meisten Gebärenden in den ländlichen Gebieten eines Distriktkrankenhauses erst bei bereits fortgeschrittenem Geburtsverlauf oder nach Eintreten von Komplikationen die geburtshilfliche Abteilung auf.

Klinische Vorzeichen

Senkung des Leibes. Am Ende der 36. Schwangerschaftswoche „senkt sich der Leib", d. h. der Fundus uteri ist unterhalb des Rippenbogens zu tasten.

Vorwehen. In den letzten Tagen vor der Geburt kommt es zu unregelmäßig auftretendem Hartwerden des Uterus. Viele Schwangere nehmen die Vorwehen nicht wahr.

Veränderungen der Zervix. Die vaginale Untersuchung ergibt eine Zentrierung und weichere Konsistenz der Zervix; der Muttermund ist fingerdurchgängig.

„Zeichnen". Abgang von blutigem Schleim aus der Zervix.

„Druck auf die Blase". Bedingt durch den tiefergetretenen vorangehenden Teil kommt es zum Druck auf die Harnblase.

Phasen der Geburt

Eröffnungsperiode (EP)

Die Eröffnungsperiode beginnt mit den ersten regelmäßigen Wehen oder Geburtswehen und ist beendet, wenn der äußere Muttermund vollständig eröffnet ist.
Innerhalb der Eröffnungsperiode unterscheidet man 2 Phasen:

1. die *latente Phase* mit bis 4 cm Muttermunderöffnung und einer langsamen Dilatation und
2. die *aktive Phase* bis zur vollständigen Muttermunderöffnung mit rascher Dilatation.

Kennzeichen der Eröffnungswehen. Treten die Wehen in der halben Stunde öfter auf als 2- bis 3mal und dauert dieser Rhytmus an, dann handelt es sich um Eröffnungswehen. Außerdem ist der Zervixkanal deutlich erweitert.
Die Eröffnungswehen sind sehr schmerzhaft, insbesondere bei Erstgebärenden.

Wirkung der Eröffnungswehen. Die Eröffnungswehen bewirken eine Eröffnung des Zervixkanals und senken den vorangehenden Teil bei Erstgebärenden immer, bei Mehrgebärenden in der Regel bis auf Beckenbodenhöhe.

Austreibungsperiode (AP)

Die Austreibungsperiode beginnt mit der vollständigen Eröffnung des äußeren Muttermundes und endet mit der Geburt des Kindes.
Im letzten Teil der AP, der Preßperiode, werden die uterinen Wehen durch die aktive Mithilfe der Bauchmuskulatur („Rumpf- oder Bauchpresse") unterstützt (s. Tabelle 6.1).

Wirkung der Preßwehen. Der auf Beckenbodenhöhe stehende Kopf wird herausgepreßt; dabei werden die Weichteile geweitet und bis auf Kopfdurchgängigkeit gedehnt.

■ ***Wichtig:*** Im Verlauf der Geburt ist die Festellung eines Geburtsfortschritts bedeutend. Dies geschieht durch die Überwachung der Muttermundsweite,

Tabelle 6.1. Dauer der Geburt

	EP [h]	AP [h]
Erstgebärende	9	2–3
Mehrgebärende	7	1/2–1

des Höhenstands des vorangehenden Teils und durch den Verlauf der Pfeilnaht.
Die Muttermundserweiterung beträgt ungefähr 1 cm in der Stunde.

Vorbereitung zur Geburt

Die Vorbereitung zur Geburt übernimmt die Hebamme. Dazu gehören folgende Aufgaben:

1. Die Gebärende muß die Harnblase entleeren (volle Blase stellt eine Hemmung der Wehentätigkeit dar!).
2. Darmeinlauf (volle Blase und voller Darm erschweren den Kopfeintritt; Wehenanregung).
3. Reinigung des ganzen Körpers (bei den meisten Ethnien schon traditionell).
4. Desinfektion des äußeren Genitales.

Untersuchung

Vaginale Untersuchung

Bereits im Beitrag „Untersuchungen in der Geburtshilfe" wurde auf die Durchführung der vaginalen Untersuchung eingegangen. Unter der Geburt muß sie in der Wehenpause beginnen. Die Untersuchung wird mit gewaschenen und desinfizierten Händen in sterilen Handschuhen durchgeführt. Die Gebärende befindet sich entweder auf einem Untersuchungsstuhl oder im Kreißbett. Bei normalem Geburtsverlauf wird in 2stündigen Abständen untersucht. Bei abnormalem Geburtsverlauf sind kürzere Abstände zwischen den Untersuchungen notwendig.
Folgendes Schema der vaginalen Untersuchung hat sich bewährt:

- *Muttermund:* Größe? Beschaffenheit (dick- oder dünnsaumig, scharfrandig, nachgiebig oder rigide)?
- *Zervix:* erhalten?/verkürzt?/aufgebraucht?
- *Fruchtblase:* erhalten? (Häufig ist die Fruchtblase erst während einer Wehe zu tasten!)
- *Vorangehender Teil:* Was geht voran? Wo befindet sich der vorangehende Teil? Wie dreht er sich?
- *Becken:* Besonderheiten im mütterlichen Becken?
  Beschaffenheit der Kreuzbeinhöhlung?
  Erreichbarkeit des Promontoriums?
  Vorspringendes Steißbein, einspringende Spinae?

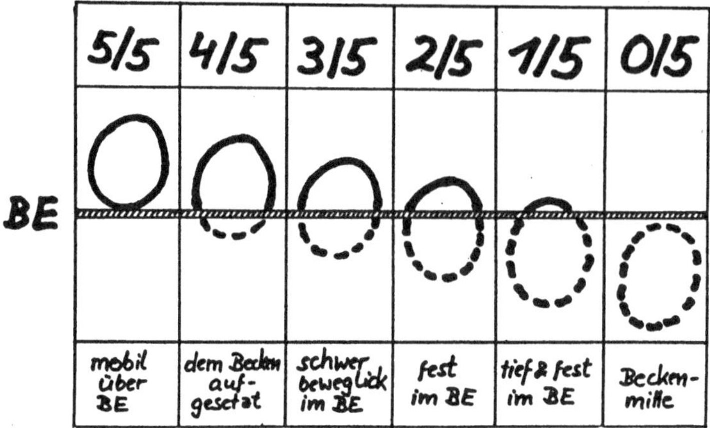

Abb. 6.1. Tiefertreten des Kopfes. (Nach Hegenscheid 1989)

Bestimmung des Höhenstandes des vorangehenden Teiles

Das Tiefer- bzw. Eintreten des vorangehenden Teiles in das mütterliche Becken kann mit Hilfe der äußeren Untersuchung und bei eingetretenem Kopf/Steiß durch die innere/vaginale Untersuchung beurteilt werden.

Äußere Untersuchung

Mit Hilfe des 4. Leopold-Handgriffes kann von abdominal das Eintreten des Kopfes in das mütterliche Becken beurteilt werden. Dabei hat sich die von Hegenscheid (1989) modifizierte Darstellung der Einteilung von Philpott (1977) bewährt (Abb. 6.1).

Innere bzw. vaginale Untersuchung

Bei der Bestimmung des Höhenstandes des vorangehenden Teiles sucht man die *Leitstelle,* den tiefsten Punkt des vorangehenden Teiles, auf.
Aufgrund des Höhenstandes der Leitstelle ergibt sich indirekt der Höhenstand des größten Kopfumfanges, der direkt von vaginal her nicht palpiert werden kann. Zur Orientierung setzt man den Höhenstand der Leitstelle in Beziehung zu einer „Verbindungslinie" zwischen den beiden Spinae ischiadicae (s. Abb. 3.13).

Die Interspinalebene (I-Linie) ist die Bezugsebene. Daraus ergeben sich nach Pschyrembel/Dudenhausen (1989) folgende dem jeweiligen Höhenstand des Kopfes/Steißes entsprechende Befunde (bei Vorliegen einer Flexionslage):

Beckeneingang (BE). Der Kopf steht „tief und fest" im BE, wenn die Leitstelle des Kopfes in der I-Linie oder nur wenig (höchstens ½ cm) oberhalb der I-Linie zu tasten ist. Bei diesem Höhenstand hat der Kopf mit seinem größten Umfang die Terminalebene überschritten.

Beckenmitte (BM). Der Kopf steht in Beckenmitte, wenn man an die Spinae ischiadicae nicht mehr oder nur noch mit Mühe herankommt.

Beckenboden (BB). Der Kopf steht auf Beckenboden, wenn man den Finger nicht oder fast nicht mehr zwischen Kopf und Beckenboden einschieben kann. Die Spinae kann man nicht mehr erreichen.

Beckenausgang (BA). Der Kopf steht im BA, wenn er in der Tiefe sichtbar ist.
Die Abb. 6.2 faßt die verschiedenen Höhenstände zusammen.
Bei Anwendung der Maßangaben in cm (Abstand der Leitstelle von der Interspinalebene) ergeben sich folgende Beziehungen:

Höhenstand des größten Kopfdurchmessers	Abstand Leitstelle/ Interspinalebene [cm]
Kopf beweglich über BE	−4
Kopf auf BE	−3
Kopf im BE	−2
Kopf fest im BE	−1
Kopf tief und fest in BE	+/−0
Kopf in BM	+1
Kopf auf BB	+2
Kopf im BA	+3
Kopf geboren	+4

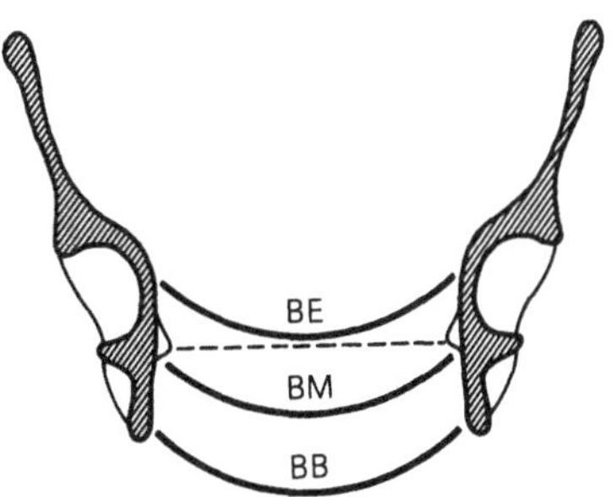

Abb. 6.2. Höhendiagnose des Kopfes bei vaginaler Untersuchung durch Abtastung des Verhältnisses Leitstelle - I-Linie. (Aus Pschyrembel u. Dudenhausen 1989)

	Die Pfeilnaht verläuft bei	
	I. Lage	II. Lage
BE	V R L H im queren Durchmesser	V R L H im queren Durchmesser
BM	V R L H im I. schrägen Durchm.	V R L H im II. schrägen Durchm.
BB	V R L H im geraden Durchmesser	V R L H im geraden Durchmesser

Abb. 6.3. Drehung der Pfeilnaht. Untersuchungsbefunde bei regelrechter (vorderer) Hinterhauptslage. (Aus Pschyrembel u. Dudenhausen 1989)

Praktischer Hinweis. Nach Pschyrembel (1989) dient folgender Handgriff der schnellen Auffindung der Spina ischiadica:
Bei Untersuchung mit dem rechten Zeigefinger wird mit der freien linken Hand die rechte Spina iliaca anterior superior aufgesucht und mit dem linken Zeige- und Mittelfinger markiert.
Der eingeführte Zeigefinger zielt jetzt auf die markierte Spina iliaca anterior superior und trifft dabei auf die stumpfe, kleinfingerdicke Spina ischiadica. Die Untersuchung ist stets in der Führungslinie vorzunehmen! Bei Vorliegen einer Kopfgeschwulst ist die Angabe des Höhenstandes zu korrigieren.

■ *Wichtig:* Bei Deflexionslagen ist der Abstand zwischen Leitstelle und maximalem Kopfumfang größer! So befindet sich bei Gesichtslage der Kopf erst dann tief und fest in BE, wenn die Leitstelle 2 Querfinger unterhalb der Interspinalebene steht.

Bestimmung der Drehung des kindlichen Kopfes

Das Tiefer- bzw. Eintreten des Kopfes in das Becken erfolgt durch Drehen des Kopfes. Dabei dreht sich der Kopf aus einem queren Durchmesser über dem Beckeneingang über einen schrägen Durchmesser in Beckenmitte zu einem geraden Durchmesser auf dem Beckenboden. Diese Drehung des Kopfes kann bei der vaginalen Untersuchung am Verlauf der Pfeilnaht und der Position der Fontanellen festgestellt werden.
Die Abb. 6.3 und 6.4 veranschaulichen den Untersuchungsbefund bei Tiefertreten und Drehung des Kopfes.

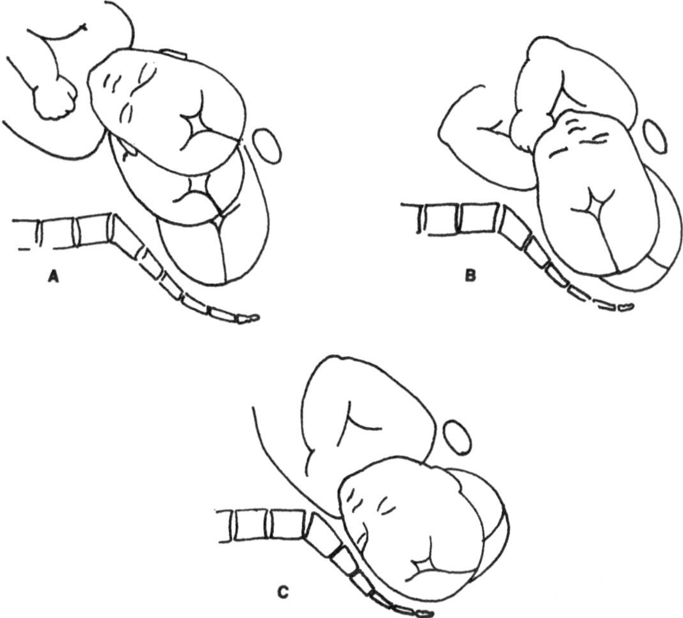

Abb. 6.4A–C. Eintreten des Kopfes in das Becken. **A** Kopf über Beckeneingang; **B** Kopf tritt in das Becken ein; **C** Kopf in Beckenmitte. (Aus Dunnihoo 1992)

Auskultation der kindlichen Herztöne

Die kontinuierliche Registrierung der fetalen Herzfrequenz während der Geburt hat sich in Deutschland durchgesetzt und ist in unseren Kreißsälen fest etabliert (Künzel 1990).
In den meisten Distriktkrankenhäusern ist das Pinard-Stethoskop die einzige Methode, um die kindlichen Herztöne zu überwachen. Untersuchungen von Haverkamp (1979) und Wood (1981) zeigten, daß diese Methode bei richtiger und regelmäßiger Anwendung den Geburtshelfer in die Lage versetzt, fetale Gefährdungszustände zu erkennen.
Im Beitrag „Medizinische Untersuchungsmethoden in der Schwangerschaft" wurde die Auskultation der kindlichen Herztöne bereits dargestellt.
Unter der Geburt werden die kindlichen Herztöne mit dem Pinard-Stethoskop auf folgende Weise kontrolliert:

Häufigkeit. Auskultation für 1 min alle 15 min (nach MacDonald 1991). Dabei wird jeweils 15 s lang die fetale Herzfrequenz festgehalten und so dokumentiert:

148-152-144-140/min.

Beziehung von Herzfrequenz zu Wehentätigkeit. Vor Geburtsbeginn muß die basale fetale Herzfrequenz festgestellt werden. Während der Geburt wird sie vor, während und nach einer Wehe festgehalten.
Treten Veränderungen auf, so müssen sie in Beziehung zu den Wehen gebracht werden. Ein Abfallen der Herztöne während einer Wehe entspricht einer frühen Dezeleration (Dip I), ein Abfallen der Herztöne nach Ende der Wehe einer späten und prognostisch ungünstigen Dezeleration (Dip II).

Unterscheidung vom maternen Puls. Durch Palpation der mütterlichen A. radialis während der Auskultation kann die fetale Herzfrequenz von der der Mutter unterschieden werden.

Die normale Herzfrequenz beträgt 110–150/min.

Die normale Variationsbreite beträgt 5–20/min.

Die pathologischen Herzfrequenzmuster (Pschyrembel u. Dudenhausen 1989; Howie 1986) sind im Beitrag „Drohende kindliche Asphyxie" dargestellt.

Bedeutung der Beschaffenheit des Fruchtwassers

Die Farbe und Beschaffenheit des Fruchtwassers sind unter einfachen Bedingungen ein wichtiger prognostischer Hinweis auf den Zustand des Feten.

- *Klares Fruchtwasser:* Nach MacDonald (1991) bedeutet klares Fruchtwasser keinen Hinweis auf eine zurückliegende fetale Asphyxie.
- *Grünliches Fruchtwasser:* Da dies ein Hinweis auf eine bestehende oder zurückliegende fetale Gefährdung ist, wird eine engmaschige Überwachung erforderlich.
- *Grünes, erbsbreiartiges Fruchtwasser:* Dies ist ein dringender Hinweis auf eine fetale Gefährdung, in Kombination mit einem pathologischen Herzfrequenzmuster ein Alarmsignal!

Leitung der Geburt und Partogramm

Allgemeine Prinzipien

Im klinischen Alltag eines Distriktkrankenhauses, in dem der Arzt oft mehrere Funktionen erfüllen muß, werden normal verlaufende Geburten von der Hebamme betreut. Der Arzt wird nur bei Komplikationen und bei protrahiertem Geburtsverlauf hinzugerufen.
Die Hebamme betreut zusammen mit den Angehörigen die Gebärende. Sie ist nie allein, auch wenn die Hebamme gleichzeitig für mehrere Geburten zuständig ist. In der Regel bewegen sich die Gebärenden oder sie ertragen die Wehen in der ihnen vertrauten Haltung. Die Verarbeitung der Wehenschmerzen ist in die ethnische Tradition eingebettet, ohne daß schmerzlindernde Maßnahmen notwendig scheinen.

Während der Geburt nehmen die Gebärenden keine Nahrung zu sich. Wie oben beschrieben, erfolgen die vaginalen Untersuchungen unter Einhaltung steriler Kautelen.
Die Auskultation mit dem Holzstethoskop erfordert vom Untersucher Zuverlässigkeit und Disziplin. Eine Hebamme wird die Kontrolle der fetalen Herztöne nur dann sorgfältig durchführen, wenn aus der Information „schlechte kindliche Herztöne“ auch Konsequenzen für das geburtshilfliche Management gezogen werden.

Leitung und Überwachung der Eröffnungsperiode (EP)

Das Umhergehen der Patientin während der EP ist für den Geburtsverlauf nicht nachteilig, wenn dabei die Überwachung von Mutter und Kind gesichert bleibt. Liegt die Patientin lieber, empfiehlt sich eine Linksseitenlagerung, um ein Vena-cava-Kompressionssyndrom zu verhindern.

Blasensprung bzw. Eröffnung der Fruchtblase

Der rechtzeitige Blasensprung erfolgt am Ende der EP bei vollständigem Muttermund. Zeigt sich im Verlauf der EP, daß eine pralle Fruchtblase bei noch hoch stehendem Kopf zu einer Verlangsamung des Geburtsverlaufs führt, so kann man diese am besten unter Sicht mit Hilfe einer Lanzette oder Kanüle vorsichtig öffnen. Wichtig ist dabei, eine zu rasche Entleerung der Fruchtblase und damit auch das Risiko eines Nabelschnurvorfalls zu vermeiden.

Leitung und Überwachung der Austreibungsperiode (AP)

In der AP muß die Kontrolle der fetalen Herzstöne in kürzeren Intervallen erfolgen; denn die AP ist für das Kind der gefährlichste Abschnitt der Geburt. Am Ende der AP müssen die fetalen Herztöne schließlich nach jeder Wehe kontrolliert werden.
Erreicht der Kopf den Beckenboden, wird reflektorisch der Drang zum aktiven Mitpressen ausgelöst.
Bevor die Gebärende mit Hilfe der „Bauchpresse“ die Wehen aktiv unterstützt, muß sie vaginal untersucht werden. Der Muttermund muß vollständig eröffnet und die Fruchtblase muß gesprungen sein, der Kopf muß auf Beckenbodenhöhe stehen und die Pfeilnaht sollte sich möglichst im geraden Durchmesser befinden.
Entscheidend hängt der Erfolg der Preßwehen von der richtigen Atemtechnik ab. Die Preßperiode dauert bei 50% aller Geburten nicht länger als 10 min, nur bei wenigen länger als 20 min.
Klafft der After und wölbt sich der Damm vor, so zeigt das das beginnende Hochsteigen des Kopfes an. Beim Durchschneiden des Kopfes beginnt die Hebamme mit dem Dammschutz (Abb. 6.5).

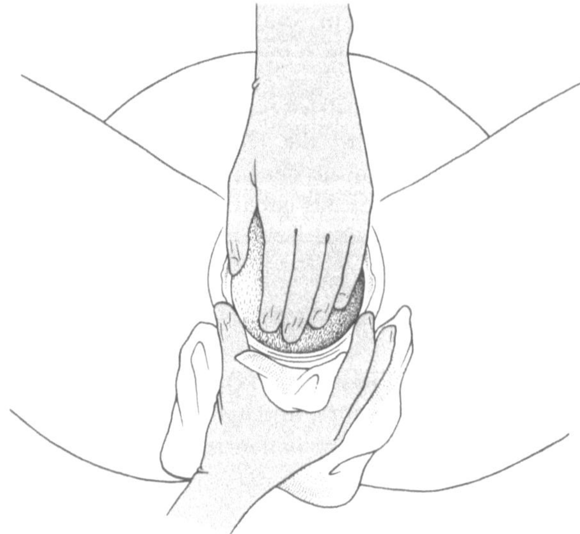

Abb. 6.5. Dammschutz. Die linke Hand reguliert durch leichten Gegendruck das Tempo des hochsteigenden Kopfes, während die rechte Hand den Kopf über den Damm leitet. (Aus Knörr et al. 1982)

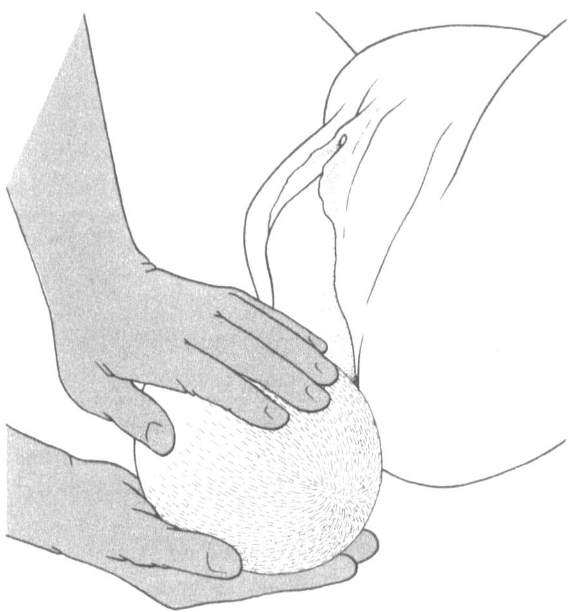

Abb. 6.6. Entwicklung der Schultern: Der Kopf wird mit bitemporal aufgelegten Händen nach hinten gesenkt, bis die vordere Schulter unter der Symphyse erscheint. (Aus Knörr et al. 1982)

Ist der Kopf geboren und mit dem Gesicht zur Seite gedreht, werden die Schultern entwickelt (Abb. 6.6). Anschließend folgen Rumpf und Beine ohne Widerstand durch leichten Zug nach vorne.

Partogramm

Philpott beschrieb 1972 den Einsatz eines „Partogramms" bei Erstgebärenden in Rhodesien (Zimbabwe). Dies begründete er mit der Notwendigkeit, in der klinischen Praxis eines Entwicklungslandes den Hebammen und Pflegern der kleineren ländlichen Gesundheitsstationen Hilfen und Kriterien zur Verlegung von Gebärenden mit kephalopelvinem Mißverhältnis in das regionale Referenzkrankenhaus an die Hand zu geben.
In der Folge wurden zahlreiche Versionen des Partogramms entwickelt und in verschiedenen Krankenhäusern mehr oder weniger intensiv in das geburtshilfliche Management vor Ort einbezogen.
Ein Partogramm zu führen ist nur unter gewissen Voraussetzungen sinnvoll:

- Die Hebammen und der verantwortliche Arzt müssen anhand der dokumentierten klinischen Befunde Entscheidungen gemeinsam treffen.
- Die Hebammen müssen sich mit der Führung eines Partogramms identifizieren können.
- In der ländlichen Gesundheitsstation müssen Möglichkeiten bestehen, im Bedarfsfall Gebärende auch in das Referenzzentrum verlegen zu können.
- Die dokumentierten Befunde müssen aufgrund einer guten und regelmäßigen Untersuchung gewonnen worden sein.
- Aufgrund der dokumentierten fetalen Herztöne müssen Entscheidungen getroffen werden können.

Voraussetzungen
- Vorhandensein und Gebrauch von Uhren,
- übersichtliche und leicht verständliche Darstellung,
- Partogrammformulare dürfen nie ausgehen.

Es gilt das Motto: „Besser wenige gut dokumentierte Befunde als viele nicht verwertbare Befunde".

Ziel
- Erkennen eines protrahierten Geburtsverlaufs durch Wehenschwäche, Mißverhältnis zwischen kindlichem Kopf und mütterlichem Becken, Einstellungsanomalien des kindlichen Kopfes,
- Fortbildung des Personals,
- Definition von Kriterien zur Verlegung ins Referenzzentrum,
- geburtshilfliches Management im Referenzzentrum.

Prinzip und Aufbau. Philpott (1972) erstellte seine „cervicographs" aufgrund von Beobachtungen, daß sich bei normalem Geburtsverlauf und guten Wehen der Muttermund stets schneller als 1 cm/h öffnet. Öffnet sich der Muttermund

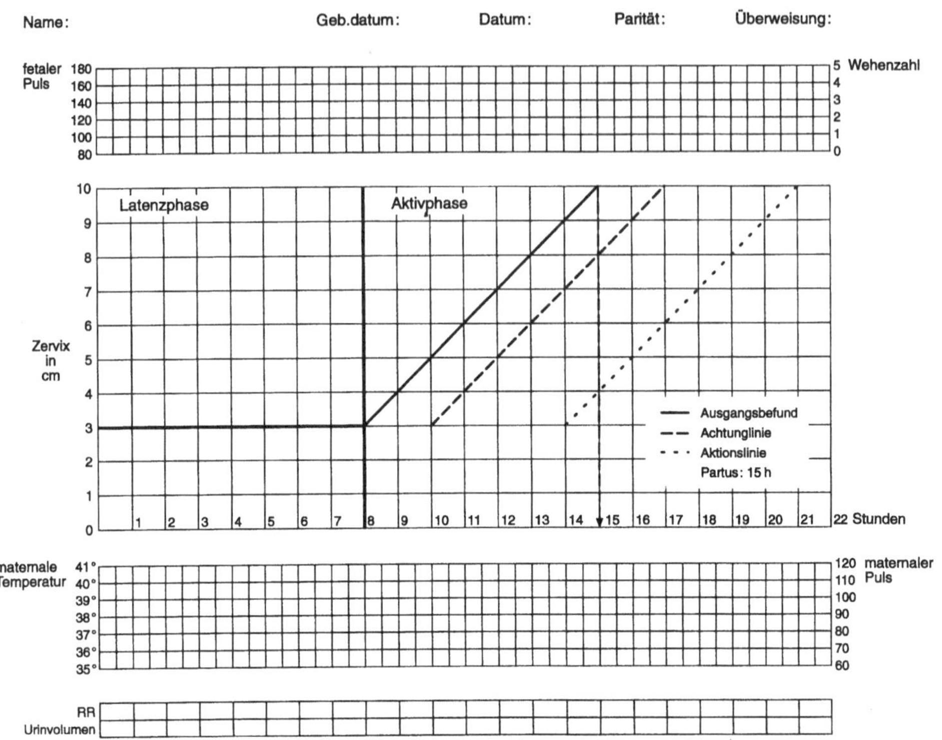

Abb. 6.7 Das Partogramm. Im oberen Abschnitt werden die kindlichen Herztöne dokumentiert. Im mittleren Abschnitt wird anhand der Zervixbefunde und der Uhrzeit (Anzahl der Stunden) der Geburtsverlauf aufgezeichnet. Ausgehend vom Ausgangsbefund der aktiven Phase wird die Achtungslinie um 2 h versetzt mit einer Steigung von 1 cm/h eingezeichnet. Dazu parallel wird im Abstand von 4 h die Aktionslinie aufgetragen. Im unteren Abschnitt werden die mütterlichen Befunde wie Anzahl und Stärke der Wehen, Blutdruck, Puls, Temperatur und Urinausscheidung eingetragen. (Mod. nach Philpott 1977)

langsamer als 1 cm/h, so muß nach der Ursache dieser verzögerten Eröffnung des Muttermundes gesucht werden.

Entscheidend für die Dokumentation und Beurteilung des Geburtsverlaufes ist der Eintritt in die aktive Phase der Geburt. Sie beginnt bei guter Wehentätigkeit mit einer Muttermundweite von 3–4 cm.

Abb. 6.7 zeigt ein Partogramm, das nach Philpotts Vorschlag (1977) modifiziert wurde.

Philpott hatte vorgeschlagen, im jeweiligen Partogramm um 2 h versetzt eine Linie mit einer Steigung von 1 cm/h einzuzeichnen. Diese Linie wird als Achtungslinie oder „alertline“ bezeichnet. Weitere 4 h nach rechts versetzt wird mit einer weiteren Linie mit der gleichen Stejgung die Aktionslinic oder „actionline“ eingezeichnet.

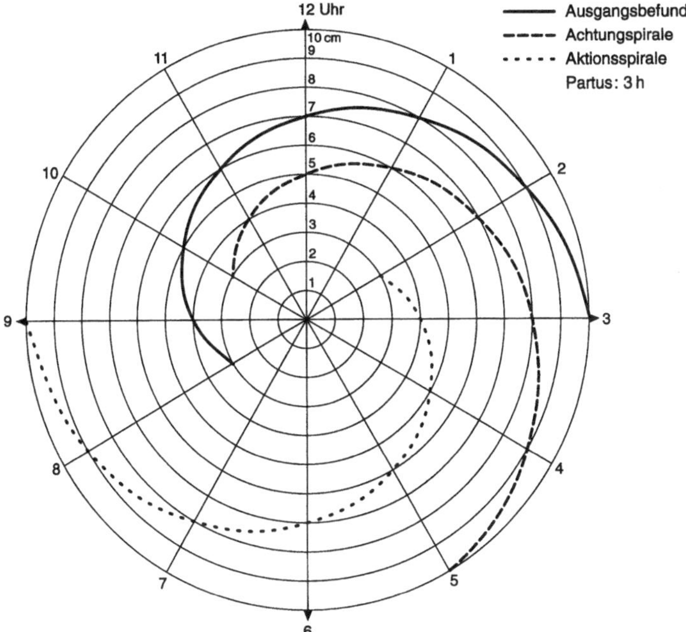

Abb. 6.8. „Das Sonnenpartogramm". Die einzelnen Kreise entsprechen der Muttermundweite. Bei Aufnahme der Gebärenden wird auf dem jeweiligen dem Muttermundbefund entsprechenden Kreis zur tatsächlichen Uhrzeit eine Markierung eingetragen. Um 2 h versetzt wird auf dem gleichen Kreis der Beginn der „Achtungsspirale" farbig markiert. Diese wandert pro Stunde um einen Kreis mit einer Geschwindigkeit von 1 cm/h nach außen. Eine Aktionsspirale beginnt auf dem gleichen Kreis um weitere 4 h versetzt

Wird die Achtungslinie überschritten, sind engmaschigere vaginale Untersuchungen notwendig. Die Wehentätigkeit muß ebenfalls engmaschig überprüft und dokumentiert werden.

Nähert sich die Kurve der dokumentierten Zervixbefunde der Aktionslinie, so muß die Gebärende in eine medizinische Einrichtung verlegt werden, in der notfalls operativ eingegriffen werden kann.

Das „Sonnenpartogramm"

Das Partogramm nach Philpott beruht auf dem „westlichen" Denken in Koordinaten. Das Arbeiten mit diesem rechtwinkligen Diagramm bereitet in der Praxis gerade den klinisch engagierten Mitarbeitern nicht zu unterschätzende Schwierigkeiten. Oft werden Partogramme nur ausgefüllt, um den formalen Anforderungen zu genügen. Das Denken in Koordinaten entspricht vielfach nicht den traditionellen Vorstellungen und wird deshalb nicht als sinnvolle Ergänzung der geburtshilflichen Befunderhebung und Dokumentation verstanden.

Während eines Aufenthaltes in der Maternité des Hopitals Yalgado in Ouagadougou/Burkina Faso führte ich mit Dr. J. Lankoande eine Pilotstudie mit einem runden Partogramm durch. Die Abb. 6.8 zeigt dieses „Sonnendiagramm".

In diesem Diagramm steht jeder eingezeichnete Kreis für die jeweilige Muttermundweite. Beträgt nun bei Aufnahme der Gebärenden um 3 Uhr die Muttermundweite 3 cm, so wird dies mit einer Markierung auf dem Kreis 3 bei 3 Uhr vermerkt. Gleichzeitig wird auf demselben Kreis bei 5 Uhr eine farbige Markierung als Beginn der Achtungsspirale eingetragen. Diese Achtungsspirale wandert pro Stunde um jeweils einen Kreis um 1 cm/h nach außen. Entsprechend der Aktionslinie im Partogramm nach Philpott beginnt um weitere 4 h versetzt die Aktionsspirale. Bezüglich des Verhaltens der Spirale der eingezeichneten Muttermundbefunde zu Achtungs- und Aktionsspirale gelten die gleichen Empfehlungen hinsichtlich engmaschiger Überwachung und/oder Verlegung.

Das Partogramm ist Hilfsmittel im geburtshilflichen Management. Das Ausfüllen des Partogramms darf aber nicht zum Selbstzweck werden. Jedes Krankenhaus/Gesundheitszentrum muß das Partogramm nach seinen Bedürfnissen modifizieren.

Dabei müssen 2 Fragen geklärt werden:

1. Wie schnell kann eine Gebärende im Bedarfsfall verlegt werden?
2. Wie schnell kann im Referenzzentrum eine operative Entbindung vorgenommen werden?

Wenn dies geklärt ist, kann in dem von den unmittelbaren Anwendern modifizierten Partogramm folgendes definiert werden:

- der Beginn der „alert line",
- der Abstand zwischen „alert line" und „action line",
- die Möglichkeiten der Art und Dauer sowie der Ort einer notwendigen Unterstützung der Wehen mit Oxytocin und
- die Indikation zur operativen Entbindung.

7 Die traditionelle Geburt außerhalb des Krankenhauses

L. Kuntner*

Die Art und Weise, wie Frauen gebären, stillen und ihre Säuglinge pflegen, ist nicht nur „naturbedingt", sondern hängt auch eng mit den sozioökologischen und kulturellen Strukturen einer Gesellschaft zusammen. Was die Geburt betrifft, so kann man sich zwar deren biologischen Ablauf unabhängig von kulturellen Aspekten vorstellen. Das Geschehen wird jedoch in jeder Gesellschaft von den Beteiligten anders beeinflußt, organisiert und gestaltet. Daher entwickelten sich überall auf der Welt unterschiedliche Geburts- und Schutzsysteme für Mutter und Kind.

Unter einem Geburtssystem wie auch unter einem Schutzsystem verstehen wir einen Komplex von Ideen und Praktiken, von Wissen und Erfahrungen, von Regeln, Vorschriften und Maßnahmen, alle auf Schwangerschaft, Geburt und Wochenbett bezogen. Sie werden durch viele Faktoren geprägt; wir erwähnen sozioökologische, ökonomische, religiöse, historische, politische oder medizinische Faktoren.

Geburtssysteme in traditionellen Gesellschaften

Zum Verständnis der Geburtshilfe in traditionellen Gesellschaften ist es für alle Beteiligten von Nutzen, das Geburts- und Schutzsystem der betrefenden Ethnie zu erfassen. Im folgenden seien Faktoren aufgeführt, die bei der Auseinandersetzung mit der traditionellen Geburt außerhalb des Krankenhauses in Betracht gezogen werden sollten:

- soziale, ökologische und ökonomische Strukturen,
- Rolle von Frauen und Frauengruppen, Rolle des Mannes, der Familie, der Gemeinschaft,
- bei der Geburt anwesende Personen (weibliche, männliche, Hebamme, Heiler, Mann, Familie, Kinder),
- Status und Rolle der Hebamme,
- Bedeutung der Schwangerschaft,
- Ernährung in der Schwangerschaft (Gebote und Verbote),

* Ich danke Frau Godula Kosack und den Mafafrauen in Guzda/Nordkamerun, ohne die dieser Beitrag so nicht möglich gewesen wäre.

- Tabus, magisch-suggestive Bräuche, religiöse Rituale für Schwangerschaft, Geburt und Wochenbett,
- Anwendung traditioneller Heilpflanzen,
- Gebärverhalten und Gebärhaltungen,
- Geburtserleichterung und Schmerzbewältigung,
- häufig angewandte, traditionelle geburtshilfliche Eingriffe bei Auftreten von Komplikationen,
- Verlauf der Nachgeburtsphase,
- Versorgung des Kindes nach der Geburt,
- Abnabelung und Nabelversorgung,
- Reinigungsmethoden und Reinigungsrituale für das Kind und die Mutter,
- Ernährung im Wochenbett und traditionelle Laktationsmittel,
- Dauer des Wochenbetts, Schonzeit für die Mutter, Isolation und Stillphase; Wirkung auf Kind, Vater, Familie und Gemeinschaft; sexuelle Karenz.

Geburtssysteme in traditionellen Gesellschaften sind geprägt durch enge soziale Beziehungen unter den Frauen, insbesondere auch zu den Geburtsbetreuerinnen und den Hebammen. Die Geburt findet meistens in Anwesenheit der Schwiegermutter sowie von Nachbarinnen und Freundinnen statt. Nur in seltenen Fällen ist der Ehemann direkt an der Geburt beteiligt; oft ist er aber in Reichweite für kleinere Hilfeleistungen.
Die Hebamme im traditionellen Umfeld ist meistens eine enge Vertraute und Beraterin der Frauen im Bereich der Sexualität, der Gesundheitserhaltung und der Krankheit. Oft besitzt sie auch einen Heilerinnenstatus. Ihr empirisches Wissen als Hebamme hat sie in der Regel von einer anderen, verwandten Dorfhebamme, unter Umständen auch von ihrer Mutter übernommen. Eine Frau kann aber auch aus Berufung Hebamme werden, doch setzt dies traditionsgemäß ein gewisses Alter und eigene Kinder voraus. Ihre Möglichkeiten, bei gewissen Geburtspathologien wirkungsvoll einzugreifen, sind aber naturgemäß beschränkt.
Um den bekannten Gefahren für Mutter und Kind zu begegnen, wurde ein möglichst vielseitiges Schutzsystem aufgebaut. Den Frauen werden zu ihrem Schutz verschiedene Verhaltensregeln für Schwangerschaft, Geburt und Wochenbett auferlegt. Innerhalb eines Schutzsystems kommt der Prävention große Bedeutung zu, insbesondere dann, wenn ein Eingreifen bei Komplikationen unter der Geburt nicht möglich ist. Die Prophylaxe besteht aus psychosomatischen Maßnahmen, die der Geburtserleichterung dienen. Es seien erwähnt: Massage, Bäder, die Wendung des Kindes bei falscher Lage, Verabreichung pflanzlicher und tierischer Arzneimittel, strenge Diätvorschriften und Tabus. Der Beeinflussung des Gemüts durch Zuspruch, Musik, Tanz und Gesänge mißt man große Bedeutung zu. Dasselbe gilt für die magisch-suggestiven Praktiken und religiösen Rituale. Es ist bekannt, daß Rituale das Verhalten in angstbesetzten Situationen stabilisieren.
Für die Geburt selber gibt es zusätzliche Maßnahmen für die schwangere Frau, die den physiologischen Ablauf unterstützen und den Schmerz erleichtern sollen. Die Frauen lernen, sich dem Geburtsvorgang angepaßt zu verhalten.

Das aktive Gebärverhalten der Frau wird als sehr wichtig betrachtet. Mit „aktivem Gebärverhalten" meinen wir Umhergehen und Bewegen sowie das Einnehmen bestimmter Körperstellungen zur Förderung und Erleichterung des Geburtsvorgangs entsprechend den Bedürfnissen der Gebärenden. Zum physiologischen, d. h. wehengerechten, Verhalten zählen wir auch die Wahl einer aufrechten Gebärhaltung: Die Frauen gebären in kauernder, knieender, stehender oder sitzender Stellung, gestützt von einer Betreuerin oder vom Mann, auf einem Hocker oder auf einem Gebärstuhl, aber auch in Knie-Ellenbogen-Lage. Durch schmerzgesteuerte Verhaltensänderungen sind die Gebärenden in der Lage, selbständig günstige Gebärpositionen zu finden.
Wir beobachten, daß die Frauen bei der Geburt das Bedürfnis haben, sich während der Wehen festzuhalten und zu stützen. Dazu braucht die Gebärende Hilfsmittel wie Balken, Stangen oder Seilschlingen und Tücher, die an der Decke befestigt sind, oder eine Hilfsperson, von der sie gestützt und gehalten wird.

Zur postpartalen Phase von Mutter und Kind

Nach der Geburt des Kindes wird der Plazentaphase die größte Aufmerksamkeit geschenkt, da die Komplikationen, die in dieser Phase auftreten können – z. B. Plazentaretention –, bekannt sind.
Daher werden oft Maßnahmen zur Beschleunigung der Plazentalösung angewendet wie z. B. Einnahme kontraktionsfördernder Mittel, Massage, manueller Druck auf den Bauch, aber auch Druck mittels Gegenständen (etwa Kalebassen) oder Blasen in eine Kalebasse oder eine Flasche zwecks Erhöhung des intraabdominellen Drucks. In jedem Fall erfolgt die Plazentaphase in der jeweils eingenommenen vertikalen Geburtsposition (Abb. 7.1).
Erst nach der Geburt der Plazenta wird das Kind abgenabelt. Vor dem Abbinden mit einer Pflanzenfaser, z. B. Bast, wird die Nabelschnur „gemolken". Dabei wird immer wieder frisches, kaltes Wasser auf die Stelle gegossen.
Die Methoden der Abnabelung sind sehr unterschiedlich. Es werden Utensilien verwendet wie z. B. Bambus- oder Hirsemesser, Jagd- oder Küchenmesser, Macheten, Glasscherben, Muscheln und andere.
In vielen Geburtssystemen werden die Plazenta und die Nabelschnur als wichtig betrachtet und in Beziehung zum Wohlergehen des Kindes gebracht. Es gibt viele unterschiedliche Methoden, sie zu versorgen. Weit verbreitet ist das Begraben der Geburtsanhänge in der Erde unmittelbar nach der Geburt: Ohne mit Plazenta und Nabelschnur in Berührung zu kommen, versorgt die traditionelle Hebamme sie meistens in einem Tontopf und begräbt diesen am Ort der Geburt, z. B. im Plazenta-Urnenhain des häuslichen Gartens. Die Zeremonie wird von magischen und religiösen Ritualen begleitet.
Die Behandlung des Nabelschnurrests variiert. Oft wird er mit frischer Asche behandelt (Asche ist steril), aber auch mit Ocker, flüsigem Harz, Caïlcedratöl oder Spinnweben (diese enthalten antibiotische Substanzen wie Terramycin). Die Länge des Nabelschnurrests wird in der Regel auf 4 Fingerbreit, ca. 5–7 cm,

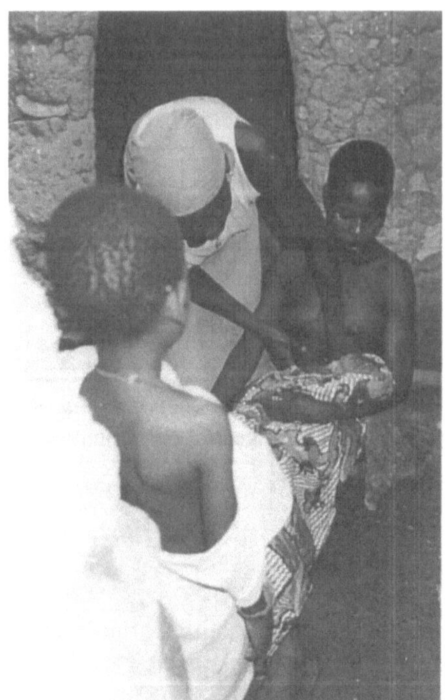
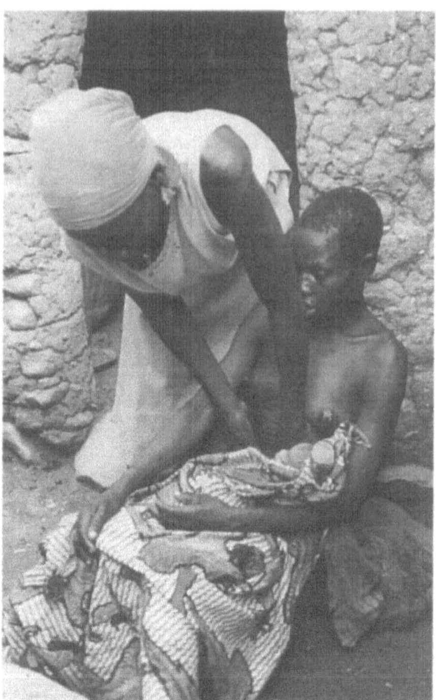

Abb. 7.1. Massage zur Beschleunigung der Plazentaphase. (Foto: L. Kuntner)

bemessen. Diese Länge bestimmt in vielen Geburtssystemen die Dauer der Schonzeit der Mutter: sie endet mit dem Abfallen des Nabelschnurrests, meist nach 5–7 Tagen. In dieser Zeit wird die Mutter von der Familie ver- und umsorgt und kann sich dadurch intensiv dem Neugeborenen widmen. Wenn der Nabelschnurrest abfällt, wird die Namensgebung mit einem Fest gefeiert und das Kind in die Gemeinschaft aufgenommen.

Vertikale Gebärpositionen – traditionelle Methoden in der modernen Geburtshilfe

Bei einem kurzen Blick auf die geschichtliche Entwicklung der Geburtshilfe stellen wir fest, daß die vertikale Gebärhaltung – in welcher Form auch immer – in prähistorischen Zeiten üblich war. Vertikale Geburtspositionen lassen sich dann in allen Kulturen bis ins 19. Jahrhundert hinein und länger verfolgen. In traditionellen Gesellschaften waren sie immer üblich und sie sind es heute noch (Abb. 7.2).

Die heute verbreitete Rückenlage bei der Geburt ist zurückzuführen auf das Aufkommen der männlichen ärztlichen Geburtshilfe im 18. Jahrhundert.

Die Diskussion über die vertikale Gebärhaltung wurde in neuerer Zeit immer wieder aufgenommen. Zur Beantwortung der Frage, welche Geburtspositionen

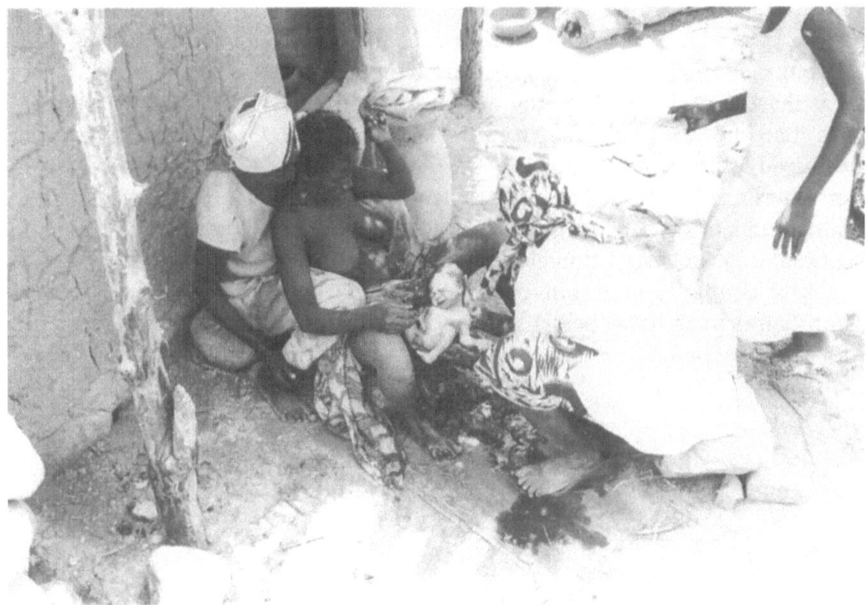

Abb. 7.2. Geburt bei den Mafa (Nordkamerun). (Foto: G. Kosack)

für Mutter und Kind von Nutzen sind, kann sich heute die Geburtshilfe auf ethnomedizinische Beobachtungen und wissenschaftliche Untersuchungen stützen. Zudem gibt es Kliniken, die langjährige Erfahrungen mit vertikalen Geburtspositionen gesammelt haben. Die in zahlreichen Publikationen dargestellten Ergebnisse bestätigen die Vorteile der vertikalen Gebärhaltung. Um hier nur einige dieser Vorteile zu nennen:

- Die Beweglichkeit des Beckens ist erhöht.
- Das Tiefertreten des kindlichen Kopfes wird erleichtert.
- Die Atmung der Mutter ist nachweislich verbessert.
- Wehen und Schmerzen können besser verarbeitet werden.

Dazu zitieren wir Punkt 17 aus den „Allgemeinen Empfehlungen" der WHO (1985):

Die Gebärenden sollten während der Wehen und der Entbindung nicht in eine Lithotomieposition gebracht werden. Vielmehr sollten sie ermutigt werden, während der Wehen umherzugehen, und jede Frau muß frei entscheiden können, welche Stellung sie während der Entbindung einnehmen will.

Der vorliegende Beitrag erhebt keinen Anspruch auf Vollständigkeit. Da wir lokale Feldforschung als verpflichtende Forschung betrachten, hoffen wir, damit etwas zum Verständnis von Geburts- und Schutzsystemen in traditionellen Gesellschaften beizutragen. Im Hinblick auf die zunehmende Verbreitung der westlichen Geburtshilfe in Entwicklungsländern möchten wir statuieren,

daß sinnvolle Methoden aus diesen Systemen in die Krankenhausgeburtshilfe integriert werden. Wir denken dabei sowohl an die vertikale Gebärhaltung, z. B. auf dem Gebärhocker, als auch an die Knie-Ellenbogen-Lage für die Eröffnungsphase und die Entbindung der Beckenendlage. Voraussetzung ist allerdings, daß die Mitarbeiterinnen und Mitarbeiter der Gesundheitsdienste die bewährten Methoden akzeptieren.
Die Erweiterung des biomedizinischen Wissens durch eine zunehmende Kenntnis der traditionellen geburtshilflichen Praktiken könnte die allgemeine Anerkennung der traditionellen Hebamme fördern und, im Sinne einer Wechselwirkung, zu einer sinnvollen Zusammenarbeit mit ihr führen. Gesichert wären damit auch lokal besser angepaßte Strukturen in der Geburtshilfe der Entwicklungsländer.

8 Pathologie und Komplikationen während der Geburt

M. D. Baldé, J. Volz und J. Wacker

8.1 Uterusruptur

M. D. Baldé

Die Ruptur der Gebärmutter tritt hauptsächlich unter der Geburt auf, in seltenen Fällen auch als „stille" Ruptur in der Schwangerschaft. Die Häufigkeit der Uterusruptur hat infolge der verbesserten Schwangerschaftsvorsorge und der intensiveren Überwachung der Geburt in den Industrieländern deutlich abgenommen (0,04% der Geburten, d. h. 1 Fall auf 2250 Geburten in den alten Bundesländern!). Im Gegensatz dazu tritt die Uterusruptur in den armen Ländern bei 0,2–0,4% aller Geburten auf.
In den meisten Fällen ist die Uterusruptur die Folge einer protrahierten Geburt und eines nicht rechtzeitig erkannten Geburtshindernisses (z. B. kephalopelvines Mißverhältnis). Weiter Ursachen sind falsch indizierte oder falsch durchgeführte geburtshilfliche Eingriffe wie innere Wendung, Forcepsentbindung, Vakuumextraktion, Kristeller-Handgriff und Weheninduktion mit Oxytocin. Ein besonders hohes Risiko für eine Uterusruptur tragen Schwangere, bei denen bereits eine Operation am Uterus wie Sectio caesarea oder eine Myomenukleation mit Eröffnung des Cavum uteri durchgeführt worden ist. Auch Mehrgebärende haben ein erhöhtes Risiko.

Klinische Zeichen

Im folgenden unterscheiden wir die *drohende* von der *vollzogenen* Ruptur.

Zeichen einer drohenden Uterusruptur

Vor Eintreten der eigentlichen Ruptur sind in der Regel klinische Zeichen vorhanden (Abb. 8.1). Erkennt man diese Prodromalsymptome früh genug, kann mit einer rechtzeitigen Sectio eine Uterusruptur verhindert werden.

1. *Hochsteigen der Bandl-Furche:* Die Grenze zwischen dem dünn ausgezogenen unteren Uterinsegment und dem Corpus uteri wird als Bandl-Furche bezeichnet. Tritt dieser Retraktionsring höher als über die Nabelhöhe, so ist ein wichtiges Warnzeichen gegeben!

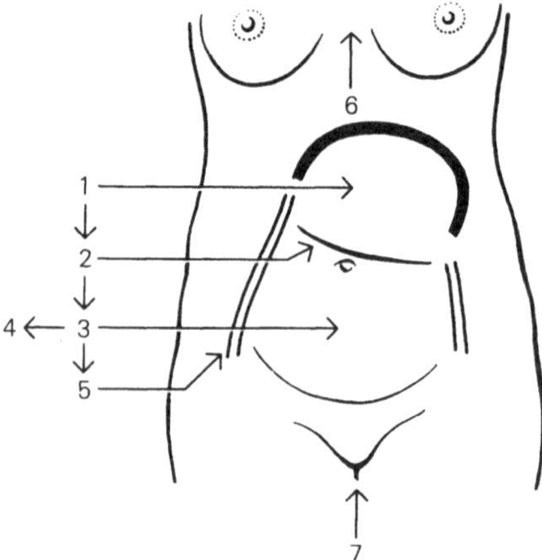

Abb. 8.1. Zeichen der drohenden Uterusruptur. *1* Zunahme der Wehentätgkeit bis zum Wehensturm, *2* Hochsteigen des Retraktionsringes (Bandl-Furche), *3* Druckempfindlichkeit und Spannung zwischen Nabel und Symphyse (Überdehnung des unteren Unterinsegmentes). (Nach Pschyrembel u. Dudenhausen 1989)

▶ *Cave:* Eine *nicht* entleerte Harnblase kann leicht zu einer Fehldiagnose führen!

2. *Verstärkte Wehentätigkeit:* Die Wehentätigkeit kann sich bis zu einem sog. Wehensturm steigern. Dabei betragen die Abstände zwischen den einzelnen Wehen weniger als 2 min. Die Wehendauer ist dagegen verlängert. Dabei ist der Uterus kontinuierlich in kontrahiertem Zustand. In seltenen Fällen finden sich palpatorisch eher unauffällige bzw. schwache Wehen. Dabei kann gelegentlich eine „stille Ruptur" („silent rupture") auftreten.
3. *Schmerzen:* Die starken Schmerzen sind Folge der enormen Zunahme der Wehentätigkeit bei immer kürzer werdenden Wehenpausen. Dies betrifft besonders das untere Uterinsegment bzw. den Narbenbereich bei Zustand nach Sectio. Deshalb ist ein starker Narbenschmerz ein dringendes Warnzeichen bei Zustand nach Uterusoperationen.
4. *Anpassung der Ligg. rotunda:* Die Ligg. rotunda lassen sich seitlich des Uterus als fingerdicke aufsteigende Stränge tasten.
5. *Zunehmende Unruhe der Patientin:* Zu den klinischen Symptomen tritt noch eine verstärkte Ängstlichkeit und Unruhe der Patientin hinzu.

Zeichen der vollzogenen Uterusruptur

1. *Zerreißungsschmerz:* Die stärksten Schmerzen mit der Intensität eines Dolchstiches treten zum Zeitpunkt der Ruptur auf. Danach lassen die Schmerzen langsam nach, was in fataler Weise eine Besserung des Allgemeinzustandes vortäuscht.
2. *Vaginale Blutung:* Eine vaginale Blutung liegt nicht in allen Fällen vor; oft ist sie nur mäßig und von eher bräunlicher Farbe.

Untersuchung

1. *Kreislaufschock:* Mit Zunahme der Blutung kommt es zur Ausbildung eines hämorrhagischen Schocks. Bei einer kompletten Uterusruptur kann zusätzlich das Bild eines peritonealen Schocks hinzukommen.
2. *Tasten der kindlichen Teile:* Palpatorisch sind die kindlichen Teile direkt unter der Haut zu tasten. Wenn bei der Ruptur der Fetus aus dem Kavum ausgetreten ist, kann die ovale Form des Uterus nicht mehr festgestellt werden.
3. *Vaginale Untersuchung:* Bei der vaginalen Untersuchung fallen der nicht belastete Muttermund und häufig eine verdickte und ödematös veränderte Muttermundlippe auf. Der vorangehende Kindsteil steht hoch. In einzelnen Fällen kann man sogar die Rupturstelle tasten.

Verlauf

Die fetale Prognose ist bei drohender Uterusruptur gut, ganz im Gegensatz zur Prognose bei vollzogener Uterusruptur. Die kindlichen Überlebenschancen hängen davon ab, wie schnell das klinische Bild der Ruptur erkannt wird und wie schnell die richtige Behandlung erfolgt. Die materne Mortalität aufgrund einer Uterusruptur ist in den armen Ländern sehr hoch.

Vorgehen

Bei Anzeichen einer drohenden Uterusruptur ist eine sofortige Sectio caesarea notwendig.
Liegt eine komplette Uterusruptur vor, ist, ebenfalls umgehend, eine Laparotomie durchzuführen. Intraoperativ sollte entsprechend dem Operationssitus zwischen einer Übernähung der Rupturstelle oder – bei ausgedehnter Ruptur oder Peritonitis – einer subtotalen Hysterektomie entschieden werden. Insbesondere muß intraoperativ auf mögliche Verletzungen von Parametrien und Harnblase geachtet werden. Die Patientinnen werden mit Antibiotika behandelt, um eine Peritonitis durch die aus dem Cavum uteri ausgetretenen Keime zu verhindern.

8.2 Pathologische Kindslage

J. Wacker

Beckenendlage (BEL)

Häufigkeit und Einteilung

Die *Häufigkeit* der Beckenendlage wird mit 3% aller Geburten angegeben.
Die *Einteilung* erfolgt in: Steiß-, Steiß-Fuß-, Fuß- und Knielage. Dabei wird jeweils eine vollkommene und eine unvollkommene Form unterschieden.
Die Hüftumfänge betragen bei Steißlage 27 cm, bei Steiß-Fuß-Lage 32 cm und bei Fußlage 24 cm.

Diagnostik und klinische Zeichen

Die Schwangere spürt bei Beckenendlage des Fetus die stärksten Kindsbewegungen im Unterbauch. Bei der *äußeren Untersuchung* (Leopold-Handgriffe) ist mit dem 1. Handgriff im Oberbauch der harte und bewegliche Kopf zu tasten. Bei der Anwendung des 3. und 4. Handgriffs fehlt über dem Beckeneingang der ballotierende vorangehende Teil des kindlichen Kopfes. Die fetalen Herztöne sind in Nabelhöhe und darüber zu auskultieren.
Bei der *vaginalen Untersuchung* erweist sich der vorangehende Kindsteil als unregelmäßig. In der Eröffnungsphase verbleibt der vorangehende Teil lange über dem Beckeneingang.
Aufgabe der Schwangerenvorsorgeuntersuchung ist es, bei vorliegender Beckenendlage rechtzeitig durch eine klinische Untersuchung (Größe und Beschaffenheit des mütterlichen Beckens, geschätztes Kindsgewicht) die Entscheidung über den Entbindungsmodus zu treffen.

Prinzipien und Durchführung der Entbindung

Die Standardkommission „Beckenendlage“ der Deutschen Gesellschaft für Perinatale Medizin empfiehlt bei Beckenendlage folgende Geburtsleitung:

1. Zur Erleichterung der Behandlung evtl. auftretender Komplikationen ist ein venöser Zugang sicherzustellen.
2. Obligat sind eine ständige Anästhesie- und Sectio-Bereitschaft.
3. Die kindlichen Herztöne müssen überwacht werden (unter einfachen Bedingungen durch Auskultation oder durch Palpation).
4. In der Preßphase kann die Gabe von Wehenmitteln vorteilhaft sein, um das Kind rasch zu entwickeln.
5. Der Steiß soll solange zurückgehalten werden, bis das Kind in einer Wehe total und möglichst spontan entwickelt werden kann.
6. Eine ausreichend große Episiotomie ist obligat.

Manualhilfe

Die Geburt aus Beckenendlage läuft in 2 Phasen ab. Bei der Geburt des Steißes und der unteren Extremität (1. Phase) verhält sich der Geburtshelfer zunächst streng abwartend.

■ *Wichtig:* Erst in der 2. Phase (Entwicklung der Arme und des Kopfes) greift der Geburtshelfer aktiv ein.

Es gibt mehrere Methoden der Manualhilfe bei Beckenendlage. Im folgenden werden dargestellt:

1. der Handgriff nach Bracht,
2. die klassische Armlösung,
3. die Kopfentwicklung nach Veit-Smellie.

■ *Wichtig:* Die Manualhilfe beginnt, wenn der untere Rand des Schulterblattes (Angulus inferior scapulae) in der Vulva erscheint.

1. *Handgriff nach Bracht:* Dieses einzeitige Vorgehen zur Entwicklung des Kindes bei Beckenendlage bezeichnet eine assistierte Spontangeburt.

Vorbereitung
- Eine Dauertropfinfusion (evtl. mit Syntocinon) wird angelegt.
- Die Frau wird im Querbett gelagert.
- Lokalanästhesie des Dammes und zusätzlich Pudendusblock.
- Die Harnblase wird entleert.

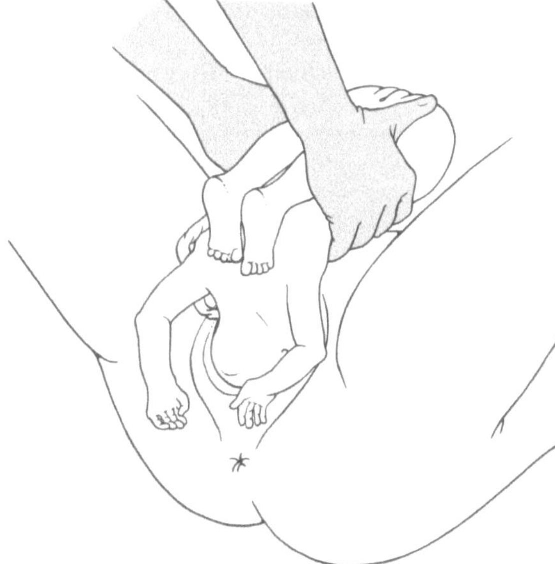

Abb. 8.2. Unterstützung der Spontangeburt aus Beckenendlage nach Bracht. (Aus Knörr et al. 1982)

Durchführung
- Episiotomie beim Durchschneiden des Steißes.
- Der kindliche Rumpf wird so gefaßt, daß die Daumen auf den Oberschenkeln und die übrigen Fingerspitzen auf der Wirbelsäule des Kindes liegen (Abb. 8.2).
- Durch Heben des kindlichen Rumpfes und Strecken in Richtung der Symphyse werden Schultergürtel und Kopf des Kindes in einem Zug entwickelt.
- Zur Unterstützung übt eine Hilfsperson von oben Druck auf die Bauchdecke der Mutter in das kleine Becken hinein aus.

2. *Klassische Armlösung* (Abb. 8.3 und 8.4): Die klassische Armlösung ist ein zweizeitiges Vorgehen zur Entwicklung des Kindes bei Beckenendlage.

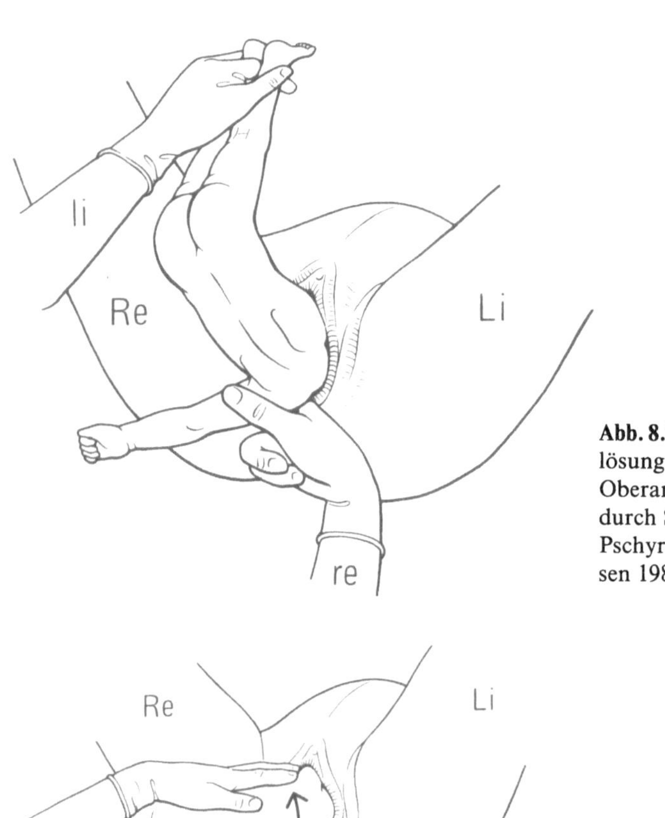

Abb. 8.3. Klassische Armlösung. Herausstreifen des Oberarmes über die Brust durch Schienung. (Aus Pschyrembel u. Dudenhausen 1989)

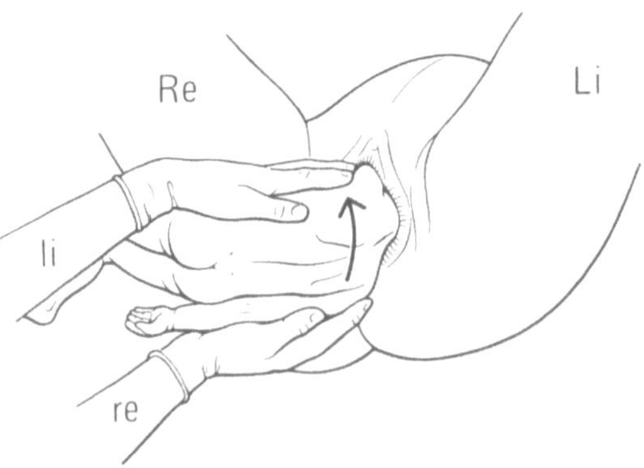

Abb. 8.4. Stopfende Bewegung, um den vorderen Arm nach hinten in die Kreuzbeinhöhle zu bringen. (Aus Pschyrembel u. Dudenhausen)

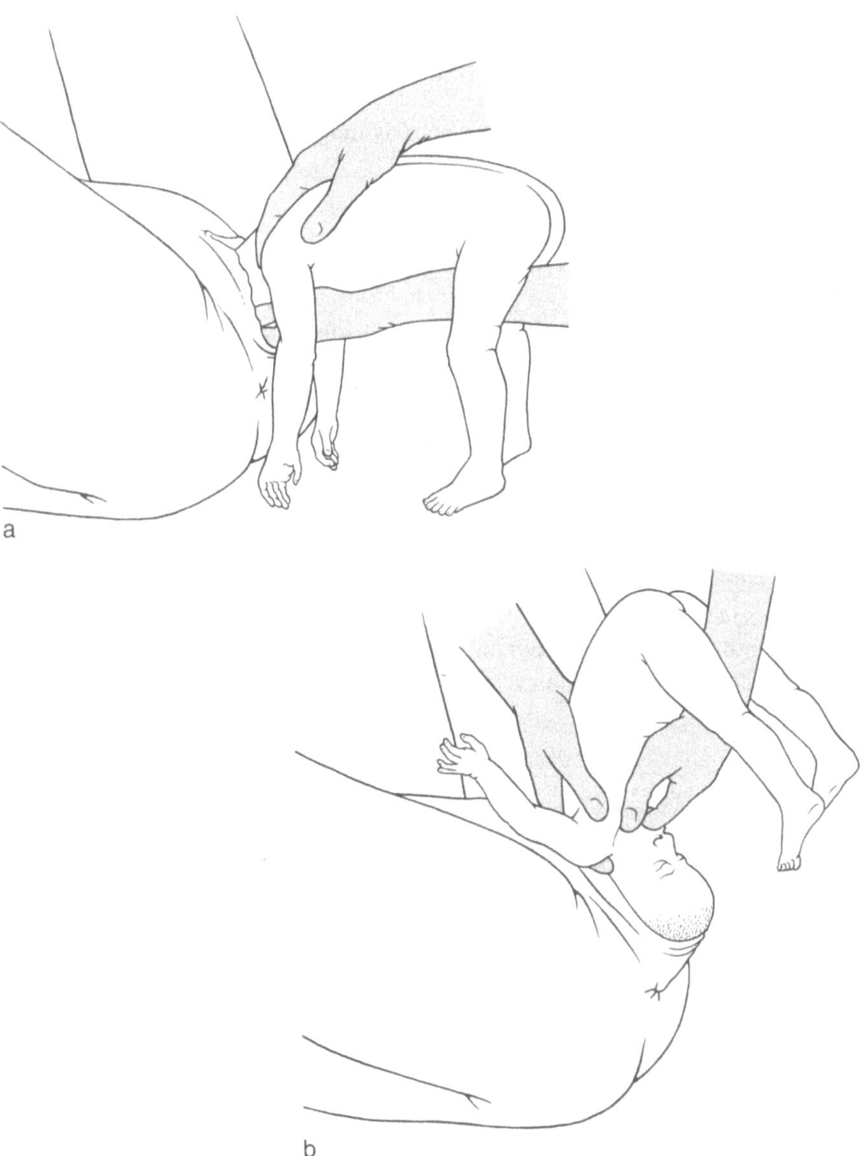

Abb. 8.5 a, b. Entwicklung des nachfolgenden Kopfes nach Veit-Smellie. **a** 1. Phase, **b** 2. Phase. (Aus Knörr et al. 1982)

Indiziert ist sie nach erfolglosem Bracht-Handgriff, wenn sich der Rücken des Kindes nicht nach vorn unter die Symphyse dreht, sondern seitlich bleibt und nach manueller Extraktion.

Vorbereitung: Gleiches Vorgehen wie beim Handgriff nach Bracht.

Durchführung
- Episiotomie beim Durchschneiden des Steißes.
- Sind Beine und Rumpf bereits geboren und ist der untere Rand des Schulterblattes sichtbar, tritt der Geburtshelfer auf die Seite des kindlichen Rückens.
- Die kindlichen Beine faßt der Geburtshelfer mit der Hand, die dem kindlichen Arm auf Bauchseite entspricht.
- Er zieht steil nach abwärts.
- Die Beine werden in die gegenüberliegende Hüftbeuge der Mutter geschlagen.
- Der hintere Arm des Kindes wird unter sorgfältiger Schienung des Oberarms (eng an der Brust herausstreichen) gelöst.
- Fixieren des Armes am Thorax des Kindes.
- Das Kind wird unter stopfender Bewegung um 180° gedreht (Rücken symphysewärts).
- Der Geburtshelfer tritt wieder auf die Seite des kindlichen Rückens und löst den anderen Arm in ähnlicher Weise.

3. *Kopfentwicklung nach Veit-Smellie* (Abb. 8.5): Sie ist nach spontan herausgefallenen Armen (selten) und nach Armlösung und Schulterentwicklung indiziert.

Durchführung
- Die Hand, die den hinteren Arm entwickelt hat, bleibt in der Scheide.
- Der Zeigefinger wird in den Mund des Kindes (Zahnleiste) eingeführt.
- Daumen und Mittelfinger liegen schienend der Mandibula an.
- Der Schädel wird maximal gebeugt.
- Die andere Hand umgreift gabelförmig die Schultern des Kindes.
- Man zieht steil nach abwärts, bis die Hinterhauptschuppe geboren ist.
- Der Kopf wird unter Beibehaltung der Flexion angehoben und das Gesicht entwickelt.

Geburtshilfliches Management und Komplikationen

Beckenendlagen führen gehäuft zu Frühgeburtlichkeit, Mißbildungen, Zwillingsgeburten, vorzeitigem Blasensprung mit Amnioninfektionssyndrom, geburtshilflichen Traumen (inkl. intrakranielle Blutungen) und zu Nabelschnurkomplikationen.
Eine Entbindung durch Sectio caesarea ist einer vaginalen BEL-Entbindung vorzuziehen bei

1. unreifen Kindern vor der 34. SSW,
2. geschätztem Geburtsgewicht von mehr als 3500 g,
3. Vorliegen einer reinen Fußlage,
4. bei Bestehen zusätzlicher Risiken wie Plazentainsuffizienz, Diabetes mellitus, Präeklampsie.

Erstparität allein ist keine obligate Sectioindikation!

Komplikationen

Bei deutlich protrahiertem Geburtsverlauf, hochstehendem vorangehendem Teil, pathologischer fetaler Herzfrequenz und bei Nabelschnurvorfall besteht die Indikation zur sekundären Sectio caesarea.
Ist der Versuch der Kopfentwicklung erfolglos geblieben, wird die Zange am nachfolgenden Kopf angesetzt und eine Symphyseotomie vorgenommen.

Querlage

Häufigkeit und Einteilung

Die *Häufigkeit* der Querlage (QL) wird mit 1% angegeben. Sie findet sich zu 75% bei Mehrgebärenden. Außerdem treten Querlagen bei Frühgeburten, Zwillingsgeburten und bei Hydramnion auf.
Weiter kann eine QL ein Hinweis auf das Vorliegen einer Placenta praevia, eines Uterus arcuatus oder eines Myoms sein.

■ *Wichtig:* Bei der Querlage handelt es sich um eine geburtsunmögliche Lage!

Die *Einteilung* erfolgt nach
- der Lage des Kopfes: Kopf links = I.QL, Kopf rechts = II. QL und
- der Stellung des Rückens: Rücken vorn = dorsoanteriore QL, Rücken hinten = dorsoposteriore QL, Rücken funduswärts = dorsosuperiore QL, Rücken beckenwärts = dorsoinferiore QL.

Bei einer *verschleppten Querlage* ist das Kind fester in das untere Uterinsegment eingepreßt, so daß die geringste Bewegung zu einer Zerreißung der Gebärmutter führen kann.

Diagnostik und klinische Zeichen

Nach Pschyrembel gibt es 5 Kennzeichen der Querlage:

1. Es fehlt ein vorangehender Teil: Mit dem 3. Leopold-Handgriff läßt sich kein vorangehender Kindsteil tasten; bei der vaginalen Untersuchung ist das Becken leer.

2. Der Bauch der Schwangeren zeigt eine querovale Form.
3. Der Symphyse-Fundus-Abstand ist kleiner, als er der Schwangerschaft entsprechend sein müßte.
4. Seitlich ist jeweils ein großer Kindsteil zu tasten.
5. Die kindlichen Herztöne sind in Höhe des Nabels zu auskultieren.

Eine Querlage muß in der *Schwangerenvorsorge* erkannt werden, da sich die Schwangere rechtzeitig, d. h. ab der 36. SSW, in der Nähe eines Distriktkrankenhauses aufhalten muß.

■ *Wichtig:* Zurückhaltung bei der vaginalen Untersuchung, da durch einen vorzeitigen Blasensprung Kind und Mutter gefährdet werden! Die Diagnose einer Querlage kann schon allein durch die äußere Untersuchung gestellt werden.

Prinzipien und Durchführung der Entbindung

Bei Querlage ist, wenn das Kind lebt, die *Sectio caesarea* in der 37./38. SSW die für Mutter und Kind sicherste Entbindungsmethode.
Alternativ besteht noch die Möglichkeit einer äußeren oder einer kombinierten inneren Wendung.

Äußere Wendung

Das Prinzip der äußeren Wendung besteht darin, bei stehender Fruchtblase und vor Wehenbeginn, am günstigsten in der 37. SSW, eine Querlage in eine Schädellage umzuwandeln. Dieses Vorgehen ist unter einfachen Bedingungen insofern eingeschränkt, als ohne Ultraschall der Plazentasitz oder ein eventuelles Myom im unteren Uterusdrittel nicht nachgewiesen werden kann.

Vorbereitung
- Lage, Stellung, Größe und ausreichende Beweglichkeit des Kindes sind festzustellen.
- Die fetalen Herztöne werden kontrolliert.
- Die Sectiobereitschaft ist sicherzustellen.
- Die intravenöse Tokolyse wird vorgenommen (1 Ampulle Partusisten 0,5 mg auf 250 ml Glukose, Dosierung: Beginn mit 8 Trpf./min, langsam auf 20 Trpf./min steigern).

Durchführung
- Der Geburtshelfer befindet sich an der linken Seite der auf dem Rücken liegenden Schwangeren.
- Die linke Hand greift den kindlichen Steiß und die rechte Hand den kindlichen Kopf.
- Der Steiß wird in den Fundus hochgeschoben, so daß eine Schädellage resultiert.
- Dabei müssen die kindlichen Herztöne kontrolliert werden.

Innere, kombinierte Wendung

Bei folgenden Indikationen ist auch heute noch die Anwendung der inneren kombinierten Wendung angebracht:

- nach der Geburt des 1. Zwillings und bei Querlage des 2. Zwillings,
- bei abgestorbenem Kind und noch nicht lange zurückliegendem Blasensprung (um eine Sectio am toten Kind zu vermeiden!).

Vorbedingung
- Multipara,
- Fruchtblase muß stehen, bis Muttermund vollständig eröffnet ist,
- bei eingetretenem Blasensprung wird die Fingerspreizprobe nach Pschyrembel durchgeführt:
  in den Muttermundsaum werden sämtliche Finger einer Hand eingeführt und auseinander gespreizt; gelingt dies, so ist der Muttermund praktisch vollständig eröffnet;
- das Becken darf nicht zu eng sein.

Vorbereitung
- Die Gebärende wird im Querbett gelagert.
- Nach der Desinfektion seiner Hände und Unterarme desinfiziert der Geburtshelfer das äußere Genitale und das Abdomen.
- Gebärmutter und Bauchdecke werden durch Allgemeinanästhesie völlig entspannt.
- Man legt ein steriles Tuch auf den Bauch, damit die äußere Hand steril bleibt.

Durchführung

■ ***Wichtig:*** In den Uterus wird stets die Hand eingeführt, die dem Beckenende entspricht!

- Nach einer Episiotomie folgt beim Eingehen mit der Hand die Blasensprengung.
- *Das Prinzip der inneren Wendung ist die Wendung auf den Fuß mit anschließender ganzer Extraktion!*
- Bei dorsoanteriorer QL: Wendung auf den unteren Fuß, bei dorsoposteriorer QL: Wendung auf beide Füße.
- Der Beckeneingang wird freigemacht durch Zurückschieben des vorliegenden Teiles (beide Hände am Kopfende) (Abb. 8.6–8.8).
- Der Fuß wird aufgesucht (beide Hände am Steiß).
- Die äußere Hand schieb den Kopf nach oben/funduswärts; die innere Hand führt den Fuß unter leichtem Zug nach unten.

■ ***Wichtig:*** Die Wendung ist abgeschlossen, wenn der Kopf im Fundus zu tasten ist und der Fuß in der Vulva erscheint.

Nach abgeschlossener Wendung folgt eine kurze Pause von 2–3 min; anschließend wird die Extraktion durchgeführt.

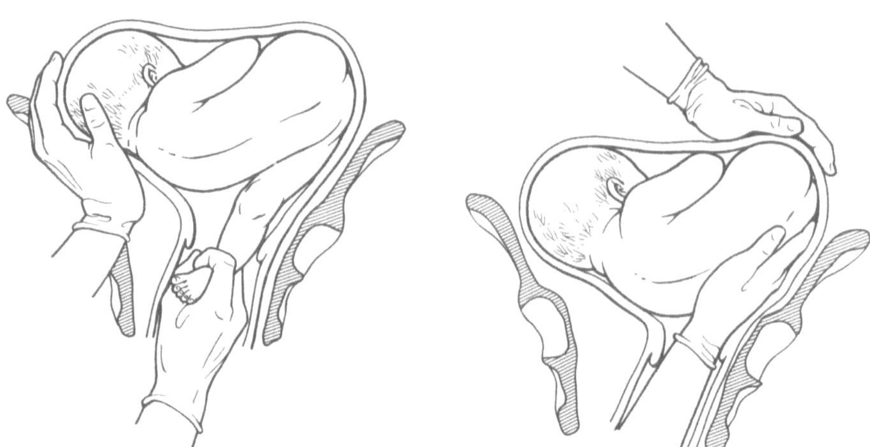

Abb. 8.6 (*links*). Wendung aus Querlage. Beide Hände am Kopfende. (Aus Pschyrembel u. Dudenhausen 1989)

Abb. 8.7 (*rechts*). Wendung aus Querlage: Beide Hände am Steiß. (Aus Pschyrembel u. Dudenhausen 1989)

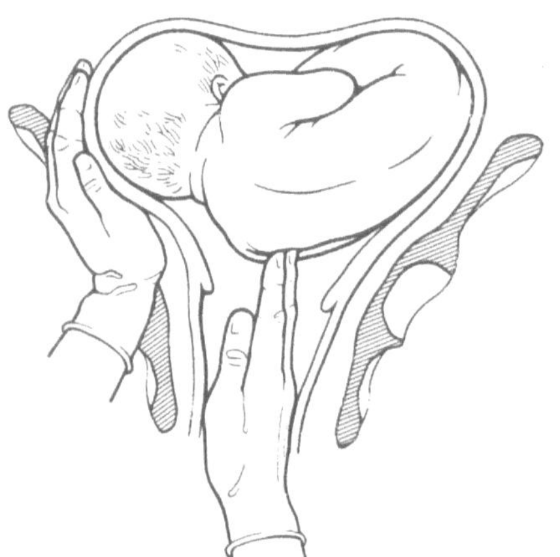

Abb. 8.8. Wendung aus Querlage: Äußere Hand wieder am Kopf. Innere Hand am Fuß. (Aus Pschyrembel u. Dudenhausen 1989)

Manuelle oder ganze Extraktion

Definition. Entwicklung des Kindes bei Beckenendlage, bevor der Steiß geboren ist.

Durchführung (unvollkommene Fußlage, vorderer Fuß vorliegend):
- Zeige- und Mittelfinger ziehen den Fuß, den Unterschenkel oberhalb des Knöchel umgreifend, vor die Vulva.
- Der Daumen wird auf der Wade aufgesetzt und der Unterschenkel mit der ganzen Hand umfaßt.

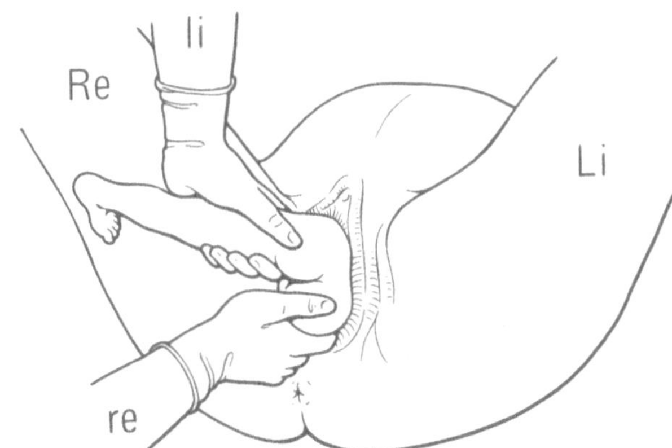

Abb. 8.9. Manuelle Extraktion. Die „freie“ Hand hakt sich mit dem Zeigefinger in die hintere Hüftbeuge ein, sobald diese zu fassen ist. (Aus Pschyrembel u. Dudenhausen 1989)

■ *Wichtig:* Die Wade muß nach vorne zeigen, um eine Drehung des Rückens nach hinten zu vermeiden.

- Unter *Einhaltung der Zugrichtung steil nach unten* greifen die Hände so um, daß schließlich am Oberschenkel stets die gleichsinnige Hand zu liegen kommt (d. h. linke Hand am linken Oberschenkel und umgekehrt).
- Die Zugrichtung nach unten wird beibehalten, bis die vordere Hüfte geboren ist.
- Nach der Geburt der vorderen Hüfte ändert sich die Zugrichtung nach oben (Abb. 8.9).
- Der gleichsinnige Zeigefinger umgreift die hintere Hüfte und zieht diese vor die Vulva.
- Nach der Mobilisierung des hinteren Beines kommen die Daumen auf den jeweils gleichsinnigen Gesäßbacken zu liegen, die übrigen Finger in der jeweiligen Lendenregion.
- Danach klassische Armlösung und Kopfentwicklung wie im Abschn. „Beckenendlage“ beschrieben.

Komplikationen und Kontraindikationen

Gelingt die Wendung durch Herabholen eines Fußes nicht, so gibt es im wesentlichen bei vollständigem Muttermund 2 Alternativen:

1. Mobilisieren und Herabholen des 2. Fußes: Folgendes Vorgehen hat sich bewährt:
   - Den bereits geborenen Fuß schlingt man mit einem Gazestreifen an.
   - Eine Assistenzperson hält den Fundus.
   - Die Innenseite des schon geborenen Oberschenkels wird zur Orientierung und besseren Auffindung des anderen Beines aufgesucht.
   - Langsam holt man den 2. Fuß herab.

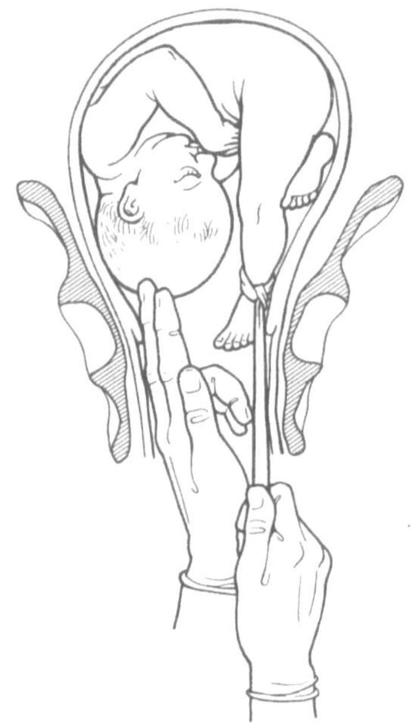

Abb. 8.10. Handgriff der Justine Siegemundin von 1690. (Aus Pschyrembel u. Dudenhausen 1989)

2. Gedoppelter Handgriff der Justine Siegemundin: Sein Prinzip besteht darin, daß die ursprünglich äußere – noch sterile – Hand in den Uterus eingeht und den Kopf in den Fundus „schiebt".
   - Der mobilisierte Fuß wird mit einem um den Knöchel geschlungenen Gazestreifen markiert und mit der anderen Hand gehalten.
   - Kann der Kopf von der inneren Hand zum Fundus geschoben werden, zieht die andere Hand an der angelegten Schlinge, und die Wendung gelingt (Abb. 8.10).

Die innere kombinierte Wendung ist besonders wegen der häufigen Konstellation „Querlage und totes Kind" eine Alternative zu einer Sectio am toten Kind oder zerstückelnden Operationen.
Eine innere kombinierte Wendung darf *nicht* durchgeführt werden bei: verschleppter Querlage, drohender Uterusruptur oder bei Zustand nach Uterusoperationen.
Als *Komplikationen* können eine Uterusruptur oder eine Endometritis auftreten.

8.3 Nabelschnurvorfall

J. Wacker

Definition. Bei einem Nabelschnurvorfall ist die Fruchtblase noch intakt.

- Bei manifestem Nabelschnurvorfall ist nach eingetretenem Blasensprung die Nabelschnur vor dem vorausgehenden Kindsteil zu tasten oder zu sehen;

- Bei okkultem Nabelschnurvorfall liegt nach eingetretenem Blasensprung die Nabelschnur neben dem vorangehenden Teil.

Ursachen

Ist das untere Uterinsegment noch nicht durch den vorangehenden Kindsteil abgedichtet, kann es zu einem Nabelschnurvorfall kommen, insbesondere bei Blasensprung aus dem Cavum uteri.
Die folgenden Faktoren begünstigen einen Nabelschnurvorfall:

- Lageanomalien (Querlage, Steiß-Fuß-Lage, Fuß-Knie-Lage);
- Frühgeburtlichkeit,
- Mehrlingsschwangerschaft,
- Armvorfall.

Diagnostik

Inspektion. Bei einem manifesten Nabelschnurvorfall ist die Nabelschnur häufig im Introitus der Vagina zu erkennen.

Untersuchung. Die Nabelschnur ist vor oder neben dem vorangehenden Kindsteil zu tasten.

Prophylaxe

Bei hochstehendem vorangehendem Teil (Becken leer) Amniotomie nur unter amnioskopischer Sicht mit kleiner Kanüle!

Therapie

Bei nicht vollständig eröffnetem Muttermund

Die untersuchende Hand hält von der Scheide aus den vorangehenden Kindsteil hoch; das Becken wird hochgelagert. Nun wird die Harnblase mit physiologischer Kochsalzlösung aufgefüllt, um die vorliegende Nabelschnur dadurch zu entlasten, daß ein Tiefertreten des vorangehenden Kindsteiles verhindert wird; i.v.-Tokolyse.

Bei vollständig eröffnetem Muttermund

Nach Anlegen der Zangenlöffel wird die Entbindung mit Forceps vorgenommen!

- zangengerecht stehender Kopf: Forceps, wird eine Sectio caesare
- hochstehenden Kopf: Sectio.

8.4 Geburtsstillstand

J. Volz

Definition. Kommt es trotz guter Wehentätigkeit nicht zu einem zeitgerechten Tiefertreten des vorangehenden Teiles, spricht man von einem Geburtsstillstand.

Einteilung

Je nach *Höhe des vorangehenden Teiles* spricht man von einem Geburtsstillstand über oder im Beckeneingang, in Beckenmitte oder auf Beckenboden.
Beim *zeitlichen Ablauf* einer Geburt unterscheidet man zwischen einem Geburtsstillstand in der

- frühen Eröffnungsperiode („*latent phase*"): langsame Eröffnung des Muttermundes auf ca. 4 cm,
- späten Eröffnungsperiode („*active phase*") oder
- Austreibungsperiode („*second stage*").

Präpartale Diagnostik

Die Diagnostik eines drohenden Geburtsstillstandes beginnt bereits bei der Schwangerenvorsorge. Hinweise auf das Vorliegen eines ursächlichen *kephalopelvinen Mißverhältnisses* sind:

1. Anomalien des knöchernen Beckens mit pathologischen Beckenmaßen (Pelvimetrie) und veränderter Michaelis-Raute bei Unterernährung, Kyphose, Skoliose, Tuberkulose, Vererbung, oder nach Trauma.
   Mit dem Beckenzirkel sollten während der Schwangerschaft die Distantia spinarum (ca. 25 cm), Distantia cristarum (ca. 28 cm) und die Conjugata externa (ca. 20 cm) gemessen werden. Eine Conjugata externa unter 18 cm geht mit einer sicher verkürzten Conjugata vera einher und ist damit ein guter Hinweis für einen verengten Beckeneingang. Die Distantia spinarum sollte bei einem normal geformten Becken mindestens 3 cm länger sein als die Distantia cristarum.
2. Anomalien des Kindes wie Makrosomie oder Hydrozephalus sowie regelwidrige Kindslagen.
   Mit dem 1. Leopold-Handgriff läßt sich sehr gut die Größe und Lage des Kindes abschätzen, mit dem 3. Leopold-Handgriff zusätzlich die Größe des Kopfes. Mit dem 4. Leopold-Handgriff und dem Zangemeister-Handgriff ist das Tiefertreten des Kopfes in den Beckeneingang gut beurteilbar.

■ *Wichtig:* Spricht die präpartale Diagnostik für ein großes Kind oder ein enges Becken, sollte die Schwangere 8–10 Tage vor dem Geburtstermin in eine Klinik eingewiesen werden.

Geburtshilfliches Management

Ein Geburtsstillstand wird subpartal mit Hilfe des Partogramms diagnostiziert (s. „Überwachung und Leitung der normalen Geburt").
Eine verlängerte „frühe Eröffnungsperiode" („latent phase") liegt vor, wenn die langsame Muttermunderöffnung trotz regelmäßiger Wehen bei einer Erstgebärenden länger als 20 h und bei einer Mehrgebärenden länger als 14 h andauert.

■ *Wichtig:* Eine verlängerte frühe Eröffnungsphase kann mit Hilfe einer milden Sedation der Patientin behandelt und von „false labor" unterschieden werden.

Eine verlängerte „späte Eröffnungsperiode" liegt vor, wenn die Eröffnung des Muttermundes bei guter Wehentätigkeit bei einer Erstgebärenden weniger als 1 cm/h und bei einer Mehrgebärenden weniger als 1,5 cm/h beträgt. Von einem Geburtsstillstand in der „active phase" (späte Eröffnungsphase) spricht man, wenn sich der Zervixbefund über 2 h nicht verändert.

■ *Wichtig:* Vor einem aktiven therapeutischen Vorgehen muß eine Lageanomalie „malpresentation" (anomale Kindslage) oder ein offensichtliches kephalopelvines Mißverhältnis ausgeschlossen werden! Ist bei einer Erstgebärenden mit dem Einsetzen regelmäßiger Wehen der Kopf des Fetus noch hoch und gut beweglich über dem Beckeneingang, so liegt ein enges Becken vor. Bei einer Mehrgebärenden kann der Kopf auch erst nach vollständiger Eröffnung des Muttermundes und nach Blasensprung in das Becken eintreten. Bleibt er aber danach noch über dem Beckeneingang und ist der Zangemeister-Handgriff positiv, so liegt wahrscheinlich eine falsche Einstellung oder Haltung des Kopfes vor.

Anzeichen

Warnhinweise für eine kritische Situation sind
- die Ausbildung einer großen Kopfgeschwulst,
- eine Verschlechterung der fetalen Herztöne,
- die Entstehung eines Kontraktionsrings (Bandl-Kontraktionsring: subumbilikale Einziehung mit Schwellung des unteren Uterinsegments).

■ *Wichtig:* Bei Verdacht auf ein Mißverhältnis oder eine falsche Kopfeinstellung über dem Beckeneingang niemals die Blase sprengen! Es droht neben dem Nabelschnurvorfall eine Manifestierung der pathologischen Lage. Die Patientin sollte unbedingt in einem Referenzkrankenhaus entbunden werden.

Therapie

Zur Therapie des Geburtsstillstandes stehen uns bei ungenügender Wehentätigkeit folgende Methoden zur Verfügung:

- Oxytocininfusion,
- Blasensprengung (Amniotomie),
- Sectio caesarea bzw. operativ-vaginale Entbindung.

Oxytocininfusion

Ungenügende Wehentätigkeit ist einer der häufigsten Gründe für einen Geburtsstillstand. Mangelnde Flüssigkeitszufuhr, Hunger und Erschöpfung der Gebärenden begünstigen eine Wehenschwäche. Oxytocin sollte mit einer Dosis von 5 mU/min i.v. begonnen werden und alle 15–30 min um 5 mU/min gesteigert werden. Die Maximaldosis liegt bei 40 mU/min. Die Standardverdünnung von Oxytocin beträgt 10 U/1000 ml Flüssigkeit.
Als Gefahren drohen eine mögliche Überstimulation, „fetal distress" (Asphyxie), eine Uterusruptur (insbesondere bei Zustand nach Sectio) und postpartale Blutungen.

Kontraindikationen gegen eine Oxytocininfusion sind die gleichen Gründe, die auch gegen eine normale Geburt sprechen.

Blasensprengung

Eine Blasensprengung wird i. allg. dann durchgeführt, wenn es zu einem Geburtsstillstand in der späten Eröffnungsphase kommt. Dadurch erzielt man meistens eine Wehenanregung und eine raschere Eröffnung des Muttermundes aufgrund der erst jetzt eintretenden Konfigurierung des kindlichen Kopfes.

Sectio caesarea bzw. operativ-vaginale Entbindung

Bei jedem konservativ nicht behandelbaren Geburtsstillstand in der Eröffnungsperiode oder bei nicht festem Eintreten des Kopfes in den Beckeneingang auch nach vollständiger Eröffnung des Muttermundes stellt der *Kaiserschnitt* das Mittel der Wahl dar. Hierzu gibt es keine Alternative.
Bei einem Geburtsstillstand in der Austreibungsperiode sollte bei fest eingetretenem Kopf die Geburt mit Hilfe eines *Forceps* oder einer *Saugglocke* (Vakuumextraktion) beendet werden (s. Beitrag „Vaginale Operationen").

▶ *Cave:* Die Ausbildung einer Kopfgeschwulst kann einen Geburtsfortschritt vortäuschen!

Für die Durchführung einer *Symphyseotomie* gibt es eigentlich keine Indikation mehr. Sie sollte nur noch Anwendung finden, wenn bei einer falsch indizierten oder fehlerhaft durchgeführten Beckenendlagenentwicklung die Entwicklung des Kopfes unmöglich erscheint. Hierfür wird nach örtlicher Betäubung und Zur-Seite-Drängen der Urethra mit dem linken Zeigefinger der untere Teil des Symphyseknorpels mit dem Skalpell durchtrennt. Eine völlige Durchtrennung der Symphyse ist nicht zulässig und auch nicht nötig, da der Platzgewinn auch mit einem kleinen Schnitt ausreichend ist.

Komplikationen

Kaiserschnitt. In der Hand eines erfahrenen Operateurs stellt der Kaiserschnitt eine komplikationsarme Entbindungsform dar. Es ist darauf zu achten, daß nach Möglichkeit immer eine quere Inzision des unteren Uterinsegments durchgeführt wird. Hierfür muß vorher die Blase sorgfältig nach kaudal abgeschoben werden. Bei dem Verschluß des viszeralen Peritoneums muß wiederum auf die Blase geachtet werden.
Die Wahrung der Asepsis ist die wichtigste Anforderung zur Vermeidung nachfolgender Wundheilungsstörungen. Daher sollte vor einem drohenden Kaiserschnitt möglichst wenig vaginal untersucht werden, um eine unnötige Keimverschleppung in den Uterus zu vermeiden.

Forceps- oder Vakuumextraktion. Bei richtiger Indikationsstellung sind beide Entbindungsmethoden ebenfalls komplikationsarm. Die häufigsten Komplikationen sind hohe Scheiden- und/oder Zervixrisse, die stark bluten können und möglichst rasch versorgt werden müssen.

Symphyseotomie. Im Rahmen einer Symphyseotomie kann es in erster Linie zu Verletzungen der Urethra und nachfolgenden andauernden Beschwerden beim Gehen kommen. Nach der Entbindung sollte die Patientin für ca. 14 Tage einen Beckengurt tragen und strenge Bettruhe einhalten.
Nach einem komplikationslosen Kaiserschnitt kann eine spätere Entbindung spontan erfolgen, sofern ein regelrechter Geburtsfortschritt eintritt. Bei Gabe von Oxytocin muß die Patientin streng überwacht werden, um eine drohende Uterusruptur frühzeitig zu erkennen. Die Entbindung sollte daher stets in einem Krankenhaus stattfinden. Das Gleiche gilt für alle operativ-vaginalen Entbindungen. Nach einer Symphyseotomie sollte in der nächsten Schwangerschaft großzügig eine Sectio indiziert werden.

8.5 Drohende kindliche Asphyxie

J. Wacker

Bedeutung der Überwachung des Feten

Die drohende kindliche Asphyxie stellt in den industrialisierten Ländern die häufigste Indikation zu einer Sectio caesarea dar. Trotzdem wurde noch während des Kongresses der Deutschen Gesellschaft für Tropenmedizin 1989 die Sectio aus kindlicher Indikation in einem afrikanischen Distriktkrankenhaus nach einem Beitrag unserer Arbeitsgruppe kontrovers diskutiert. Aufgrund der begrenzten Möglichkeiten eines Distriktkrankenhauses sollten Sectiones nach Meinung einiger Diskussionsteilnehmer lediglich aus mütterlicher Indikation durchgeführt werden.
Auf die Möglichkeiten und Voraussetzungen zur Durchführung operativer Entbindungen wurde hier in den entsprechenden Beiträgen schon hingewiesen. Eine Überwachung der kindlichen Herztöne ist nur sinnvoll und wird nur dann auch von Hebammen und Kollegen durchgeführt, wenn daraus eine praktische Konsequenz erfolgt.
Für die Problematik der drohenden kindlichen Asphyxie gilt:

■ *Wichtig:* Nicht die Indikation, sondern die Methoden von Untersuchung und Behandlung müssen den einfachen Bedingungen angepaßt werden!

Diagnostik

Die größte Bedeutung für die Diagnostik der drohenden kindlichen Asphyxie haben die kindlichen Herztöne und die Beschaffenheit des Fruchtwassers.
Howie (1986) beschreibt die inzwischen „klassischen Veränderungen" der fetalen Herzfrequenz, nämlich

- „baseline tachycardia" (Tachykardie),
- „baseline bradycardia" (Bradykardie"),
- „decreased baseline beat-to-beat variation" (Dezeleration),
- „variable deceleration" (variable Dezeleration),
- „late deceleration" (späte Dezeleration),
- „early deceleration" (frühe Dezeleration).

Diese Veränderungen sind mit dem kontinuierlichen Kardiotokogramm-(CTG-) Monitoring feststellbar und werden in der klinischen Routine unserer Kreißsäle zum Erkennen einer drohenden kindlichen Asphyxie benutzt. Die Auskultation mit dem Holzstethoskop hat gegenüber der CTG-Überwachung folgende Nachteile:

- keine kontinuierliche Überwachung,
- geringe Veränderungen der kindlichen Herzfrequenz (Mikrofluktuation) werden nicht erkannt,

- die Auskultation während der Wehe ist erschwert, wenn nicht gar unmöglich,
- variable Dezelerationen sind ebenfalls nur eingeschränkt zu erkennen.

Wenn man die Praxis und die Methode der fetalen Überwachung in einem Distriktkrankenhaus berücksichtigt, gelten für eine klinisch relevante Interpretation fetaler Herztöne folgende Kriterien (Dudenhausen u. Pschyrembel 1986):

■ *Wichtig:* Normale Herztöne: 110–150/min.
Schlechte Herztöne: Die Herztöne betragen in 3 aufeinanderfolgenden Wehenpausen jedesmal unter 100/min, ohne sich zu erholen.
Schlechte Herztöne bedeuten: dringender Verdacht auf eine akute Gefährdung des Kindes.

Auf das Vorgehen bei der Auskultation mit dem Holzstethoskop und die Beurteilung der Wehen wurde in den Kap. 3 und 6 eingegangen.

■ *Wichtig:* Auskultation der kindlichen Herztöne in der Wehenpause!

Folgende Veränderungen der kindlichen Herzfrequenz kündigen eine Gefährdung des Kindes an:

- Beschleunigung der Herztöne über 150/min,
- Schwankungen der Herztöne um mehr als 40 Schläge/min,
- Mekoniumabgang.

Geburtshilfliches Management

Das Management richtet sich insbesondere danach, wie schnell bei schlechten Herztönen eine Geburt operativ beendet werden kann.
Es gilt, vor dem Hintergrund der schwierigen Interpretation auskultatorisch und intermittierend durchgeführter Herztonkontrollen klare Anweisungen zu treffen:

■ *Wichtig:* Fallen die fetalen Herztöne nach 3 aufeinanderfolgenden Wehen jeweils unter eine Frequenz von 100/min, so muß die Geburt sofort operativ beendet werden.
Eine fetale Tachykardie (Herzfrequenz über 160/min) in Zusammenhang mit einem vorzeitigen Blasensprung oder einem Amnioninfektionssyndrom weisen auf eine drohende Gefährdung des Kindes hin und erfordern eine baldige Entbindung.

Andere Veränderungen der fetalen Herzfrequenz lassen sich mit der Auskultationsmethode nicht zuverlässig erkennen; deshalb sollte man diese in einem Distriktkrankenhaus unterlassen.

8.6 Schulterdystokie

J. Wacker

Definition. Eine Schulterdystokie liegt dann vor, wenn nach der Geburt des Kopfes die vordere Schulter oberhalb der Symphyse hängen bleibt [Käser (1967); Pallaske (1967)].

Formen und disponierende Faktoren

Es werden 2 Formen der Schulterdystokie unterschieden:

1. *Hoher Schultergeradstand:* Die Schulterbreite paßt sich nicht dem querovalen Beckeneingang an, sondern stellt sich im Längsdurchmesser ein. Die vordere Schulter bleibt dabei oberhalb der Symphyse hängen.
2. *Tiefer Schulterquerstand:* Der Eintritt des Schultergürtels in das kleine Becken geschieht regelrecht. In der Beckenhöhle bleibt jedoch die Rotation der Schultern in den geraden Durchmesser aus.

Die Häufigkeit beträgt etwa 0,2% aller Geburten. Sie ist 10mal häufiger bei Kindern mit einem Geburtsgewicht von mehr als 4000 g. Eine Schulterdystokie läßt sich nicht vorhersehen, es gibt aber prädisponierende Faktoren:

- hohes Geburtsgewicht:
  Gewicht > 4000 g: Prävalenz 3%,
  Gewicht > 4500 g: Prävalenz 11%,
  Gewicht > 5000 g: Prävalenz 40%,
- vaginal- operative Entbindungen aus Beckenmitte,
- maternaler Diabetes mellitus,
- Mikrozephalie.

Klinischer Befund und Differentialdiagnose

Bei *hohem Schultergeradstand* wirkt der geborene Kopf wie auf die Vulva gepreßt bzw. in diese hineingezogen und seine äußere Drehung gelingt nicht.
Bei *tiefem Schulterquerstand* steht der Kopf vor der Vulva und seine äußere Drehung bleibt aus.
Ist der Kopf des Kindes geboren und die Entwicklung der Schultern bereitet Schwierigkeiten, sind folgende Komplikationen und Ursachen zu erwägen:

- absolut oder relativ zu kurze Nabelschnur,
- Auftreibung von Thorax oder Abdomen des Kindes (Tumor, Anasarka),
- Zwillinge, die verhakt oder miteinander verbunden sind,
- Kontraktionsring, besonders bei Mikro- und Anenzephalie,
- Schulterdystokie.

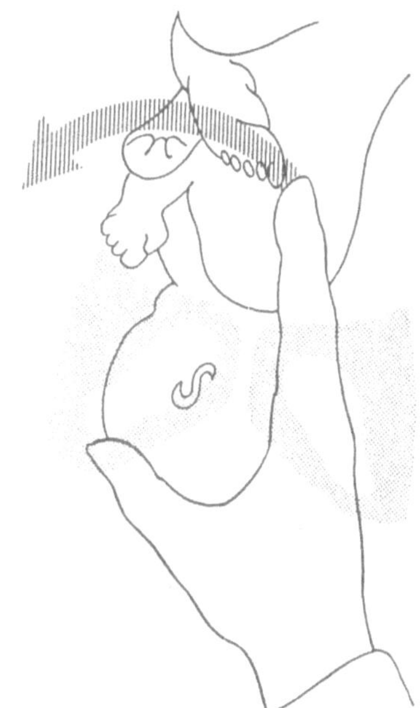

Abb. 8.11. Schulterdystokie. Drehung des Schultergürtels aus dem geraden in den schrägen Durchmesser. (Aus Bellmann 1974)

Vorgehen

Bei hohem Schultergeradstand (nach Martius 1978)

Nachdem unverzüglich eine tiefe Narkose eingeleitet und eine ausgedehnte mediolaterale Episiotomie vorgenommen wurde, werden die Beine wiederholt in den Hüften gebeugt.
Dazu werden sie aus den Beinhaltern herausgenommen. So versucht man, die Symphyse über die vordere Schulter zu hebeln. Dann schiebt man den Schultergürtel hoch und versucht, vom Rücken des Kindes kommend die vordere/hintere Schulter in den schrägen bzw. queren Durchmesser zu drängen (Abb. 8.11).
Man dreht nun den kindlichen Kopf (bei 1. Lage entgegen, bei 2. Lage im Uhrzeigersinn), um die Schulter in den queren Durchmesser des Beckeneinganges zu bringen.
Ist die Rotation der Schultern ausgeblieben, erfolgt die Extraktion des hinteren Armes (Abb. 8.12). Dabei wird versucht, den hinteren Arm von der Bauchseite kommend herunterzuholen. Durch den so erreichten Platzgewinn kann die vordere Schulter durch Senken des Kopfes nach kaudal und mit Unterstützung des Kristeller-Handgriffes extrahiert werden.
Sind die genannten Maßnahmen erfolglos, ist eine Frakturierung der vorderen Klavikula unumgänglich.
Als Ultima ratio wird von einigen Autoren auch die Symphyseotomie empfohlen. Sie ist aber in dieser Situation mit einer hohen Komplikationsrate

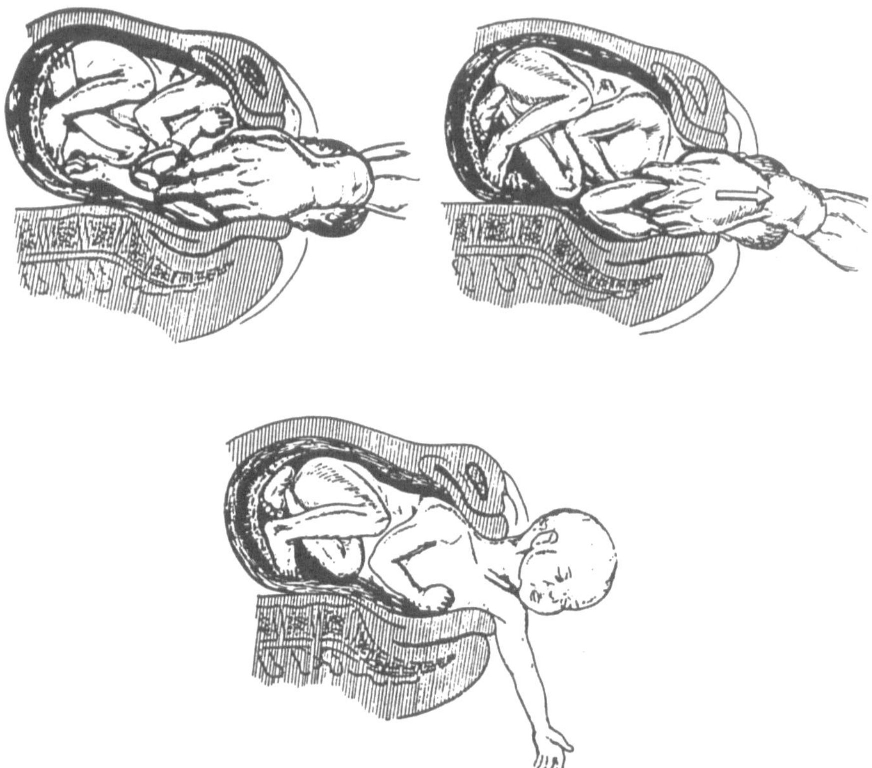

Abb. 8.12. Schulterdystokie. Extraktion des hinteren Armes und Entwicklung der hinteren Schulter. (Aus Bellmann 1974)

(Urethraverletzungen) verbunden, so daß wir sie nicht empfehlen (vgl. Beitrag „Symphyseotomie").

Bei tiefem Schulterquerstand

Wieder wird unverzüglich eine tiefe Narkose eingeleitet und eine ausreichend große mediolaterale Episiotomie vorgenommen. Dann werden zur Erweiterung des Beckenausgangs die Beine in den Hüften gedreht. Nun versucht man, den geborenen Kopf mit flach aufliegenden Händen und gleichzeitigem Fundusdruck (Assistenz) zu senken und zu drehen.
Führt dies nicht zum Ziel, geht man mit 2 Fingern in die Scheide, um die Schulter vom Rücken kommend in den geraden Durchmesser zu drehen. Gelegentlich ist es notwendig, zunächst die hintere Schulter über den Damm zu entwickeln.

Kindliche Komplikationen

Während die Komplikationen für die Mutter nicht deutlich erhöht sind, ergeben sich für das Kind durch die Entwicklung bei Schulterdystokie erhebliche Gefahren:

- Die verzögerte Entwicklung des Rumpfs kann eine hypoxische Schädigung des Kindes verursachen.
- Das häufigste Geburtstrauma bei Schulterdystokie ist die *obere Plexuslähmung* (Typ Erb-Duchenne). Sie entsteht durch übermäßig starke Dehnung, Zerrung oder Druck.
  Bei voll ausgeprägter Erb-Lähmung ist der schlaff herabhängende Arm adduziert und innenrotiert, der Unterarm proniert.
  Der betroffene Arm muß sofort in Abdukions- und Außenrotationsstellung mit Supination des Unterarmes fixiert werden, um eine „Entlastung" des geschädigen Plexus zu erreichen und eine spätere Adduktions-Innenrotations-Pronations-Kontraktur zu vermeiden.
  Klavikula- und Humerusfrakturen können ebenfalls auftreten.
- Durch Drehen und Zerren bei der Entwicklung der Schultern kann eine Verletzung und ein Hämatom des M. sternocleidomastoideus entstehen.

9 Geburtshilfliche Operationen

J. Wacker, K. Engel und H. Ritter

9.1 Vaginale Operationen

J. Wacker, K. Engel und H. Ritter

Episiotomie

Prinzip

Unter Episiotomie (griech. episeion: Scham; tome: Schnitt) versteht man das Anlegen eines Scheidendammschnittes mit folgender Absicht:

- Prophylaxe eines Dammrisses und einer Zerreißung der Beckenbodenmuskulatur,
- Druckentlastung für den vorangehenden Kindsteil (wichtig bei Frühgeburten!),
- Verkürzung der Austreibungsperiode (wichtig bei drohender kindlicher Asphyxie).

Indikationen

Gerade unter den Bedingungen eines Distriktkrankenhauses sollte die Indikation zur Episiotomie streng gestellt werden. Eigene Erfahrungen haben gezeigt, daß bei Mehrgebärenden eine Episiotomie nur selten notwendig ist.
Bei folgenden Indikationen ist eine Episiotomie angezeigt:

1. vaginal-operative Entbindungen wie Vakuumextraktion oder Forceps,
2. vor Entwicklung der Schultern und des Kopfes bei Beckenendlage und vor ganzer Extraktion nach innerer Wendung bei lebendem Kind,
3. Frühgeburt,
4. großer vorangehender Teil,
5. Beschleunigung der Austrittsphase bei drohender kindlicher Asphyxie oder Fieber der Mutter,
6. drohender Dammriß.

■ *Wichtig:* Eine blasse Farbe des dünn ausgewalzten Dammes ist Hinweis auf einen drohenden Dammriß.

Durchführung

Im wesentlichen werden heute 2 Methoden des Dammschnittes angewandt, die mediolaterale Episiotomie und die mediane Episiotomie.
Bei Spontangeburten wird die Episiotomie beim Einschneiden des Kopfes während einer Wehe vorgenommen, bei Frühgeburten vor Einschneiden des Kopfes nach Applikation von Lokalanästhetika in den zwischen Zeige- und Mittelfinger aufgedehnten Damm.

Mediolaterale Episiotomie

Sie verläuft von der hinteren Kommissur in Richtung des Tuber ossis ischii. Steigt der vorangehende Teil, führt man eine Branche der Schere zwischen Scheide und Kindsteil ein und schneidet während der Wehenakme. Dabei wird der M. bulbocavernosus und der M. transversi perinei durchtrennt.
Dieses Verfahren hat den Vorteil, daß der Introitus vaginae maximal erweitert wird und ein Weiterreißen bzw. ein Dammriß 2. oder 3. Grades kaum zu befürchten ist.
Von Nachteil ist die im Vergleich zur medianen Episiotomie schmerzhaftere Wundheilung.

Mediane Episiotomie

Hierbei durchtrennt man den Damm in der Medianlinie, ohne den Sphincter ani externum zu verletzen. Mit Ausnahme des M. bulbocavernosus werden alle Muskeln geschont.
Von Vorteil sind hierbei die leichte Ausführung und die symmetrische Spannungsentlastung sowie die gute Wundheilung, die ohne größere Beschwerden verläuft. Allerdings besteht die Gefahr des Weiterreißens bzw. eines Dammrisses.

Naht

Falls durch vorherige Pudendusblockade oder Applikation eines Lokalanästhetikums noch nicht geschehen, infiltriert man in die Wundränder 10–20 ml eines Lokalanästhetikums.
Die Naht der Episiotomie erfolgt bei beiden Methoden nach dem gleichen Prinzip:

- Beginn im obersten Scheidenwundwinkel und nachfolgend Naht der Scheidenwand bis zum Hymenalsaum mit Katgut,
- Vereinigung der tiefen Schichten am Übergang von Hymenalsaum zur Introitushaut beginnend,
- Einzelknopfnähte oder fortlaufende Hautnaht.

Nachbehandlung

Bei Beteiligung des Sphincter ani werden milde Laxanzien verabreicht. Vor der Entlassung wird die Episiotomie kontrolliert. Ab dem 5. Tag sind Sitzbäder zu empfehlen.

Versorgung von Dammrissen

Definition und Einteilung

Die Häufigkeit eines Dammrisses nach einer Spontangeburt schwankt zwischen 15 und 25%. Dabei ist stets die hintere Vaginalwand mitbeteiligt.
Gemeinhin unterscheidet man 4 Grade:

1. *Dammriß I. Grades:* Oberflächlicher Einriß der Haut und Subkutis an der hinteren Kommissur bis höchstens Dammitte.
2. *Dammriß II. Grades:* Tiefer Einriß der Scheiden- und Dammhaut einschließlich der Muskulatur des Dammes (M. bulbocavernosus, M. transversus perinei) ohne Verletzung des M. Sphincter ani externus.
3. *Dammriß III. Grades:* Zusätzlicher Einriß bis zur vollständigen Ruptur des M. sphincter ani externus ohne Verletzung des Rektums.
4. Dammriß IV. Grades: Dammriß mit Zerreißung des M. sphincter ani einschließlich der Rektumschleimhaut.

Diagnostik

Nach jeder Entbindung muß das äußere Genitale auf eventuelle Verletzungen hin untersucht werden. Neben der Inspektion ist zum Ausschluß einer Verletzung des M. sphincter ani externus auch eine rektale Untersuchung notwendig.

Operative Behandlung

Dammriß I. und II. Grades

Die operative Korrektur des Dammrisses I. und II. Grades erfolgt entsprechend der Versorgung einer Episiotomie.

Dammriß III. Grades

Nach Desinfektion werden die retrahierten Enden des M. sphincter ani dargestellt und die Sphinkteranteile mit Allis-Klemmen gefaßt. Beide Anteile des M. sphincter ani werden durch Einzelknopfnähte vereinigt. Der weitere Wundverschluß erfolgt wie im Abschn. „Episiotomie“ beschrieben.

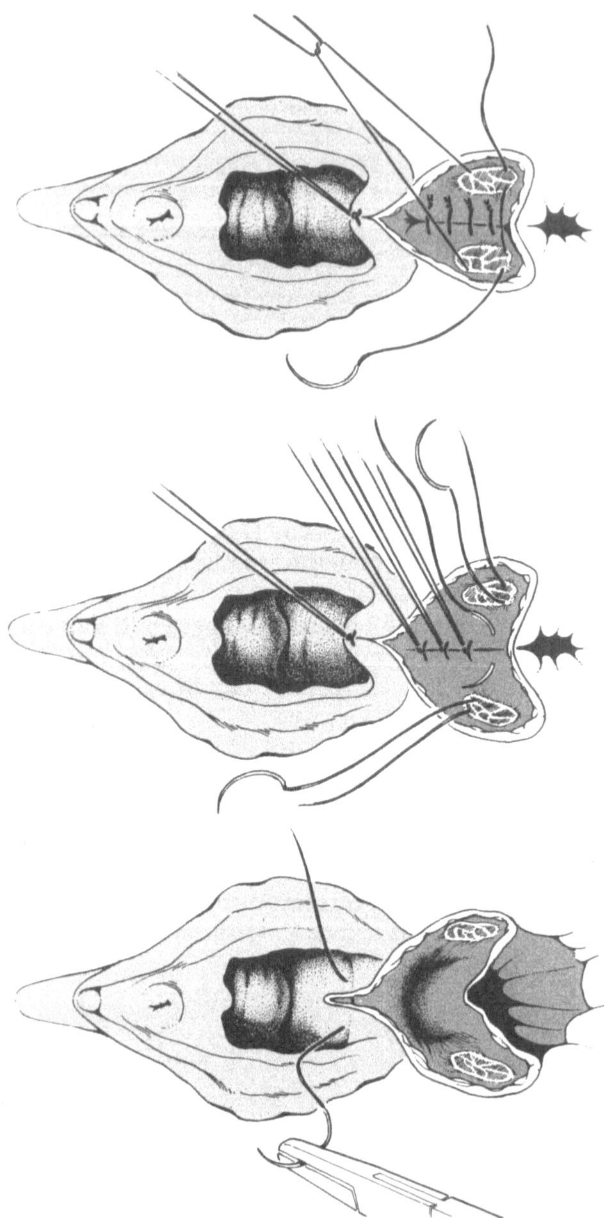

Abb. 9.1. Naht eines Dammrisses IV. Grades. *Links* Naht der Scheidenwunde, am oberen Wundwinkel beginnend. *Mitte* nach Anzügelung der Sphinkterenden Naht der Rektumschleimhaut durch atraumatische Einzelknopfnähte. *Rechts* nach Verschluß der Rektumwunde Rekonstruktion des M. sphincter ani externus durch Knüpfen des Sphinkterhaltefadens. Zusätzliche Sicherung des Schließmuskels durch eine 2. Sphinkternaht. (Aus Wulf u. Kastendieck 1991)

Dammriß IV. Grades

Nach Desinfektion des Wundgebietes verschließt man zunächst die Scheidenwunde. Der abschließende Faden am Introitus wird lang gelassen. Die Abb. 9.1 zeigt den Situs und das weitere Vorgehen.
Der Damm wird wie oben beschrieben aufgebaut, die Hautnaht erfolgt durch Einzelknopfnähte.

Komplikationen und Nachbehandlung

Die schwerwiegendsten Komplikationen eines unzureichend versorgten Dammrisses sind Inkontinenz und die rektovaginale Fistel.
Mögliche Ursachen dieser Komplikationen sind: unter Spannung stehende Rektumnähte, eine unzureichende Adaption der Sphinkterenden oder eine Wundinfektion mit der Gefahr einer narbigen Defektheilung.
Neben einer exakten chirurgischen Versorgung empfiehlt sich folgende Nachbehandlung:

- täglich mehrfaches Abspülen mit einer desinfizierenden Lösung,
- schlackenreiche Ernährung, Darmentleerung spätestens am 3. Wochenbetttag (kein Einlauf, kein Klysma),
- Antiphlogistika zur Schmerzlinderung und Verminderung des Wundödems.

Forceps

Zangenmodelle

1. *Naegele-Zange:* gekreuzte Löffel, Beckenkrümmung, Halsteil divergent, kombiniertes Stift-Tafel-Schloß (Abb. 9.2 links).
2. *Kjelland-Zange*: gekreuzte Löffel, Zangenblätter gefenstert, keine Beckenkrümmung, Halsteil überlappend divergierend, gleitendes Schloß, Griffe getrennt parallel mit Zughaken (Abb. 9.2 rechts).

Voraussetzungen und Indikationen

Folgende Voraussetzungen gelten für eine Zangenextraktion:

1. Der kindliche Schädel muß zangengerecht stehen.
2. Der Muttermund muß vollständig eröffnet sein.
3. Die Blase muß gesprungen sein.
4. Es darf kein Schädel-Becken-Mißverhältnis bestehen.
5. Das Kind muß leben.

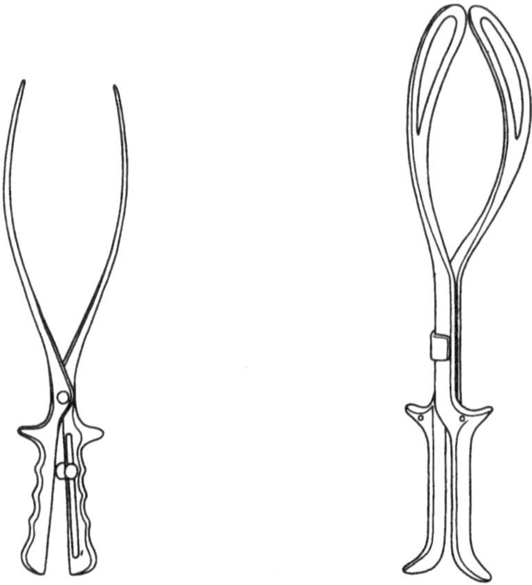

Abb. 9.2. Zangenmodelle. *Links* Nägele Zange, *rechts* Kjelland-Zange. (Aus Knörr et al. 1982)

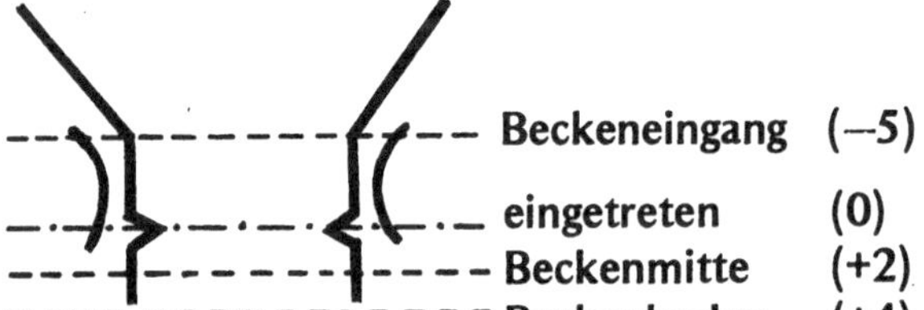

Abb. 9.3. Höhenstandsdiagnose des vorangehenden Kindesteiles. Referenzlinie ist die Interspinallinie; die Höhenangaben erfolgen in cm. (Aus Riss 1987)

Der kindliche Schädel steht zangengerecht, wenn er zumindest in Beckenmitte ist (Höhenstand +2 bis +3), d. h., die Spinae sind nicht mehr zu palpieren (Abb. 9.3).

▶ *Cave:* Bei Vorliegen einer Kopfgeschwulst wird häufig der Höhenstand des Schädels tiefer eingeschätzt!

Ist das Kind tot, darf keine Zangenextraktion durchgeführt werden, da die möglichen Risiken für die Mutter dies nicht rechtfertigen.
Indikationen für die Durchführung einer Zangenextraktion sind:

1. drohende kindliche Asphyxie,
2. Frühgeburten (hier ist eine Vakuumextraktion kontraindiziert),
3. sekundäre Wehenschwäche trotz Syntocinoninfusion,
4. protrahierter Geburtsverlauf in der Austreibungsperiode,
5. Unmöglichkeit des aktiven Mitpressens der Mutter bei Präeklampsie, Herzvitium und Status nach Netzhautablösung.

Durchführung

Vorbereitung. Die Gebärende wird im Querbett gelagert, das äußere Genitale desinfiziert und die Harnblase entleert. Dann folgt die Lokalanästhesie des Dammes, eine Allgemeinnarkose steht in Bereitschaft.

Durchführung. Im folgenden wird die Durchführung der Forcepsentbindung am Beispiel der vorderen, ausrotierten Hinterhauptlage beschrieben. Der *Untersuchungsbefund* ergab, daß die Leitstelle des Schädels (kleine Fontanelle) am Beckenboden steht, die Pfeilnaht im geraden Durchmesser zu tasten ist und die kleine Fontanelle median unter der Symphyse steht.

- Die geschlossene Zange wird so vor die Vulva gehalten, wie sie am kindlichen Kopf zu liegen kommt. Dabei steht die Zangenebene senkrecht zur Pfeilnaht.
- Das linke Blatt der Zange wird mit der linken Hand federkielartig geführt und von der gegenüberliegenden Leistenbeuge kommend mit Hilfe der rechten Hand zum Schutz der Vaginalwand und der kindlichen Weichteile unter Führung des rechten Daumens in die linke Mutterseite eingeführt (Abb. 9.4).
- Das rechte Blatt wird federkielartig von der rechten Hand geführt und von der gegenüberliegenden Leistenbeuge kommend mit Hilfe der linken Hand zum Weichteilschutz in die rechte Mutterseite eingeführt.
- Die Zangenblätter werden unter leichten „brotbrechenden" Bewegungen geschlossen.
- Normalerweise klafft bei normaler Kopfgröße und richtig angelegter Zange zwischen den Griffen ein Spalt, der beim Ziehen durch einen Finger offen gehalten werden muß.
- Man kontrolliert, ob Scheidenwand oder Muttermund eingeklemmt ist.
- Eine mediolaterale Episiotomie wird gelegt.
- Die Syntocinoninfusion wird erhöht; wehensynchroner Fundusdruck durch Hebamme und Mitpressen der Gebärende.
- Bei der nächsten Wehe wird horizontal in Richtung der Zangengriffe gezogen, bis das Hinterhaupt geboren ist.

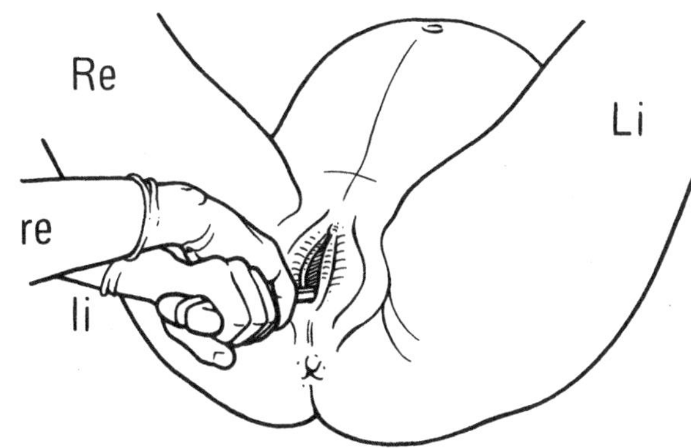

Abb. 9.4. Technik der Zangenentbindung: Einführen des linken Löffels unter dem Schutz der rechten Hand. (Aus Pschyrembel u. Dudenhausen (1989)

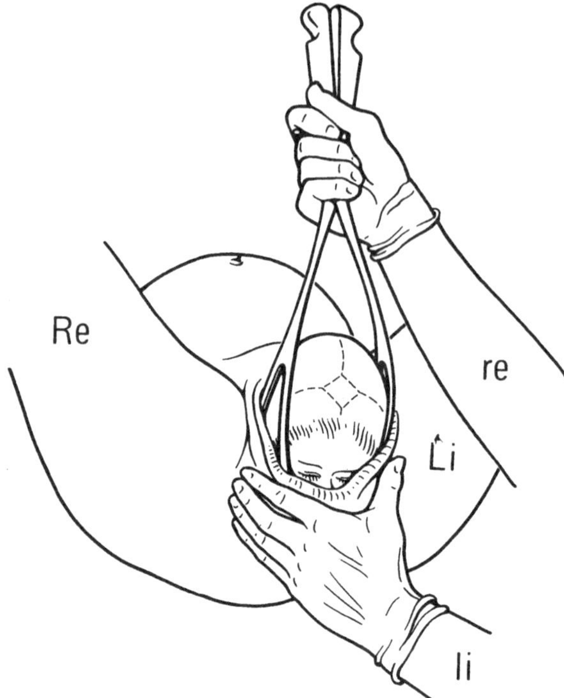

Abb. 9.5. Fassen der Zange: Die linke Hand umfaßt von oben her die Griffe, die rechte Hand legt sich darüber und greift mit dem 2. und 3. Finger über die Zughaken nach Busch. (Aus Pschyrembel u. Dudenhausen 1989)

Die Abb. 9.4 und 9.5 zeigen, wie die Zange während des Zuges gefaßt wird. Wenn der Kopf geboren ist, wird der Zangenlöffel abgenommen. Dann wird das Kind entwickelt wie üblich.

Komplikationen und Gefahren

Die häufigsten Verletzungen durch die Zange beim Kind sind Abschürfungen der Haut, Quetschungen, Hämatome, Nervenlähmungen (N. facialis), Schädelfrakturen und Tentoriumrisse.
Die häufigsten Verletzungen bei der Mutter sind Dammrisse, Vaginalrisse, Risse der Klitoris und Zervixrisse.

■ *Wichtig:* Nach jeder Forcepsentbindung muß die Scheide mit großen Spiegeln eingestellt werden, um Einrisse an Vagina und Zervix zu erkennen!

Vakuumextraktion

Vakuummodelle

In der klinischen Praxis im Distriktkrankenhaus hat sich das luftpumpenbetriebene Modell nach Malmström bewährt.

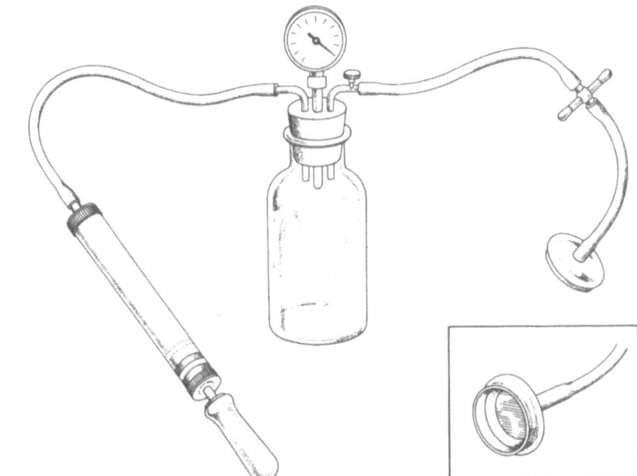

Abb. 9.6. Vakuumextraktionsgerät. (Aus Cook 1991)

Das Instrumentarium setzt sich aus Saugglocke, der Vakuumflasche und einer Handpumpe zur Erzeugung des Unterdruckes zusammen (Abb. 9.6).
Die Saugglocken weisen die Durchmesser 40, 50 und 60 mm auf.

Voraussetzungen und Indikationen

Für die Durchführung der Vakuumextraktion gelten folgende Voraussetzungen:

1. Der kindliche Schädel muß zumindest in der Interspinalebene, besser am Beckenboden stehen.
2. Der Muttermund muß vollständig eröffnet sein.
3. Die Blase muß gesprungen sein.
4. Es darf kein Mißverhältnis zwischen Schädel und Beckenausgang bestehen.
5. Der vorangehende Kindsteil muß mit der Vakuumglocke faßbar sein.

Bei Gesichtslage darf keine Vakuumextraktion vorgenommen werden. Auch bei Frühgeburten *vor der abgeschlossenen 34. SSW* ist aufgrund der Gefahr intrazerebraler Blutungen eine Vakuumextraktion kontraindiziert.
Indikationen für die Durchführung einer Vakuumextraktion sind:

1. drohende kindliche Asphyxie,
2. protrahierter Geburtsverlauf in der Austreibungsperiode bei sekundärer Wehenschwäche,
3. Unmöglichkeit des aktiven Mitpressens der Mutter bei Präeklampsie, Herzvitium und Status nach Netzhautablösung.

Durchführung

Vorbereitung. Die Gebärende wird im Querbett gelagert, das äußere Genitale desinfiziert und die Harnblase entleert. Dann folgt die Pudendusanästhesie bzw. Lokalanästhesie des Dammes.

Durchführung. Im folgenden wird die Vakuumextraktion bei Vorliegen eines tiefen Geradstandes beschrieben.
Der Untersuchungsbefund ergab eine gerade Pfeilnaht, eine kleine Fontanelle bei 12 Uhr und die Leitstelle auf Beckenbodenhöhe.

- Der Introitus vaginae wird durch Spreizen der Labien mit der linken Hand geöffnet.
- Die Saugglocke wird gekippt und mit der rechten Hand in die Scheide eingeführt (Abb. 9.7).
- Die Saugglocke wird gewendet und auf den vorangehenden Teil mit Hilfe von Daumen, Zeige- und Mittelfinger der rechten Hand aufgesetzt.
- Die Lokalisation des Ansatzpunktes der Saugglocke ist der Abb. 9.8 zu entnehmen.
- Die Glocke wird durch Schaffung eines Vakuums von zunächst $0{,}2\,kg/cm^2$ angesaugt. Eine Assistenzperson stellt durch Pumpen mit der an das System angeschlossenen Luftpumpe den auf dem Manometer angezeigten Druck her.
- Der korrekte Sitz der Glocke wird kontrolliert, um auszuschließen, daß Weichteile eingeklemmt sind.
- Der angezeigte Druck wird langsam um $0{,}2\,kg/cm^2/min$ auf $0{,}8\,kg/cm^2$ erhöht.

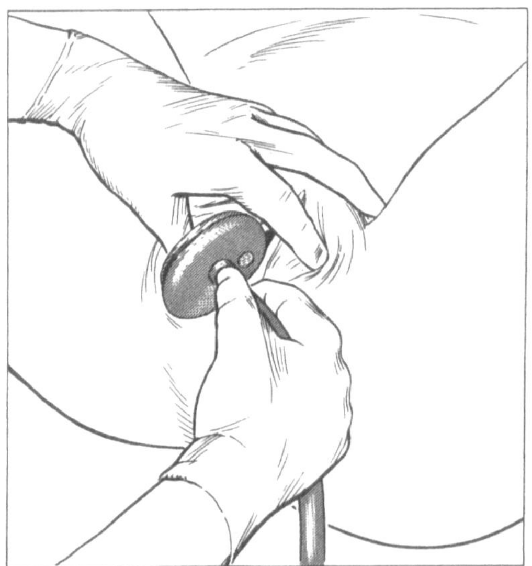

Abb. 9.7. Einführen der Vakuumglocke. Nach Spreizen der Labien wird die Glocke „über die Kante" in die Vagina eingeführt. (Aus Martius 1978)

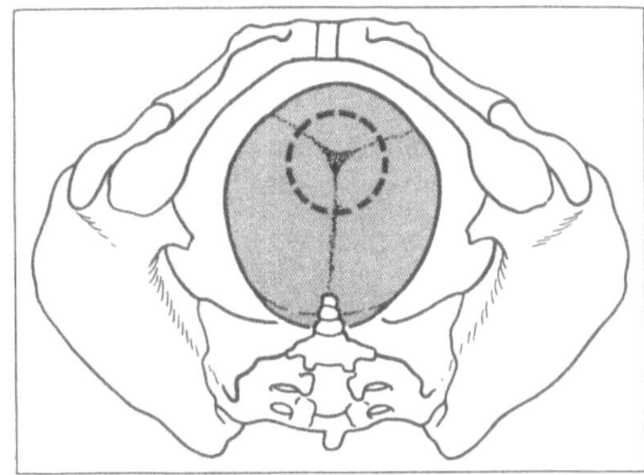

Abb. 9.8. Vakuumextraktion beim tiefen Geradstand. Ansatzpunkt für die Glocke in Führungslinie über der kleinen Fontanelle. (Aus Martius 1978)

- Es folgt ein Probezug mit der rechten Hand an dem vorgesehenen Griff, und gleichzeitig wird mit der linken Hand kontrolliert, ob der Kopf der Traktion folgt.
- Bei einer Wehe wird in Richtung der Führungslinie gezogen.
- Wenn die Unterkante der Symphyse erreicht ist, wird die Zugrichtung nach oben geführt.
- Nach Anlegen einer mediolateralen Episiotomie tritt der Geburtshelfer im Moment des Durchschneidens des Kopfes auf die linke Seite der Gebärenden.
- Die linke Hand dient nun als Dammschutz, während die rechte Hand weiterhin in Traktionsrichtung den vorangehenden Teil führt.
- Nach Entwickeln des Kopfes wird die Saugglocke bei langsamem Druckausgleich abgenommen und das Kind entwickelt.

Komplikationen und Gefahren

Durch die Vakuumextraktion entsteht beim Kind ein artifizielles Caput succedaneum, das sich nach wenigen Stunden zurückbildet.

■ *Wichtig:* Bei der Vakuumextraktion ist ein Abreißen der Saugglocke zu vermeiden!

Mögliche Verletzungen der Vakuumextraktion beim Kind sind eine subdurale Blutung, zerebrale Schädigung, Schädelfraktur oder ein Kephalhämatom. Seltene Verletzungen bei der Mutter sind Dammrisse, Scheidenrisse oder Zervixrisse.

Symphyseotomie

K. Engel, J. Wacker und H. Ritter

Definition. Symphyseotomie meint das Durchtrennen der Symphyse zur Erweiterung sämtlicher Durchtrittsebenen des Beckens.

Bedeutung

In vielen älteren Publikationen (z. B. Engel 1989; Hartfield 1970; Richter 1984; Seedat 1962) wird die Symphyseotomie als einfache und den Bedingungen in den armen Ländern angepaßte Methode zur Geburtserleichterung bei kephalopelvinem Mißverhältnis beschrieben. Die Autoren empfehlen sie als Alternative zur Sectio caesarea, weil bei letzterer eine hohe Mortalität aufgefallen war.
Eigene Erfahrungen und Untersuchungen zur Problematik der Sectio caesarea weisen auf eine niedrige, nicht sectiobedingte Mortalität hin. So ist der Tod der Mutter durch einen hämorrhagischen Schock bei Placenta-praevia-Blutung durch eine Symphyseotomie nicht zu vermeiden.
In den *Essential elements of obstetric care at first referral level* der WHO wird angesichts des neuen Distriktsystemkonzeptes der Symphyseotomie eine abnehmende Bedeutung eingeräumt (1991).
Es bleiben sicher Indikationen zur Anwendung der Symphyseotomie; und in ländlichen Regionen mit schlecht ausgestatteten Referenzkrankenhäusern, in denen die genannten Vorbedingungen zur Sectio nicht erfüllt sind, stellt die Symphyseotomie in der Hand des erfahrenen Geburtshelfers eine akzeptable Alternative dar (Wacker et al. 1994).

Voraussetzungen und Indikationen

Folgende Voraussetzungen müssen für eine Symphyseotomie gegeben sein:

1. Die Sectiomortalität muß hoch sein oder eine Sectio caesarea unmöglich durchzuführen.
2. Das Kind kann nicht durch Forceps oder Vakuumextraktion entwickelt werden.
3. Der nachfolgende Kopf kann bei Beckenendlage nicht entwickelt werden.
4. Es ist unmöglich, die an der Symphyse hängende Schulter bei Schulterdystokie zu entwickeln.
5. Das Kind muß leben.
6. Der Muttermund muß vollständig eröffnet sein.

Für den Höhenstand des Kopfes gilt (nach King 1990):
- Steht der Kopf zu $^{2}/_{5}$ über der Symphyse (fest im BE), ist eine Symphyseotomie bei entsprechender Indikation möglich!

- Steht der Kopf zu $^1/_5$ über der Symphyse (tief und fest im BE), ist eine Symphyseotomie nicht notwendig.
- Steht der Kopf zu $^3/_5$ über der Symphyse, ergibt sich die Indikation zur Symphyseotomie, wenn der vaginal untersuchende Finger den Kopf nur schwer von dem mütterlichen Becken abgrenzen kann.

Tabelle 9.1. Indikationen und Methoden der Geburtsbeendigung bei verlängerter Austreibungsphase

Stand des kindl. Kopfes	Kontraktionsstärke	kindl. Zustand	Kopf abschiebbar	Maßnahme
1–2/5	schwach	gut	ja	Oxitocintropf
1/5	stark	gut	ja	Vakuum oder Zange
1–2/5	stark	Distress	nein	Symphyseotomie
3/5	stark	gut	ja	„Trial of vacuum" od. Symphyseotomie
3/5	stark	Distress	nein	Sectio
3–4/5	schwach	egal	nein	Sectio
4/5	stark	Distress	nein	Sectio

Indikationen für eine Symphyseotomie sind:
1. geringes, relatives kephalopelvines Mißverhältnis,
2. Entwicklung des nicht nachfolgenden Kopfes bei Beckenendlage,
3. Entwicklung der Schulter bei Schulterdystokie.

Die Tabelle 9.1 zeigt die optimalen Indikationen zur Geburtsbeendigung nach Philpott auf. Ein Zusatzkriterium bei ihm ist das Überlappen der Schädelknochen an der Pfeilnaht (Moulding). Wenn die Schädelknochen überlappen, aber noch leicht mit dem untersuchenden Finger reponierbar sind, kann die Entbindung beliebig erfolgen. Wenn die Knochen nicht mehr mit dem Finger reponierbar sind, ist eine maximale Kompression des kindlichen Schädels erreicht. Hier kann nur noch eine Sectio zu einer Entbindung ohne Schädigung des Kindes führen.

Durchführung

Vorbereitung
- Die Gebärende wird in Steinschnittlage gelagert.
- Das Operationsgebiet wird desinfiziert.
- Der Symphysenspalt wird palpiert.
- Man infiltriert 20 ml Lignocain (1%) in die Haut und Subkutis über der Symphyse und symphysenah an das Periost.
- Man infiltriert 20 ml Lignocain (1%) in die Haut und Subkutis über der Symphyse und symphysenah ans Periost.
- Infiltration des Perineums für die obligatorische Episiotomie.

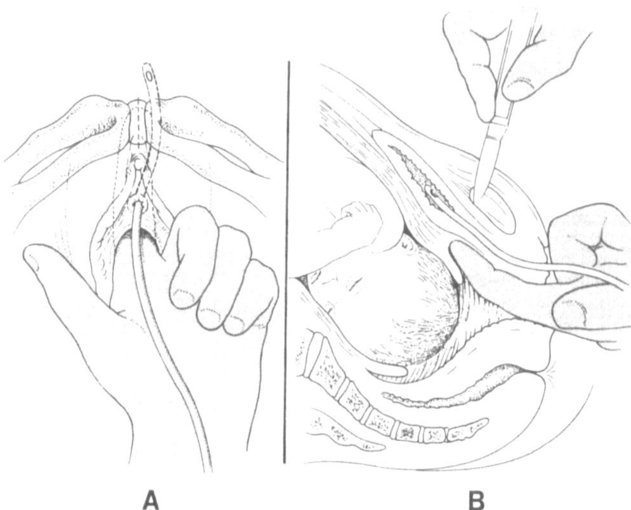

Abb. 9.9 A, B. Symphyseotomie. **A** Verschieben der Urethra mit dem linken Zeigefinger zur Seite hin nach Legen eines Blasenkatheters. **B** Durchführung der Stichinzision mit der rechten Hand. (Aus Cook 1991)

Durchführung

■ *Wichtig:* 2 Assistenten halten die Beine der Gebärenden so, daß der Symphysenspalt nicht weiter als 3 cm geöffnet wird und die Oberschenkel keinen größeren Winkel als 80°–90° bilden.

- Ein Katheter wird in die Urethra eingeführt und die Urethra mit dem eingeführten Zeige- und Mittelfinger der linken Hand nach lateral verlagert.
- Es folgt eine Stichinzision mit der rechten Hand in der Mittellinie. Diese sollte mit einem feststehenden Messer durchgeführt werden. Der Symphysenknorpel wird einschließlich des Lig. arcuatum und unter Schonung des Lig. triangulare durchtrennt (Abb. 9.9). Das Auseinandertreten der Symphyse spürt man mit dem linken Zeigefinger, es sollte 3 cm nicht überschreiten.
- Nach Anlegen einer Episiotomie wird das Kind entwickelt.

■ *Wichtig:* Bei der Durchführung der Vakuumextraktion langsame Traktionen nach hinten ausgerichtet, um die Weichteile hinter der Symphyse (Urethra) zu schonen!
Eine Episiotomie ist obligatorisch.

- Falls es aus dem Wundbereich stärker blutet, wird die Blutung mit 2 Fingern komprimiert.
- Subkutannähte und Hautnaht werden gesetzt.
- Schließlich wird ein Blasenverweilkatheter gelegt.

Nachbehandlung und Komplikationen

Nach King (1990) sollte die Entbundene für mindestens 48 h immobilisiert sein. Ebenso muß man den Blasenkatheter mindestens 48 h belassen.
Während dieser Zeit empfehlen einige Autoren eine Bandage um beide Kniegelenke. Die anschließende Mobilisierung darf nur mit Gehhilfen erfolgen, und es sollten beide Beine gleichmäßig belastet werden. Nach 7–10 Tagen können die meisten Patientinnen das Krankenhaus verlassen.

Als Komplikationen sind zu befürchten:
- intraoperative Verletzung der Urethra,
- orthopädische Komplikationen wie etwa Gehstörungen, Schmerzen im Iliosakralbereich und Beckeninstabilität,
- Wundheilungsstörungen,
- Hämatome oder
- Thromboembolien.

Kontraindikationen

- Starkes Übergewicht der Mutter (über 80 kg).
- Das Kind wiegt wahrscheinlich über 4,5 kg.
- Die Zervix ist weniger als 7 cm dilatiert.
- Deformierung des mütterlichen Beckens.
- Überlappen der Schädelknochen, welches nicht mit dem Finger reponiert werden kann.

Embryotomien

Zerstückelnde Operationen am toten Kind sind im Distriktkrankenhaus aufgrund des hohen Anteiles intrauterin abgestorbener Feten notwendig, um eine Sectio beim totem Kind zu verhindern (Gupta 1993).
In einigen Regionen Afrikas sind zerstückelnde Operationen, z. B. die Dekapitation des toten Kindes bei verschleppter Querlage, aus ethischen und ethnischen Gründen nicht möglich. Bei einigen Ethnien (Tuareg, Fulbe) gilt die Zerstückelung des toten Körpers als Zerstörung der Seele. In Einzelfällen wurden Geburtshelfer aus dem entsprechenden Krankenhaus gewiesen, weil sie diese Tatsachen mißachtet hatten.
Aufgrund der Erfahrungen der beteiligten Geburtshelfer wird in diesem Manual auf die Kranioklasie eingegangen und die Durchführung der Dekapitation nur kurz dargestellt.

■ *Wichtig:* Voraussetzung der im folgenden beschriebenen Operationen ist der intrauterine Fruchttod!
Dieser wird festgestellt durch:
- Fehlen von Kindsbewegungen,

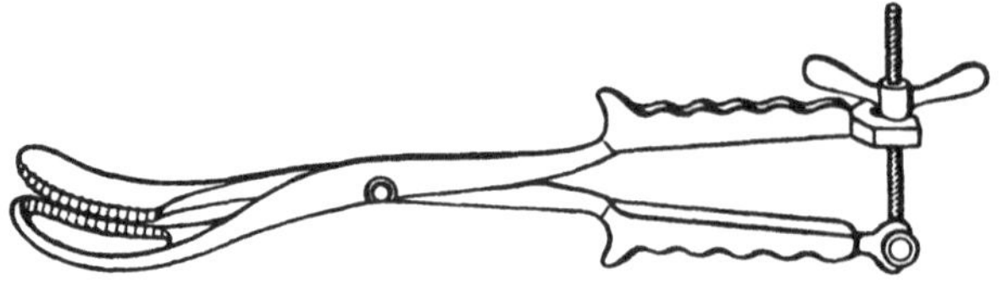

Abb. 9.10. Kranioklast nach Braun. (Aus Pschyrembel u. Dudenhausen 1989)

- Fehlen von fetalen Herztönen,
- Vorliegen von Zeichen der Mazeration.

Nach Vogel (1984) wird die Mazeration in 3 Grade, eingeteilt:
Mazerationsgrad I (wenige Stunden nach Eintreten des Fruchttodes):
Aufweichen und grauweiße Verfärbung der Haut, Abhebung der Epidermis von der Dermis.
Mazeration II (mehrere Stunden bis wenige Tage nach Eintreten des Fruchttodes):
schmutzigfarbene Haut, großflächige Abhebungen der Epidermis v. a. an exponierten Stellen, hämolytische Veränderungen der Subkutis, geringe Lockerung der Knochenverbindungen.
Mazeration III (eine bis mehrere Wochen nach Eintreten des Fruchttodes):
schmutzig-graurote Verfärbung der Haut, diffus-rötliche Verfärbung der Subkutis, Dislokation der Schädelknochen.

Kraniotomie und Kraniotraxie

Instrumente

1. Perforatorium nach Smellie (Schneide innen),
2. Perforatorium nach Naegele (Schneide außen),
3. Kornzange,
4. Rücklaufkatheter nach Bozeman-Fritsch,
5. Kranioklast nach Braun (Abb. 9.10).

Voraussetzungen und Indikationen

Zuerst müssen 2 Untersucher mit dem Holzstethoskop den intrauterinen Fruchttod feststellen. Dann sind die Gebärende und die Angehörigen vor Beginn des Eingriffes über den Tod des Kindes zu informieren.

Voraussetzung für die *Perforation* nach Pschyrembel:

1. Der Muttermund muß für zwei Finger gut durchgängig sein.
2. Ein absolute Mißverhältnis muß ausgeschlossen sein, die Conjugata vera muß größer als 6 cm sein.

Voraussetzung für die *Kraniotraxie*:

1. Der Muttermund muß mindestens 6 cm geöffnet sein.
2. Ein absolutes Mißverhältnis muß ausgeschlossen sein.

Die *Indikationen* sind:
- intrauteriner Fruchttod,
- absolutes kephalopelvines Mißverhältnis (z. B. Hydrozephalus, Lage- und Einstellungsanomalie des Kopfes, Tumore im Bereich des Geburtskanales),
- Notwendigkeit einer schnellen Geburtsbeendigung (z. B. Amnioninfektionssyndrom, eklamptischer Anfall, vorzeitige Plazentalösung).

Kontraindikationen sind Verdacht auf oder Vorliegen einer Uterusruptur.

Durchführung

Vorbereitung
- Die Gebärende wird im Querbett gelagert.
- Nach Allgemeinnarkose und Antibiotikagabe wird die Harnblase entleert.

Durchführung
- Der Kopf wird fest im Becken fixiert, indem eine Assistenzperson Druck von außen ausübt.
- Eine zur Perforation geeignete Stelle des Schädels wie Schädelnaht oder Fontanelle wird mit der linken Hand gesucht.
- Der Kopf wird perforiert (Abb. 9.11); dabei ist das Fixieren des Kopfes im Becken von größter Wichtigkeit!
- Mit einer Kornzange geht man durch die Perforationsstelle ein und löst die Gehirnmasse durch Spreizen der Kornzange.

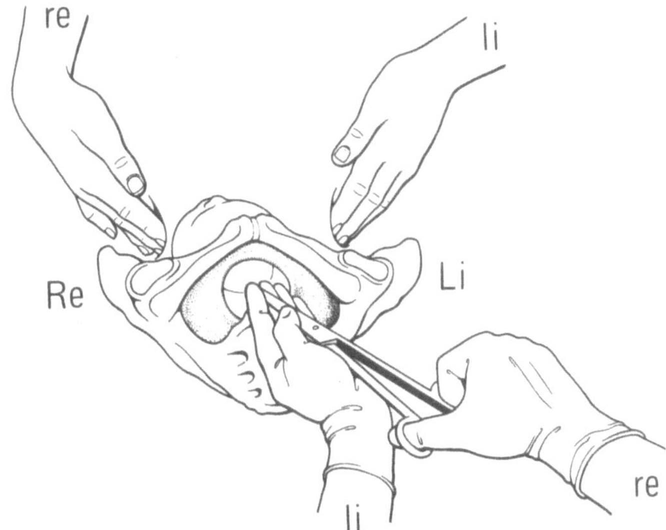

Abb. 9.11. Perforation des Kopfes nach Stoeckel. (Aus Pschyrembel u. Dudenhausen 1989)

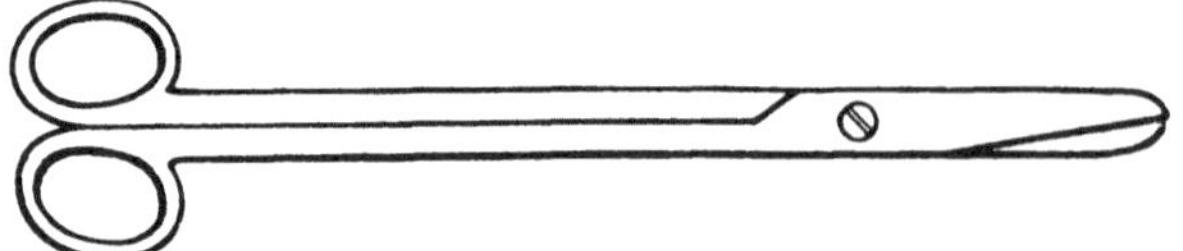

Abb. 9.12. Siebold-Schere. (Aus Pschyrembel u. Dudenhausen 1989)

- Ein Rücklaufkatheter nach Bozeman-Fritsch wird eingeführt und mit abgekochtem Wasser gespült.

An dieser Stelle kann man den Eingriff beenden und eine Spontangeburt anstreben, wenn einer Indikation zur raschen Geburtsbeendigung fehlt.

- Vor Benutzung des Kranioklasten hält man diesen geschlossen in Richtung der späteren Anwendung.
- Man legt die beiden Blätter des Kranioklasten so an, daß das Gesicht oder die Hinterhauptschuppe zwischen beide zu liegen kommt.
- Das innere, gerauhte Blatt wird so tief wie möglich eingeführt; dabei fixiert man weiterhin in das Becken!
- Unter Nachlassen des Druckes von außen auf den Kopf wird das äußere, gefensterte und glatte Blatt eingeführt.
- Die Blätter werden im Schloß zusammengeführt und die Griffschraube angezogen, nachdem die korrekte Lage des Kranioklasten überprüft wurde.

▶ *Cave:* Ausschließen, daß mütterliche Weichteile eingeklemmt sind!

- Man zieht langsam in Richtung der Griffe des Kranioklasten und entwickelt dann das Kind.

■ *Wichtig:* Nach Abschluß der Extraktion mit dem Kranioklasten Revision des Cavum uteri zum Ausschluß einer Uterusruptur! Spiegeleinstellung zum Ausschluß von Verletzungen an Muttermund, Scheide und Damm.

Komplikationen und Gefahren

Verletzungen der mütterlichen Weichteile können Zervixriß, Scheidenriß oder das Übersehen einer gedeckten Uterusruptur sein.

Dekapitation

Ihr Prinzip ist die operative Trennung des Kopfes vom Rumpf.

Instrumente

1. Siebold-Schere (in den meisten Distriktkrankenhäusern vorhanden) (Abb. 9.12).

Falls Erfahrungen an dem jeweiligen Krankenhaus bestehen und falls vorhanden:

2. Gigli-Säge,
3. Blond-Fingerhut,
4. Braun-Schlüsselhaken.

Voraussetzungen und Indikationen

Folgende Voraussetzungen müssen für die Dekapitation gegeben sein:

- Der intrauterine Fruchttod muß nachgewiesen sein.
- Der Muttermund muß mindestens 8 cm geöffnet sein.
- Die Conjugata vera muß größer 6 cm sein (die Entwicklung des abgetrennten Kopfes muß möglich sein!).
- Eine Uterusruptur muß ausgeschlossen werden.

Indikationen für die Durchführung einer Dekapitation sind der intrauterine Fruchttod und eine verschleppte Querlage (wenn der Nacken des toten Kindes tief liegt, so daß man ihn vaginal leicht erreichen kann).

Durchführung

Drei Methoden stehen zur Auswahl: das Durchtrennen mit der Siebold-Schere, mit der Draht- oder Kettensäge und das Abtrennen des Kopfes mit dem Braun-Schlüsselhaken.
Die Darstellung der Dekapitation mit der Siebold-Schere erfolgt nur der Vollständigkeit wegen. In den *Essential elements of obstetric care at first referral level* der WHO (1991) wird die Dekapitation nicht aufgeführt.

Vorgehen mit der Siebold-Schere:
- Lagerung der Gebärenden im Querbett,
- Desinfektion des äußeren Genitale,
- Harnblase entleeren,
- Allgemeinnarkose,
- Ziehen des vorgefallenen Armes nach unten durch Assistenzperson,
- Darstellen der kindlichen Halsregion mit Hilfe großer Spekula,
- Eingehen mit der linken Hand, um die mütterlichen Weichteile zu schützen;
- Eingehen im Halsbereich mit der Siebold-Schere,
- Durchschneiden der kindlichen Weichteile und der Halswirbelsäule,
- Extraktion des kindlichen Rumpfes,
- Druck von oben und außen zur Entwicklung des Kopfes nach Veit-Smellie oder Setzen von Klemmen an der Abtrennungsstelle und Herabziehen des Kopfes;
- manuelle Plazentalösung,

- Austasten des Uterus und Untersuchung von Scheide und Muttermund mit großen Spekula.
- Gabe von Uterotonika und Antibiotikaprophylaxe!

Komplikationen und Gefahren

Embryotomien werden wegen ihrer geringen Komplikationsrate bei totem Kind empfohlen.
Es können allerdings Verletzungen der mütterlichen Weichteile auftreten, nämlich Uterusruptur, Zervixriß, Scheidenriß oder Verletzung der Harnblase.

9.2 Abdominale Operationen

J. Wacker

Sectio caesarea

Bedeutung

Die Sectio caesarea ist die häufigste Notfalloperation im Distriktkrankenhaus. Die Operationstechnik ist international standardisiert und muß von jedem in einem Distriktkrankenhaus tätigen Arzt beherrscht werden. Die Indikation zur Durchführung einer Sectio caesarea erfordert große geburtshilfliche Erfahrung und setzt die Zusammenarbeit mit Hebammen, Kinderstation und den Einrichtungen der Schwangerenvorsorge voraus.
Folgende Formen der Sectio caesarea werden unterschieden:

- primäre Sectio caesarea: vor Wehentätigkeit und vor Blasensprung,
- sekundäre Sectio caesarea: während der Geburt aus mütterlicher oder kindlicher Indikation.

Voraussetzungen und Indikationen

Wie in der Einleitung und in den Beiträgen „Ethnomedizinische und entwicklungspolitische Aspekte“ und „Das Distriktkrankenhaus“ beschrieben, bestehen zwischen den einzelnen Distriktkrankenhäusern z. T. große Unterschiede hinsichtlich der Ausstattung der medizinischen Einrichtungen und der fachlichen Ausbildung des Personals. Dies ist bei der Indikationsstellung zur Sectio caesarea zu berücksichtigen!
Folgende Voraussetzungen bestehen zur Durchführung einer Sectio caesarea:

1. Im Kreißsaal muß ausgebildetes Personal arbeiten.
2. Eine funktionierende operative Einheit ist notwendig.
3. Die Versorgung des Neugeborenen muß gesichert sein.
4. Die nächste Schwangerschaft muß betreut werden.

5. Man muß mit den PHC-/SMI-Organisationen zusammenarbeiten und die Dorfhebammen einbeziehen.

Unter folgenden Bedingungen können Sectiones durchgeführt werden:

Bedingungen	Indikationen
intakte operative Einheit,	mütterliche Indikation (Notfälle),
intakte operative Einheit, ausgebildetes Personal,	gemischte Indikation;
intakte operative Einheit, ausgebildetes Personal, Versorgung des Neugeborenen, Schwangerenvorsorge.	mütterliche Indikation, gemischte Indikation, kindliche Indikation, drohende kindliche Asphyxie.

Mütterliche Indikationen sind:
- Rupturgefahr (übermäßig lange dauernde Geburt),
- eklamptischer Anfall,
- starke Blutungen,
- beginnende Infektion,
- Mißverhältnis zwischen Kopf und Becken.

Kindliche Indikationen sind:
- drohende kindliche Asphyxie (schlechte Herztöne),
- Nabelschnurvorfall,
- übermäßig lang dauernde Geburt,
- Plazentainsuffizienz.

Gemischte Indikationen sind:
- Querlage bzw. Schräglage,
- Placenta praevia,
- vorzeitige Plazentalösung,
- absolutes Mißverhältnis.

Durchführung

Vorbereitung
- Die fetalen Herztöne und der vaginale Befund müssen vor der Händedesinfektion und der unmittelbaren Operationsvorbereitung kontrolliert werden!
- Das äußere Genitale wird rasiert und desinfiziert.
- Ein Blasenverweilkatheter wird gelegt.
- Auf dem Operationstisch legt man die Gebärende auf den Rücken, und zwar mit einer leichten Linkslagerung (15°), um ein Rückenlageschocksyndrom (Vena-cava-Kompressionssyndrom) zu vermeiden.

(Dazu entweder Linksneigung des Op-Tisches um 15° oder Unterstützung mit Hilfe eines Kissens/Keiles unter der rechten Flanke.)
- Die Operationsinstrumente (Sectio-Set) und das Absauggerät für das Neugeborene sowie die Instrumente für eine primäre Reanimation des Neugeborenen werden gerichtet.
- Eine Hebamme hält sich bereit zur Übernahme des Neugeborenen.
- Das Operationsfeld wird desinfiziert und abgedeckt.
- Der Operateur befindet sich auf der linken Seite der Patientin, der Assistent auf der rechten Seite; falls vorhanden und falls erforderlich, steht der 2. Assistent zwischen den Beinen der Patientin.
- Mit der Allgemeinnarkose darf erst begonnen werden, wenn alle Beteiligten absolut operationsbereit sind!
- Als perioperative Antibiotikaprophylaxe wird 1 g Metronidazol (als Suppositorium) gegeben, als 2. Gabe 8 h postoperativ.

Operatives Vorgehen. Es stehen 2 Operationsverfahren zur Verfügung, die Sectio caesarea intraperitonealis supracervicalis und die korporale (klassische) Schnittentbindung.
Die transperitoneale Entwicklung des Kindes durch das eröffnete untere Uterinsegment (Sectio caesarea intraperitonealis supracervicalis) ist die heute am meisten angewandte Methode. Im folgenden wird deshalb diese Methode beschrieben.
Die Operation gliedert sich nach G. Martius in 6 Schritte:

1. Eröffnung der Bauchdecken,
2. Abpräparieren der Harnblase,
3. Eröffnung des unteren Uterinsegmentes,
4. Entwicklung des Kindes und der Plazenta,
5. Verschluß des Uterus,
6. Verschluß der Bauchdecken.

1. Eröffnen der Bauchdecken
- Suprasymphysärer Querschnitt (Aponeurosenquerschnitt nach Pfannenstiel),
- alternativ dazu medianer Längsschnitt, besonders bei Notwendigkeit einer „schnellen" Sectio bei adipösen Schwangeren, Gefahr einer Blutungsstörung (Verbrauchskoagolopathie, HELLP-Syndrom bei Präeklampsie), Zustand nach Sectio oder anderer Laparotomie über Längsschnitt,
- „Durchtrennen der Externusaponeurose" und Separieren der Anteile des M. rectus abdominis, des M. pyramidalis und der Fascia transversalis,
- nach Eröffnen des parietalen Peritoneums Einsetzen eines Bauchdeckenspreizers.

2. Abpräparieren der Harnblase
- Abstopfen des Darmes mit 2 Bauchtüchern,
- Fassen des vom Uterus abhebbaren Peritoneums dicht oberhalb des Scheitels der Harnblase,

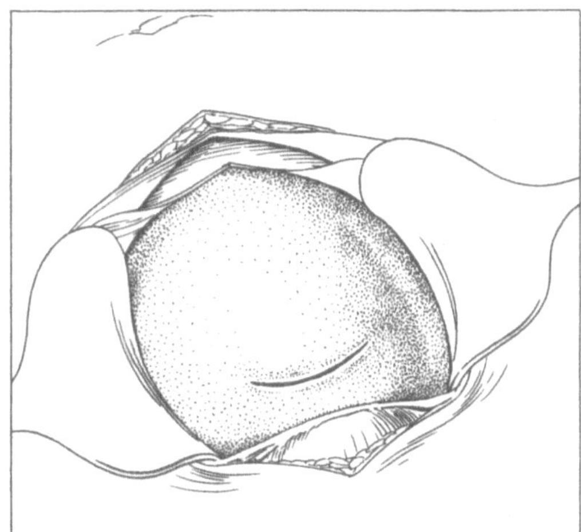

Abb. 9.13. Suprazervikale Schnittentbindung. Bogenförmige Inzision des unteren Uterinsegmentes. Die Spekula sind in die Taschen des viszeralen Peritoneums eingesetzt. (Aus Martius 1978)

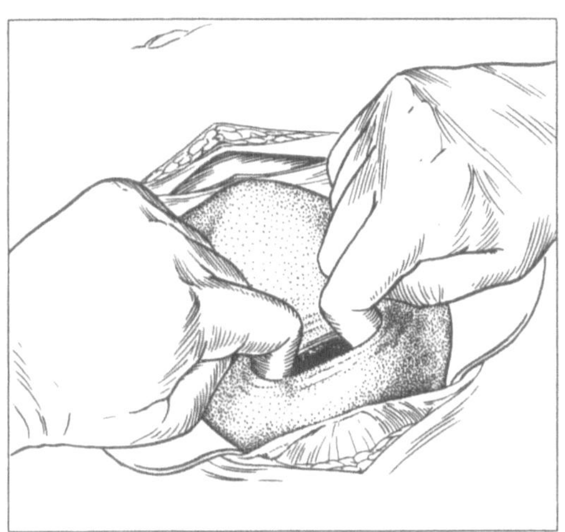

Abb. 9.14. Suprazervikale Schnittentbindung. Die Inzision im unteren Uterinsegment wird stumpf zur Seite hin erweitert. (Aus Martius 1978)

- kleine Inzision des viszeralen Peritoneums in Längsrichtung,
- Unterminieren des Peritoneums mit der geschlossenen Schere zu beiden Seiten hin,
- Durchtrennen des mobilisierten Peritoneums, Präparieren und Abschieben des Bindegewebes im Spatium vesicouterinum,
- Abschieben der Harnblase nach kaudal.

3. *Eröffnung des unteren Uterinsegmentes*
   - Durchführen einer kleinen bogenförmigen Inzision mit dem Skalpell (Abb. 9.13),
   - stumpfe Erweiterung der Uterotomie nach lateral mit 2 eingeführten Zeigefingern (Abb. 9.14; vgl. Abb. 9.1),

- bei intakter Fruchtblase und reifem Kind wird an dieser Stelle die Fruchtblase eröffnet,
- bei unreifen, kleinen Kindern wird die Inzision sorgfältig und schrittweise durchgeführt, um das Kind in der noch stehenden Fruchtblase zu entwickeln.

4. *Entwicklung des Kindes und der Plazenta*
   - Entwickeln des Kindes mit der schonend eingehenden linken Hand des Operateurs,
   - leichter Druck vom Fundus uteri durch den 1. Assistenten,
   - bei Beckenend- oder Querlage Extraktion des Kindes am Steiß oder am Fuß,
   - Absaugen und Abnabeln des Kindes und Übergabe an die bereitstehende Hebamme zur weiteren Versorgung,
   - intravenöse Gabe von 5 I. E. Syntocinon und 0,2 mg Methergin durch den Anästhesisten; anschließend Dauertropfinfusion mit 30 I. E. Syntocinon,
   - Gewinnen der Plazenta durch „cord-traction" oder manuelle Lösung der Plazenta.
5. *Verschluß des Uterus*
   - Fassen der lateralen Uteruswundränder mit Faßzangen,
   - Legen der Uterotomieecknähte zur Blutstillung,
   - Nachkürettage des Cavum uteri (Plazentareste) und Dilatation des Muttermundes bis Hegar 24 (falls primäre Sectio oder ungenügende Muttermunderöffnung) zum Abfluß des Lochialsekretes,
   - lateral der Nähte im Wundwinkelbereich Umstechen mit z. B. Katgut-Faden (Stärke: Nr. 1),
   - Adaptieren der Uterotomie mit weiteren Knopfnähten im Abstand von ca. 1,5 cm, die lediglich das Myometrium umfassen und die Schleimhaut schonen. Eine sorgfältige, einschichtige Naht ist ausreichend,
   - fortlaufende Naht zum Verschluß des viszeralen Peritoneums.
6. *Verschluß der Bauchdecken*
   - Vor Verschluß des Peritoneums Inspektion/Palpation des Abdomens (Ovarien, Leber),
   - Austupfen/Absaugen von Blut- und Fruchtwasserresten,
   - Wundverschluß schichtweise,
   - adaptierende Naht der beiden Anteile des M. rectus abdominis,
   - forlaufende Fasziennaht,
   - Hautnaht.

Komplikationen, Nachsorge und Vorsorge in den folgenden Schwangerschaften

Durch die Sectio caesarea entsteht eine Gefährdung für Mutter und Kind, zum einen durch die Bedingungen, die zur Sectio führten, zum anderen durch die Operation selbst.

Unter den Bedingungen eines Distriktkrankenhauses sind die Gefahren für die Mutter nicht hoch genug einzuschätzen. Dies können sein:

1. Blutungen als Folge der Operation oder einer postoperativ aufgetretenen Atonie,
2. Infektionen, besonders bei lange zurückliegendem vorzeitigem Blasensprung,
3. Thromboembolien,
4. Anästhesiezwischenfälle,
5. Ileus, meist als Folge einer Peritonitis.

Folgende Gefährdungen bestehen für das Kind:

1. Hyxpoxie als Folge des hypotensiven Rückenlagesyndroms,
2. Atemdepression als Folge der Anästhesie,
3. Atemnotsyndrom (keine Sectio caesarea aus kindlicher Indikation vor eingetretener Lungenreife!).

Eine besondere Rolle bei der Sectio im Distriktkrankenhaus spielen der Verlauf und die Überwachung der nachfolgenden Schwangerschaften!
Die Häufigkeit einer Uterusruptur in der nachfolgenden Schwangerschaft wird in der Literatur unterschiedlich angegeben. Die Müttersterblichkeit nach Sectio caesarea in afrikanischen Ländern schwankt zwischen 0,6 und 5,0% (Roosmalen 1991). Da die meisten Studien keinen Aufschluß über die uterine Schnittführung geben, sind die angegebenen Zahlen nicht zu vergleichen.
Eigene Untersuchungen zeigen für die nachfolgenden Schwangerschaften eine hohe Beteiligung an der Schwangerenvorsorge und eine überdurchschnittliche Anwendung von Verhütungsmaßnahmen, so daß die Zeiträume der Geburten nach vorausgegangener Sectio eindeutig verlängert sind.
Für die Schwangerenberatung gilt:

Einmal Kaiserschnitt – immer Kreißsaalentbindung!

Das heißt, eine vaginale Entbindung kann unter engmaschiger Überwachung angestrebt werden. Die Schwangeren müssen sich vor dem Termin dann aber in der Nähe des Distriktkrankenhauses aufhalten.

10 Versorgung des Neugeborenen

M. Leichsenring, H. Bussmann und M. Nelle

Die tägliche klinische Arbeit in Entwicklungsländern wird oft geprägt von geburtshilflichen Komplikationen, die die Aufmerksamkeit des Personals absorbieren. Durch frühzeitiges Erkennen von Problemsituationen des Kindes und durch rasches Handeln post partum läßt sich aber auch mit einfachen Hilfsmitteln häufig verhindern, daß dem Neugeborenen ein Schaden entsteht, der sein gesamtes weiteres Leben überschattet. Aus diesem Grund kommt der klinischen Neonatologie in Entwicklungsländern eine wichtige, aber oft unterschätzte Bedeutung zu.
Eine optimale Versorgung Neugeborener ist untrennbar mit einer optimalen Überwachung der Schwangerschaft und der pränatalen Identifizierung von Risikokonstellationen verbunden. Dies gilt besonders für Entwicklungsländer, in denen der Anteil der Hausgeburten hoch ist und Krankenhausgeburten in der Regel Risikogeburten sind. Die vielfältigen Aspekte einer gemeindeorientierten Schwangerenvorsorge sollen an dieser Stelle jedoch nicht diskutiert werden. Es soll vielmehr versucht werden, dem im Krankenhaus Arbeitenden wichtige Grundregeln an die Hand zu geben, mit deren Hilfe er Neugeborene, auch unter eingeschränkten Bedingungen, versorgen kann. Wenn einige der im folgenden aufgeführten Empfehlungen dennoch manchmal nicht durchführbar erscheinen, weil die apparativen Voraussetzungen oder notwendige Medikamente fehlen, so wurden sie doch bewußt aufgenommen, um weitergehende Möglichkeiten zumindest aufzuzeigen.
Ein besonderes Problem stellt die bei Auftreten von Komplikationen häufig notwendige Intubation bzw. maschinelle Beatmung dar. Nur selten sind in Entwicklungsländern adäquate Möglichkeiten dazu vorhanden. Deshalb haben wir zwar die Indikation zur Intubation und Beatmung aufgeführt, auf eine eingehendere Beschreibung jedoch verzichtet. Hierzu sei auf die weiterführende Literatur verwiesen.

Untersuchung und Erstversorgung

Eine banal erscheinende, aber unerläßliche Vorbedingung zur erfolgreichen Neugeborenenversorgung ist das Vorhandensein eines Platzes im Kreißsaal, an dem die Neugeborenen primär versorgt werden können. Das Neugeborene wird direkt nach der Geburt in ein trockenes Tuch gewickelt und an einem geschützten Platz untersucht. Entscheidend ist, daß eine ausreichende *Umge-*

bungswärme gehalten werden kann und daß ein rascher Zugriff zu Notfallmedikamenten und -instrumenten gewährleistet ist. Ein den technischen Gegebenheiten vor Ort angepaßter Erstversorgungsplatz kann mit geringen finanziellen Mitteln selbst gebaut werden.
Verschiedene Stufen der Untersuchung Neugeborener sollten unterschieden werden:

1. unmittelbar postpartale Untersuchung zur Erfassung der Vitalzeichen (Apgar-Score),
2. eingehendere Untersuchung nach Sicherstellung eines ausreichenden Vitalzustandes,
3. Kontroll- und Verlaufsuntersuchung.

Die Zeit unmittelbar postpartal bedeutet für das Neugeborene eine kritische Umstellungsphase vom gesicherten intrauterinen Dasein auf das unabhängige extrauterine Leben. Die Adaptationsvorgänge beginnen unmittelbar nach der Geburt mit der Notwendigkeit der eigenen Sauerstoffversorgung der Gewebe (Beginn der Spontanatmung und Umstellung des Fetal- auf den Erwachsenenkreislauf) sowie der eigenen Wärmeproduktion. Ziel der Primärversorgung ist es, diesen Prozeß zu überwachen und begleitend zu unterstützen. Dies geschieht durch

1. Thermoneutralität, um Sauerstoff- und Energieverbrauch gering zu halten,
2. Absaugen von Schleim und Mekonium aus Mund, Nase und Magen.
3. Abschätzen der Vitalfunktionen mittels des Apgar-Scores (s. Tabelle 10.1).

Bei der Primärversorgung des Neugeborenen können aus dem Aspekt des Kindes und nur wenigen weiteren Untersuchungspunkten alle wesentlichen Informationen über den Zustand des Kindes schnell erfaßt werden.
Ein erster orientierender Blick gilt dem *Aussehen* des Kindes (Hautfarbe, Atmung, grünes Mekonium, gravierende Fehlbildungen) und seiner Atmung. Eine Akrozyanose direkt nach der Geburt ist ein normaler Befund. Sollte sie jedoch fortbestehen, so kann sie Ausdruck einer peripheren Durchblutungsstörung (Kälte, Hypovolämie, Polyglobulie) sein.

Tabelle 10.1. Bestimmung des Apgar-Score nach 1, 5 und 10 min

Symptom	Apgar-Score		
	0	1	2
Hauptfarbe	blau/weiß	Akrozyanose	rosig
Atmung	keine	erschwert	gut
Herzfrequenz	keine	<100/min	>100/min
Muskeltonus	schlaff	träge Flexion	aktive Bewegung
Reflexe	keine	Grimassieren	Schreien

Die *Atemfrequenz* des gesunden Neugeborenen liegt bei ca. 40–60/min. Regelmäßige Atmung ist dabei eher die Ausnahme, häufiger findet sich ein periodischer Atemtyp. Ausgeprägtes Röcheln, Nasenflügeln oder thorakale Einziehungen signalisieren pathologische Veränderungen.
Die *Herzfrequenz* liegt normalerweise zwischen 120–160/min. Der *muskuläre Tonus* des gesunden Neugeborenen ist physiologisch ein Beugetonus. Hypotonie („floppy infant"), Hypertonie oder Asymmetrie sind pathologische Befunde. Die *Reaktion auf einen Stimulus* (Absaugen) direkt nach der Geburt vermittelt einen Eindruck vom Grad der Beeinträchtigung des Kindes, besonders in Fällen ausgeprägter Hypotonie. Diese Untersuchungspunkte dienen der *Beurteilung einer akuten Gefährdung* des Neugeborenen.
Vorgeburtliche Veränderungen, der Verlauf der Geburt und die kardiorespiratorische Adaptation werden mit dem Apgar-Score und der ersten eingehenden Untersuchung des Kindes erfaßt. Die *Verlaufs- und Kontrolluntersuchung* soll nun sicherstellen, daß sich auch die übrigen Organsysteme des Kindes problemlos adaptiert haben. Dies ist mit großer Wahrscheinlichkeit dann der Fall, wenn das Kind gut trinkt, Urin (innerhalb der ersten 24 h) und Mekonium (innerhalb der ersten 48 h) absetzt, keine Schwankungen der Körpertemperatur zeigt, keinen schwerwiegenden Ikterus entwickelt und mit Atmung und Herzfrequenz stabil ist. Hier sind einige wesentliche körperliche Befunde skizziert:

Kopf. Häufigste Veränderungen sind Verformungen des Kopfes, besonders nach prolongierter Geburtsphase. Sie bilden sich in der Regel innerhalb der 1. Lebenswoche zurück. Die Palpation der Fontanelle zeigt an, ob der intrakranielle Druck erhöht (Hydrozephalus, Blutung, Meningitis) oder erniedrigt (Volumenmangel) ist. Kraniosynostosen zeigen sich an geschlossenen, u. U. wulstigen, Schädelnähten. Eine diffuse, die Schädelnähte möglicherweise überschreitende Schwellung (Caput succedaneum) ist ebenso harmlos wie eine leichte subperiostale Blutung (Kephalhämatom), die die Schädelnähte nicht überschreitet. Mögliche Komplikationen ausgeprägter Kephalhämatome können ein Hb-Abfall und ein Ikterus gravis sein.

Hals. Die Palpation des Halses zeigt mögliche Blutungen im Bereich des M. sternocleidomastoideus, Klavikulafrakturen und morphologische Veränderungen der Schilddrüse. Eine tastbar vergrößerte Schilddrüse ist im Neugeborenenalter pathologisch.

Augen. Ein Sklerenikterus ist in der Regel erst bei Bilirubinwerten über 5 mg/dl sichtbar. Tritt er bei einem Säugling schon innerhalb der ersten 24 h auf, so deutet dies auf eine Blutgruppeninkompatibilität, pränatale Infektion, Sepsis oder eine Erkrankung der Leber oder Gallenwege hin. Abgesehen von den meist harmlosen konjunktivalen Hämorrhagien sind wichtige Befunde z. B. kongenitale Katarakte, Pupillenasymmetrien (Hirnblutung), Nystagmus oder infektiöse Konjunktivitiden (Gonokokken, Staphylokokken, Pseudomonaden, Chlamydien).

Nase. Bei entsprechendem klinischem Verdacht sollte eine Choanalatresie durch vorsichtiges Sondieren ausgeschlossen werden.

Mund. Ausschluß einer Kiefer- oder Gaumenspalte durch Inspektion.

Thorax. Das größte Augenmerk gilt den Atemexkursionen und möglichen thorakalen Einziehungen. Eine Asymmetrie der Thoraxhälften kann Hinweis auf einen Pneumothorax sein. Schwellungen der Brustdrüsen bei Neugeborenen entstehen durch die Wirkung maternaler Östrogene und bilden sich gewöhnlich innerhalb einiger Tage zurück. Auskultierbare systolische Herzgeräusche sind häufig und nur selten Ausdruck eines kongenitalen Vitiums.

Abdomen. Angeborene Defekte (Omphalozele, Gastroschisis, Analatresie) sind inspektorisch leicht zu erkennen. Die Palpation des Abdomens gilt pathologischen Resistenzen, die meist durch angeborene Fehlbildungen der Nieren und ableitenden Harnwege verursacht sind. Tastbare Lebervergrößerungen bis ca. 3 cm unter dem Rippenbogen sind, wenn keine weiteren Symptome vorliegen, bei Neugeborenen ein Normalbefund.

Nabel. Der Nabelstumpf zeigt normalerweise 2 Arterien und 1 Vene. Das Fehlen einer der Nabelarterien ist häufig mit Fehlbildungen der Nieren assoziiert. Rötung oder Ödem des Nabelstumpfes deuten auf eine beginnende Infektion hin.

Äußeres Genitale. Die Inspektion zeigt angeborene Veränderungen wie Hypospadien, Hernien, Labiensynechien oder intersexuelle Genitale.

Von besonderer Bedeutung für die weitere Betreuung des Kindes, seine Ernährung, das diagnostische Vorgehen und möglicherweise auftretende Komplikationen ist der *Reife- und Entwicklungsstand* des Kindes. Es sind zu unterscheiden: das eutrophe Neugeborene („appropriate for gestational age", AGA), das untergewichtige Neugeborene („small for gestational age", SGA), Termingeborene und Frühgeborene (vor der 37. SSW). Die klassischen Schemata zur *Bestimmung des Gestationsalters* (z. B. Dubowitz-Score), wie sie den gängigen Lehrbüchern zu entnehmen sind, sind zwar meist recht genau, jedoch aufwendig in der Durchführung. Eine orientierende Bestimmung kann

Tabelle 10.2. Beurteilung des Reife- und Entwicklungszustandes des Neugeborenen

	– 37 SSW	Termingeburt
Fußsohle	einzelne Furchen im vorderen Teil	ganze Sohle gefurcht
Brustdrüse	nicht tastbar	tastbar
Ohrknorpel	nicht tastbar	am gesamten Ohr tastbar

anhand der Fußsohlenfalten, des Ohrknorpels und der Brustdrüse durchgeführt werden (Tabelle 10.2).
Bei unauffälligem Verlauf sollte eine, zumindest orientierende, neurologische Untersuchung des Neugeborenen durch den Arzt den Abschluß der Überwachung der Perinatalperiode bilden. Verlauf, mögliche Komplikationen und Befunde sollten, wenn immer möglich, schriftlich dokumentiert („under-five cards") und der Mutter mitgegeben werden, um eine kontinuierliche Weiterbetreuung zu ermöglichen.

Reanimation

Eine unzureichende Sauerstoffversorgung des Neugeborenen (Asphyxie) kann intrauterin (Anämie), unter der Geburt (Blutung, Nabelschnurvorfall) oder unmittelbar postpartal auftreten. Zur Vermeidung der Asphyxie und der Langzeitfolge des hypoxischen Hirnschadens ist es notwendig, Risikoschwangerschaften frühzeitig zu erkennen, die Geburt sorgfältig zu überwachen und Möglichkeiten der raschen postpartalen Intervention zu schaffen.
Faktoren für ein erhöhtes Risiko Neugeborener sind:

Maternal	Fetal
Alter der Mutter (< 17 Jahre; > 35 Jahre), vorzeitiger Blasensprung, Multipara, Eklampsie, vaginale Blutung, Rh-Sensibilisierung, Infektionen, Mehrlingsschwangerschaft, Lageanomalie, Nabelschnurvorfall, Zustand nach Sectio.	Grünes Fruchtwasser, übelriechendes Fruchtwasser, Rh-Sensibilisierung, Mekoniumabgang, hypotrophes Neugeborenes, Frühgeborenes, Kind diabetischer Mutter.

Vorgehen

Voraussetzungen für eine erfolgreiche Versorgung sind nicht nur der sofortige Beginn und die Effektivität der Maßnahmen, sondern auch das griffbereite Lagern des benötigten Materials (warme Tücher, Stethoskop, Absaugvorrichtung, Lampe, passende Masken, Beatmungsbeutel ggf. mit O_2-Anschluß, Spatel, ggf. Intubationsbesteck). Das Ziel der Reanimation ist die möglichst rasche Beseitigung von Hypoxie, Bradykardie, Azidose und Hypotension.
Wenn das Kind spontan atmet, wird es zunächst nur beobachtet und unbedingt trocken und warm gehalten, ggf. mit einer Wärmelampe. Zum Trocknen wird

Tabelle 10.3. Apgar-Score bezogen auf die Atmung

Gruppe	Apgar-Score	Terminologie
Normal	8–10	Unauffälliges Neugeborenes
Mäßige Depression	5– 7	Asphyxia livida
Schwere Depression	0– 4	Asphyxia pallida

ein vorgewärmtes Tuch verwendet, mit dem man vorsichtig reibend das Kind stimuliert. Gerade nasse Tücher führen zu großem Wärme- und damit Energieverlust. Bei Sekretverlegung werden Mund und Rachen und erst dann die Naseneingänge vorsichtig abgesaugt. Bei einem Apgar-Score von 8–10 nach 1 min erfolgen dann zunächst keine weiteren Maßnahmen (Tabelle 10.3).
Bei mäßiger und schwerer Depression wird das Kind nicht über Plazentaniveau gehalten, sondern schnell abgenabelt und stabilisiert bzw. reanimiert. Der Zeitfaktor ist von entscheidender Bedeutung, die Interventionsmaßnahmen sollten zeitlich abgestuft erfolgen:

30 s: Kind atmet bei Zyanose:
- Sauerstoff über offene Maske vorlegen; Baby blau, schlaff, Herzfrequenz < 100/min, Dyspnoe → trocken und stimulieren, Oropharynx absaugen;
  Apnoe
- Blähen mit Beatmungsbeutel zur Lungenentfaltung (pro kg/Körpergewicht 1 Finger am Beutel; 5–10 s bis zur reflektorischen Exspiration, oft Hustenstoß), weiter beobachten, evtl. Wiederholung;

60 s: Apgar-Score ansagen; unzureichende Eigenatmung: →
- atemsynchrone Maskenbeatmung;
  Apnoe
- s. oben; falls keine Besserung: hochfrequente Maskenbeatmung (60/min) mit kleinem Volumen (Thoraxexkursionen und seitengleicher Auskultationsbefund zeigen die Effizienz der Beatmung an);

90 s: Herzfrequenz < 60/min trotz adäquater Maskenbeatmung: → Indikation zur Intubation.

Ohne weitere vorhandene Hilfsmittel kann ein atemdeprimiertes Neugeborenes auch vorübergehend Mund-zu-Mund und -Nase beatmet werden. Mund und Nase des Kindes müssen dann gleichzeitig völlig durch die Lippen abgedeckt werden. Als Atemvolumen genügt die in der Mundhöhle vorhandene Luftmenge.
Bei mäßiger Depression lassen sich Atmung und Herzfrequenz oft allein durch Gabe von Sauerstoff, kurzfristige Maskenbeatmung und Stimulation stabilisieren. Bei primär vorhandener schwerer und schwerster Depression (Apgar 0–2) bzw. protrahierter Depression unter adäquater Maskenbeatmung ist eine zusätzliche kardiale Reanimation unerläßlich. In dieser Situation besteht ein

hohes Risiko, daß bereits ein hypoxischer Hirnschaden eingetreten ist. Da im weiteren Verlauf in der Regel eine maschinelle Beatmung notwendig ist, sollten in die Entscheidung zur Durchführung der kardialen Reanimation die vor Ort bestehenden medizinisch-technischen Möglichkeiten und Gedanken zur Prognose des Kindes miteinbezogen werden.
Intubationsindikationen sind:

1. Apgar < 5 nach 1 min,
1. Apgar < 5 nach 3 min trotz Maskenbeatmung,
3. Mekonium-, Blutaspiration, Verdacht auf Zwerchfellhernie, Hydrops fetalis.

▶ *Cave:* Intubationsversuch nicht länger als 30 s. Bei Bradykardie (Herzfrequenz < 60/min) sofort unterbrechen, Tubus bis in den Rachen zurückziehen und weiter bebeuteln bis Herzfrequenz ≥ 100/min, dann erneuter Versuch.

Azidose

Am effektvollsten wird eine mögliche Azidose durch suffiziente Beatmung bekämpft (Abatmen der in der Hypoxie angefallenen sauren Valenzen). Eine Blindpufferung (Azidoseausgleich ohne aktuelle Blutgaswerte) ist nur dann indiziert, wenn der Kreislauf trotz ausreichender Atmung deprimiert bleibt. Zunächst sollte eine Volumenexpansion zur Herstellung einer ausreichenden Zirkulation erfolgen. Bei anhaltender kardiopulmonaler Depression gibt man 1–2 mval = 1–2 ml Natriumbikarbonat (8,4%) über Nabelvenenkatheter oder mit Plastikkanüle über die Nabelvene. Natriumbikarbonat sollte man, wenn möglich, mit Aqua destillata 1:1 mischen (hyperosmolar!) und langsam über 5 min infundieren.

Herzdruckmassage

Nach Umfassen des Thorax mit beiden Händen (sog. thoraxumfassende Methode) mit beiden Daumen langsam ansteigend Druck bis 1,5–2 cm Kompressionstiefe und einer Frequenz von 100–120/min ausüben. Der Druckpunkt liegt unbedingt in der Sternummitte. Die Dauer der Kompression beträgt 50% des Reanimationszyklus'. Im Rhythmus 5:1, alternativ 3:1 (Herzmassage/Beatmen), werden durch die umfassende Thoraxkompression der intrapleurale Druck und der aortale Druck ausreichend gesteigert, um effektive Perfusionsdrücke aufzubauen. Der Puls wird an der Arteria brachialis kontrolliert.

Spezielle Probleme

Blässe

Ursachen
1. Blutverlust: Fetofetale Transfusion (Zwillinge), Placenta praevia, vorzeitige Plazentalösung, intrakranielle Blutung, Kephalhämatom, Leber- oder Milzruptur, Nabelstumpf.
2. Hämolyse: Sepsis, intrauterine Infektionen (TORCH), Blutgruppeninkompatibilität, Hämoglobinopathien.
3. Bildungsstörungen: Eisen- oder Folsäuremangel bei Frühgeborenen.

Diagnose. Unmittelbar postpartal ist es wesentlich, eine Asphyxia pallida auszuschließen (Atmung, Herztätigkeit). Richtungsweisende Hinweise zur Ursache der Anämie ergeben sich oft schon aus der Vorgeschichte (Blutung nach schwerer Geburt, Sepsis nach vorzeitigem Blasensprung).

Symptome. Ein akuter Blutverlust führt zu Blässe, Tachykardie, kaum oder nicht mehr tastbaren Pulsen (Schock). Hepatosplenomegalie oder Ödeme deuten auf einen chronischen Blutverlust hin. Ein zunehmender Ikterus ist oft erstes Zeichen eines hämolytischen Geschehens.

Diagnostik. In den ersten Lebenstagen Hämoglobin (Hb) unter 13 mg/dl oder Hämatokrit (Hkt) unter 40%, Puls, Blutdruck, evtl. Retikulozyten, Coombs-Test.

Therapie. Bei Schocksymptomatik sofortige Gabe von 10–20 ml/kg intravenöser Flüssigkeit zur akuten Kreislaufstabilisierung innerhalb 10–15 min (evtl. 0 Rh-neg. Vollblut). Nachfolgend erfolgt die Substitution entsprechend der Verluste in einem Zeitraum von 2–4 h. Der normale Hb des Neugeborenen sollte zwischen 16 und 20 g/dl liegen. Die Transfusionsgrenze bei chronischer Anämie liegt bei einem Hb von 8 g/dl. Die Indikation zur Transfusion muß jedoch immer kritisch abgewogen werden gegenüber dem Risiko einer transfusionsbedingten HIV- oder HBV-Übertragung. Bei Zeichen einer Herzinsuffizienz (Ödeme, Atemnot, Hepatomegalie) erfolgt eine langsame Infusion über 4–6 h, evtl. unter zusätzlicher Gabe von Furosemid (1–2 mg/kg Körpergewicht).

Atemnot, Dyspnoe

Symptome. Die Symptome sind Tachypnoe über 60/min, interkostale Einziehungen, „anstoßende Atmung", „grunting", zentrale Zyanose (zu differenzieren von der Akrozyanose bei unterkühlten Neugeborenen!).

Ursachen

1. pulmonal: Mekoniumaspiration, Pneumonie, verzögerte Fruchtwasseraspiration, Atemnotsyndrom, Zwerchfellhernie, Pneumothorax, Apnoe;
2. kardial: kongenitale Vitien, Herzinsuffizienz.

Eine *Mekoniumaspiration* kann zu schweren und auch unter intensivmedizinischen Bedingungen nicht beherrschbaren Belüftungsstörungen führen. Mekonium verlegt die Bronchiolen und Alveolen und führt gleichzeitig zu einer chemischen Entzündung des Lungenparenchyms. Wichtigste präventive Maßnahme ist das gezielte Absaugen des Kindes vor dem 1. Atemzug bei Abgang von grünem Fruchtwasser. Sollte dies nicht in ausreichendem Maße gelingen, so ist die Entfernung von Mekonium durch eine Bronchiallavage (kurzfristige endotracheale Intubation und fraktionierte Instillation von bis zu 10 ml 0,9% NaCl mit nachfolgendem Absaugen) erforderlich. Zur weiteren Behandlung leichter und mittelschwerer Krankheitsbilder sind Sauerstoffgaben und eine breite antibiotische Abdeckung (Ampicillin und Gentamycin) angezeigt. Schwere Verläufe sind meist nur durch maschinelle Beatmung zu behandeln.

Eine *Pneumonie* als Ursache respiratorischer Probleme ist wahrscheinlich bei anamnestischen Hinweisen wie z. B. Fieber der Mutter unter der Geburt oder protrahiertem Geburtsverlauf bei vorzeitigem Blasensprung (> 12 h). Bei entsprechenden Hinweisen ist die Indikation zu einer antimikrobiellen Therapie insbesondere dann großzügig zu stellen, wenn weitere diagnostische Hilfsmittel (Blutbild, Röntgenbild) nicht zur Verfügung stehen.

Das klinische Bild der *verzögerten Fruchtwasserresorption („nasse Lunge", „wet lung")* ist dem einer beginnenden Pneumonie ähnlich (Tachypnoe, Nasenflügeln, Einziehungen, „grunting"). Die „nasse Lunge" tritt gehäuft nach Kaiserschnittentbindungen auf, da dann das mechanische Ausdrücken des Fruchtwassers aus der Lunge, das physiologisch beim Durchtritt durch den engen natürlichen Geburtskanal stattfindet, fehlt. Im Gegensatz zur Pneumonie ist jedoch eine rasche Besserung der Symptomatik im Verlauf von 6–12 h für die verzögerte Flüssigkeitsresorption charakteristisch.

Das *Atemnotsyndrom (ANS)*, ausgelöst durch Mangel an Surfactant, ist typisch für Frühgeborene vor der 32. SSW. Innerhalb von Minuten oder Stunden nach der Geburt kommt es zu respiratorischen Problemen verschiedenster Schweregrade, da wegen des Surfactantmangels bei jeder Ausatmung zunehmend mehr Alveolen zusammenfallen und sich bei der folgenden Inspiration nicht mehr entfalten. Es entsteht eine ausgeprägte Dyspnoe mit mangelnder Sauerstoffaufnahme. Die Symptomatik kann sich bis zum 2.–3. Lebenstag steigern, danach tritt in weniger schweren Fällen eine allmähliche Besserung ein. Abgesehen von den Minimalvarianten ist aber in der Regel oft eine maschinelle Beatmung für einige Tage unerläßlich. Es besteht dabei ein hoher Bedarf an Sauerstoff. Eine prophylaktische Gabe von Antibiotika ist sinnvoll. Die Ernährung erfolgt über eine Magensonde.

Ein *Pneumothorax* entwickelt sich meist als Komplikation bei Atemnotsyndrom, Mekoniumaspiration oder iatrogen bedingt nach inadäquater Maskenbeatmung. Ohne vorbestehende Lungenveränderungen kommt er selten vor. Auskultatorisch zeigt sich eine mehr oder weniger ausgeprägte Seitendifferenz.

Eine Drainage mit Röntgenkontrolle ist bei klinischer Beeinträchtigung erforderlich; kleinere symptomarme Pneumothoraces resorbieren sich meist spontan unter Gabe von Sauerstoff.
Pathognomonisch für die *Zwerchfellhernie* sind eine sich direkt nach der Geburt manifestierende Dyspnoe, ein kahnförmig eingefallener Bauch und ein einseitig abgeschwächtes Atemgeräusch, meist der linken Thoraxhälfte. Eine assistierte Beatmung bis zur operativen Korrektur ist fast immer erforderlich. Bei klinischem Verdacht ist die Diagnose leicht durch das Röntgenbild zu verifizieren.
Apnoen (Atemstillstände über 20 s) treten gehäuft bei Frühgeborenen vor der 34. SSW als Zeichen einer Unreife der zentralen Atemregulation auf. Sie können aber auch Zeichen einer Infektion, Hypoglykämie, Hypothermie, Atemwegsobstruktion oder zerebralen Schädigung sein. In diesen Fällen muß eine kausale Therapie erfolgen. Bei Unreife des Atemzentrums kann Theophyllin (initial 8 mg/kg Körpergewicht oral, weiter 3 mg/kg/24 h in 6–8 Einzeldosen oral) zur Stimulation eingesetzt werden. Bewährt hat sich hier aber auch die taktile Stimulation, die z. B. mit der *„Känguruhmethode"* genutzt wird. Hierbei wird das Neugeborene direkt auf den Körper der Mutter gelegt und durch die Wärme und direkte Berührung stimuliert.
Eine *Zyanose* im Neugeborenenalter kann Folge eines angeborenen Herzfehlers oder einer Herzinsuffizienz sein. Zur exakten Diagnose kongenitaler Vitien wird eine umfangreiche apparative Ausstattung benötigt. Klinischer Aspekt, Auskultation und Röntgenuntersuchung des Thorax (Herzgröße, Lungengefäßzeichnung) können helfen, die Art des Herzfehlers zu differenzieren. In der Regel ist in Entwicklungsländern nicht die Möglichkeit einer operativen Korrektur der Vitien gegeben. Eine therapeutische Möglichkeit liegt oft lediglich in dem Bestreben, die rasche Entstehung einer Herzinsuffizienz durch Flüssigkeitsrestriktion, evtl. Diuretika oder Digitalispräparate zu vermeiden.

Erbrechen

Ursachen im Neugeborenenalter

1. mechanisch: Ösophagusatresie, Zwerchfellhernie, hoher Darmverschluß, (Duodenum, Jejunum), tiefer Darmverschluß (Mekoniumileus, anorektale Atresie, Aganglionose, Volvulus);
2. zentral: intrakranielle Blutung, Hypoxie;
3. Infektionen: Sepsis, Harnwegsinfektionen (HWI), Meningitis; nekrotisierende Enterokolitis (NEC);
4. metabolisch: Stoffwechseldefekt, adrenogenitales Syndrom (AGS).

Erbrechen, d. h. kräftiges Ausstoßen des Mageninhaltes ist ein ernstzunehmendes Symptom im Gegensatz zum „Speien", dem Herausfließen kleiner Mengen von Nahrung aus dem Mund nach dem Essen. Neben der Häufigkeit und Natur des Erbrechens (Galle, Blut, Kot) sind zusätzliche Auffälligkeiten zu beachten: Stuhlverhalten, Durchfälle, Distension des Abdomens. Funktionelle Ursachen sind dabei im Neugeborenenalter weniger häufig als angeborene Fehlbildungen des Magen-Darm-Traktes.

Eine Ösophagusatresie führt nicht zu Erbrechen, sondern zu vermehrtem Speichelfluß. Diagnostizierbar ist sie schon beim ersten Absaugen, da es bei ca. 10–12 cm zu einem federnden Passagestop kommt bei dem Versuch, den Magen zu sondieren. Bei einer nativen Röntgenuntersuchung des Thorax zeigt sich typischerweise der luftgefüllte proximale Ösophagusblindsack. Die in 90% der Fälle gleichzeitig bestehende untere Fistel zwischen distalem Ösophagus und Trachea führt zum Risiko einer Aspirationspneumonie (besser: Refluxpneumonie). Notfallmaßnahmen bis hin zur operativen Korrektur sind 1. ein ständiges Absaugen und 2. das Anlegen eines Gastrostomas.

Zwerchfellhernie. s. Abschnitt Atemnot.
Ein hoher Darmverschluß, etwa durch *Duodenalstenose, -atresie* oder *Jejunalatresie*, ist zu vermuten bei galligem Erbrechen am 1.–2. Lebenstag; für die Duodenalstenose typisch ist die doppelte Luftblase bei der Abdomenleeraufnahme im Hängen.
Ein tiefer Darmverschluß wie bei *Mekoniumileus, Volvulus, Aganglionose* (*M. Hirschsprung*) oder *Analtresie* manifestiert sich später (2.–4. Tag) durch galliges Erbrechen und aufgetriebenen Bauch.
Röntgen, Nahrungskarenz, Magenablauf, operative Versorgung, aufgetriebenes Abdomen, Erbrechen und blutige Stühle können auch Zeichen einer *nekrotisierenden Enterokolitis (NEC)* sein, die besonders bei Frühgeborenen als Komplikation auftritt.
Die Behandlung von Erbrechen als Folge von *Sepsis* oder *zentralen Ursachen* richtet sich nach der zugrundeliegenden Erkrankung.

Neurologische Symptome

Apathie, Koma, Krampfanfälle (Neugeborenenkrämpfe haben oft nur diskrete Symptome!), *Hyperexzitabilität* und *Atemstörungen* in den ersten Lebenstagen deuten auf eine zentralnervöse Beeinträchtigung hin. Die Symptome können in unterschiedlicher zeitlicher Reihenfolge und Schweregrad auftreten. Alle differentialdiagnostischen Möglichkeiten sind unter einfachen Bedingungen nicht abzuklären. Einige wesentliche ätiologische Faktoren sind z. T. diagnostizier- und behandelbar.

Ursachen
1. metabolisch: Hypoglykämie, Hypokalzämie, Azidose;
2. Infektion: Sepsis, Tetanus neonatorum;
3. Hirnblutung: Trauma, perinatale Asphyxie;
4. Medikamente: Morphinüberhang.

Management. Immer ist notfallmäßig eine Blutzuckerkontrolle vorzunehmen und ggf. eine sofortige Behandlung der Hypoglykämie einzuleiten: 10%ige Glukose 2–4 ml/kg Körpergewicht i.v. als Bolus, dann kontinuierliche Infusion. Liegt eine Sepsis bzw. Meningitis zugrunde, ist eine Antibiotikatherapie mit Ampicillin und Gentamycin angezeigt.

Krampfanfälle können mit einmaliger Gabe von Phenobarbital 20 mg/kg i.v. Diazepam 0,5–1 mg/kg unterbrochen werden.
Besteht der Verdacht auf eine Hirnblutung (Anämie, gespannte Fontanelle), empfiehlt sich Phenobarbital 2 Sättigungsdosen innerhalb von 24 h mit je 10 mg/kg, dann 5 mg/kg/Tag.

Häufige Hautveränderungen

Nabelinfektion. Gerötete Umgebung, nässend: sytemisch Antibiotika und lokal antiseptische Lösung.

Impetigo. Bläschen mit honiggelbem Eiter, die gelblich verkrusten: isolieren, antiseptische Lösung, falls fortgeschritten, systemische Antibiose.

Eitrige Konjunktivitis. Ihre Ursache sind Chlamydien oder Gonokokken. Eiter herausspülen mit physiologischer Kochsalzlösung, dann antibiotische Augentropfen (Erythromycin oder Tetracyclin).

Kongenitale Syphilis. Makulopapuläres Exanthem, progrediente Blasenbildung und Desquamation an Händen und Füßen, Rhinorrhö.

Caput succedaneum. Schwellung des vorangehenden Kopfteiles oder unter dem Ansatz der Saugglocke, die sich nach 12 h meist wieder zurückbildet.

Bewegungsasymmetrie

Ihre Ursachen sind:
- Frakturen: Humerus, Femur, Clavicula, Schädel,
- Hämatome: Halsmuskulatur,
- Nervenlähmung: Armplexusparesen.

Im Verlauf schwerer Geburten, speziell Entwicklungen aus Beckenendlage, ist besonders auf Geburtsverletzungen beim Neugeborenen zu achten.
Verletzungen parenchymatöser Organe wurden bereits im Rahmen anderer Symptome abgehandelt (intrakranielle Blutung, intraabdominelle Blutung durch Leber-/Milzruptur).
Humerus- und Femurfrakturen fallen durch Schonhaltung und Schwellung der betreffenden Extremität auf. Röntgendiagnostik und Immobilisation sind angezeigt, evtl. Kontrolle des Hb.
Schlüsselbeinfrakturen sind oft röntgenologische Zufallsbefunde.
Auch *Schädelfrakturen* bleiben häufig unerkannt, falls sie nicht durch ein Kephalhämatom hervorgehoben werden und klinisch durch eine intrakranielle Blutung auffallen (subdurale Blutung). Wird eine Schädelfraktur röntgenologisch verifiziert, sollte sie nach einem Monat röntgenologisch kontrolliert

werden, um eine wachsende Fraktur (Durainterponat im Frakturspalt, der ein Zusammenwachsen der Frakturteile verhindert) auszuschließen, die operativ korrigiert werden muß.
Zerrungen oder Hämatombildung des Armplexus führen zu Schädigung der betreffenden Zervikalwurzel mit Zeichen der *oberen oder unteren Armlähmung* (Erb: Oberarm und Unterarm schlaff am Körper, Hand in Pronation, Finger beweglich. Klumpke: Hand gelähmt, evtl. Horner-Trias). Eine Physiotherapie ist hier meist ausreichend.
Hämatome des M. sternocleidomastoideus zeigen sich zunächst als harte Verdickung im Halsbereich; durch Vernarbung kann ein *Schiefhals* entstehen mit Neigung des Kopfes zur kranken und Drehung des Gesichtes zur gesunden Seite. Frühzeitige Bewegungsübungen sind wichtig.

Hyperbilirubinämie

Ein Ikterus ist als gelbliche Verfärbung der Haut und Skleren bei einem Serumbilirubin von ca. 5 mg/dl (85 µmol/l) erkennbar. Mehr als 50% der reifen Neugeborenen entwickeln innerhalb der ersten 2–3 Lebenstage einen sichtbaren Ikterus, der im Gesicht beginnt, dann auf den Stamm übergeht.
Wegen der therapeutischen Dringlichkeit ist es erforderlich, hämolytische und infektiöse Ursachen rasch zu erkennen. Anamnese und klinischer Befund können Hinweise geben (bei indirektem Bilirubin normale Urinfarbe, bei hohem direktem Bilirubin Dunkelfärbung des Urins und Entfärbung des Stuhls). Entscheidend sind Laborkonstellationen (Bilirubin, Hb, Entzündungsparameter, Blutzucker). Das bei Hämolyse in hoher Menge anflutende indirekte, wasserunlösliche Bilirubin lagert sich in den ersten 5 Lebenstagen u. a. in den Stammganglien des Gehirns ab und kann zu dauerhaften Läsionen führen (Kernikterus). Die Bilirubinserumkonzentrationen, ab denen eine Therapie (Blutaustausch, Phototherapie) notwendig wird, gehen aus dem folgenden hervor. Klinisch treten Lethargie und Trinkfaulheit ein; vermehrte Flüssigkeitsgabe ist indiziert.
Bei Sepsisverdacht (Klinik!) müssen immer Antibiotika gegeben werden.
„Physiologischer Ikterus" ist definitionsgemäß ein durch Leberenzymunreife zwischen dem 2. und 7. Lebenstag erhöhtes, jedoch unter der Grenzlinie liegendes indirektes Bilirubin.
Über den physiologischen Ikterus hinaus finden sich neben mütterlichen Faktoren bzw. Erkrankungen (Abnabelungsmodus, plazentares Transfusionssyndrom, EPH-Gestose, Plazentainsuffizienz, Diabetes mellitus) als weitere wichtige Ursachen für einen neonatalen Ikterus:

prähepatisch:
- ABO/RH-Inkompatibilität,
- Hämatom,
- Blutung, verschlucktes Blut,
- Polyglobulie,
- Erythrozytendefekte;

intrahepatisch:
- Sepsis,
- konnatale Infektion,
- Hepatitis,
- Hypo-/Athyreose,
- Stoffwechselerkrankungen,
- Muttermilchikterus;

posthepatisch:
- Cholestase bei Hepatitis,
- Gallengangsatresie.

Diagnostik beim Kind

- Direktes und indirektes Bilirubin, direkter Coombs-Test, Blutgruppe,
- Blutbild mit Differenzierung (Anämie?, Polyzythämie?, Infektion?), Retikulozyten (Hämolyse)
- C-reaktives Protein; Blut/Urinkulturen; Urinstatus, pränatale Infektionen (TORCH),
- Blutzucker, Blutgasanalyse, Gesamteiweiß, Albumin (bei Hypoalbuminämie erhöhte Kernikterusgefahr).

Im weiteren sollte man bei Ikterus prolongatus an eine Hypothyreose bzw. eine neonatale Hepatitis (Hepatitisserologie, GOT, GPT) denken.

Diagnostik bei der Mutter

- Blutgruppe, indirekter Coombs-Test, ggf. irregulärer AK-Suchtest, Infektionsserologie bzw. TORCH.

In der Anamnese nach vorausgegangenen Schwangerschaften, Fehlgeburten, Interruptiones fragen.

Therapie

Gängige Phototherapieschemata und Diagramme sind Situationen vorbehalten, in denen eine massive Hämolyse vorliegt. Bilirubinwerte bis 15 mg/dl (260 µmol/l) sind bei reifen gesunden Neugeborenen ohne weitere Komplikation physiologisch. Bilirubinsenkend wirken sich frühes Anfüttern (enterohepatischer Kreislauf) und ausreichende Flüssigkeitszufuhr aus. Eine Phototherapie sollte prophylaktisch ab Werten von 16–20 mg/dl (270–340 µmol/l) durchgeführt werden. Bei Werten ab 20–25 mg/dl (340–480 µmol/l) ist die Gefahr für das Entstehen einer Bilirubinenzephalopathie noch gering, steigt jedoch ab Werten von 25 mg/dl (480 µmol/l) deutlich an (sofortiger Blutaustausch erforderlich!). Für frühgeborene Kinder läßt sich als Regel festhalten, daß eine Phototherapie begonnen werden sollte, wenn das Bilirubin $^1/_{10}$ des Körperge-

Tabelle 10.4. Indikation zur Phototherapie. Bei Vorliegen zusätzlicher Komplikationen werden die Werte der nächstniedrigeren Gruppe gewählt. Ein zusätzliches erhöhtes Risiko für das Entstehen eines Kernikterus liegt bei folgenden Komplikationen vor: protrahierter Hypoxie (Asphyxie, Atemnotsyndrom), Azidose (NS-pH < 7,25), Hyperkapnie ($paCO_2 > 60$ mmHg), Hypoproteinämie (Ges. Eiw. <4,0 g/dl), Hypoglykämie (BZ < 30 mg/dl), Frühgeburtlichkeit, Hypotrophie; Hypothermie (Kerntemperatur <35 °C), Sepsis und Anämie (Hb < 12 g/dl)

Alter [Tage]	Gewicht		
	>2000 g [mg%; µmol/l]	1999–1500 g [mg%; µmol/l]	1499–1000 g [mg%; µmol/l]
0–1	10 (170)	8 (135)	6 (100)
1–2	12 (205)	10 (170)	8 (135)
2–3	14 (240)	12 (205)	10 (170)
3–4	16 (270)	14 (240)	12 (205)
4–5	18 (305)	16 (270)	14 (240)
ab 5	20 (340)	18 (305)	16 (270)

wichts in µmol/l beträgt. Ansonsten sollte man hier die gängigen Tabellen heranziehen.

Indikation zum Frühaustausch. Sie ist innerhalb der ersten 24 h gegeben, wenn ein Nabelschnurbilirubin über 4,5 mg/dl oder ein sog. Frühikterus mit Anstieg des Bilirubins um mehr als 0,5 mg/dl/h in den ersten 6 postnatalen Stunden besteht oder ein Gesamtbilirubin über 15 mg/dl (250 µmol/l) in den ersten 36 Lebensstunden. Ein Austausch wird erst nach Korrektur einer eventuellen Anämie, Hypoalbuminämie oder anderer Komplikationen vorgenommen. Zweck des Austausches ist die Eliminierung antikörperbesetzter Erythrozyten bzw. zirkulierender Antikörper und des Bilirubins. Üblicherweise wird zunächst mit dem einfachen Blutvolumen (ca. 80 ml/kg/Körpergewicht) ausgetauscht. Ein Spätaustausch (2½faches Blutvolumen) nach 24–36 h dient der Elimination von Bilirubin.

Indikation zur Phototherapie. Sie hängt von Reifegrad, Gestationsalter, postpartalem Alter, Progression des Bilirubinanstiegs und zusätzlichen Komplikationen ab (Tabelle 10.4).

Hinweise zur Durchführung der Phototherapie
- Möglichst blaue Lampe benutzen, da diese effektiver ist als weißes Licht.
- Abstand zwischen Lampen und Kind sollte nicht mehr als 40 cm betragen. Kind ausziehen und mit kleiner Windel bekleiden, um größtmögliche Hautfläche zu bestrahlen (sog. „Bikiniwindel"); unbedingt müssen die Augen und das Genitale abgedeckt werden.

- Bei grenzwertigem Bilirubin mit 2 Lampen (oben und seitlich) bestrahlen. Eine Alufolie mit der spiegelnden Seite zum Kind erhöht die Effektivität durch Reflexion des Lichts.
- Zunächst Beginn mit kontinuierlicher Bestrahlung, bis ein deutlicher Abfall des Bilirubins eintritt. Im weiteren dann intermittierende Bestrahlung mit 2 h Pause möglich;
  ein Lagewechsel des Kindes zwischen Bauch und Rückenlage sollte 2stündlich erfolgen.
- Bilirubinkontrolle bei kritischen Werten stündlich, im weiteren 4stündlich bzw. bei Abfall 6- bis 8stündlich.
- Bei Phototherapie erhöhten Flüssigkeitsbedarf von 20 ml/kg/Körpergewicht zusätzlich zur normalen Einfuhr beachten.
- Eine Phototherapie ist bei einem direkten Bilirubin von über 2 mg/dl kontraindiziert, da ein Bronzeikterus entstehen kann.
- Bei grenzwertigem Bilirubin oder prolongiertem Verlauf unter Muttermilchernährung (sog. Muttermilchikterus) Milch abpumpen, kurz aufkochen und erst dann verfütten (Lipasen!).
- 1- bis 2stündliche Temperaturkontrollen durchführen (Hyperthermiegefahr!)

Fehlbildungen

Lippen-Kiefer-Gaumen-Spalte. Bei Fütterungsschwierigkeiten sollte man versuchen, mit einem Löffel zu ernähren, sonst über eine Magensonde; die operative Korrektur der Lippe erfolgt bis zum 6. Lebensmonat, die des Gaumens nach 3–4 Monaten.

Spina bifida mit Meningozele/Meningomyelozele. Sie ist meist lumbosakral lokalisiert und oft mit weiteren Mißbildungen (Hydrozephalus, Nieren) assoziiert. Vorgehen: Dokumentation des neurologischen Befundes, Zelyensack vor Ruptur schützen (aszendierende Meningitis), evtl. Bepinselung mit Farblösung (beschleunigt Epithelialisierung).

Bauchwanddefekte (Omphalozele/Gastroschisis). Plazenta wird mit Eihäuten gesichert und der freie Darminhalt (Gastroschisis) oder der Bruchsack (Omphalozele) durch Eihäute oder durch feuchte, sterile Tücher abgedeckt bis zur dringenden operativen Korrektur. Ein primärer Nahtverschluß ist häufig wegen Platzmangels im Bauchraum nach Reposition des Darminhaltes nicht möglich.

Untergewichtige Neugeborene

Es werden 2 Ursachengruppen unterschieden:

1. Fetale Ursachen: Fehlbildungen,
   intrauterine Infektionen (TORCH, HIV);

2. Maternale Ursachen: Placenta praevia,
Plazentainsuffizienz,
Mehrlingsschwangerschaft,
mütterliche Erkrankung,
Unterernährung,
EPH-Gestose,
Sichelzellanämie.

Die Gruppe der untergewichtigen Neugeborenen („low birth weight" (LBW): Geburtsgewicht unter 2500 g) stellt in den Entwicklungsländern einen wesentlich höheren Anteil an allen Geburten als in den Industrienationen. Während die echten Frühgeborenen (Geburt vor der 37. SSW) weltweit fast gleich häufig sind, sind die Mangelgeborenen („small for gestational age") in den Entwicklungsländern überproportional häufig.
Auch unter einfachen Bedingungen sind bei der Pflege der LBW beachtliche Erfolge zu erzielen, wenn 3 Elemente berücksichtigt werden.

1. *Warmhalten*: Die Entscheidung, ob ein ganzer Raum oder ein Inkubator warm gehalten werden, hängt von der LBW-Prävalenz und den lokalen Gegebenheiten und Klimaschwankungen ab; evtl. in Watte einpacken.
2. *Ernährung*: Grundsätzlich Ernährung mit Muttermilch, die bei Frühgeborenen unter der 34. SSW abgepumpt und über eine Magensonde verabreicht werden muß. Zusätzlich sollte man eine Gabe von Vitamin D, Eisen und Folsäure erwägen.
3. *Infektionsprophylaxe*: Die Mütter sollten so rasch wie möglich angelernt werden, die Pflege ihrer Kinder selbständig zu übernehmen (Verminderung der Hospitalinfektionen). Dabei sind v. a. einfache Hygienemaßnahmen zu vermitteln.

Die Entlassung kann dann erfolgen, wenn ein Gewicht über 2000 g erreicht ist und die Ernährung von der Brust voll etabliert ist.

Amnioninfektionssyndrom

Unter einem Amnioninfektionssyndrom (AIS) versteht man eine klinisch manifeste Infektion des Uterus im 2. und 3. Trimenon. Betroffen sind v. a. das Fruchtwasser, die Eihäute, die Plazenta und schließlich auch der Fetus. Synonyme sind intrauterine Infektion und Chorionamnionitis.

Pathogenese

Die Infektion kann hämatogen, aszendierend und iatrogen entstehen. Seltener kann eine horizontale Infektion über die Plazenta (Tbc, Malaria, HIV, Röteln, Toxoplasmose, Lues, Zytomegalie) erfolgen. Potentiell pathogene Keime entstammen der Vaginal- und Zervixflora. Trotz erhaltener Fruchtblase sind

Infektionen aus dem Zervixkanal möglich! Am Termin ist davon auszugehen, daß die Fruchthöhle bei vorzeitigem Blasensprung und Wehentätigkeit nach 12 h in 20%, nach 18 h in 50%, abhängig von der Stärke der Wehentätigkeit und Dauer des Blasensprungs, besiedelt ist. Über die Infektion der Fruchthöhle kommt es zur Infektion des Feten oder Neugeborenen. Voraussetzung einer optimierten Behandlung des Neugeborenen ist das rechtzeitige Erkennen eines AIS.

Symptome des AIS sind vorzeitiger Blasensprung (98%), Fieber (86%), Leukozytose der Mutter (85%), Tachykardie des Feten (37%), Tachykardie der Mutter (33%) und fötides Fruchtwasser (22%).

Häufigste *Erreger* einer konnatalen Infektion des Neugeborenen sind

- gramnegative Bakterien: E. coli, Klebsiella, Proteus, Enterobacter, Pseudomonas,
- grampositive Bakterien: Staphylococcus aureus, Streptokokkus der Gruppe B, Enterokokkus, Listeria monozytogenes, Staphylococcus epidermidis.

Klinik der Infektion des Neugeborenen

Die Letalität liegt selbst in Industrienationen bei 20%, in der Regel zwischen 30–50%. Die Symptome einer beginnenden Infektion oder Sepsis sind vielgestaltig und nicht immer eindeutig, oftmals sehr diskret. Kein klinisches Zeichen ist für sich genommen Beweis für eine Infektion. Erst die Beobachtung mehrerer Symptome macht eine Infektion wahrscheinlich. Entgegen den Erfahrung bei Erwachsenen fehlen bei Neugeborenen die bekannten Sepsiszeichen wie Schüttelfrost, hohes Fieber oder Benommenheit. Untertemperatur oder Temperaturinstabilität können oft als einziges Symptom im Vordergrund stehen.

Bis zum sicheren Ausschluß (Anamnese, Verlauf) ist jedes klinisch auffällige Kind als verdächtig auf eine beginnende Sepsis anzusehen und bis dahin antibiotisch zu behandeln. Ziel muß es sein, potentiell infektionsgefährdete Kinder rechtzeitig zu erfassen, zu überwachen und frühzeitig zu behandeln. Klinische Zeichen finden sich oftmals schon vor laborchemischen Veränderungen wie Thrombozytopenie, Leukopenie oder Anstieg des C-reaktiven Proteins.

Symptome

Verschiedene Symptome weisen auf eine Neugeboreneninfektion hin:

Auffällige klinische Parameter. Leukozytose und Linksverschiebung, Leukopenie, Thrombozytopenie, CRP-Anstieg.

Klinische Zeichen. Marmoriertes Aussehen, Untertemperatur oder Temperaturinstabilität, Fieber, „not doing well“.

Herz und Kreislauf. Bradykardie, Zentralisation, kühle Akren, Blässe, Zyanose.

Respirationssystem. Tachypnoe, Dyspnoe, Einziehungen, „Nasenflügeln“, Stöhnen.

Gastrointestinaltrakt. Geblähtes Abdomen, Nahrungsunverträglichkeit, Erbrechen, Trinkunlust, abgeschwächte Darmgeräusche.

Blutsystem. Hepatomegalie, Splenomegalie.

ZNS. Apnoen oder Hypopnoen, Apathie, Tremor, Exzitabilität, Krämpfe, gespannte Fontanelle.

Haut. Exanthem, Hautblutungen, Petechien, verlängerte Rekapillarisierungszeit (>3 s), Icterus praecox.

Weichteile. Pusteln, Ödeme.

Antibiotika

Allgemein gilt:
1. Überflüssige Kombinationen vermeiden; besser ist eine gezielte Monotherapie.
2. Antiseptika haben Vorrang vor Antibiotika.
3. Antibiotika sind keine Antipyretika.

Keine Indikation zur Antibiotikatherapie sind niedrige Apgar-Werte, Intubation, grünes Fruchtwasser oder Mekonium, Katheter, Austauschtransfusion.

Antibiotikaauswahl und Dosierung

■ *Wichtig:* Immer parenterale Therapie, da bei Neugeborenen die enterale Resorption oraler Antibiotika unzuverlässig ist!

Infektion durch unbekannte Erreger bzw. nach lokalem Erregerspektrum

1. Ampicillin als Ladedosis	100 mg/kg/Körpergewicht i.v., einmalig, dann weiter
Ampicillin	100 mg/kg/Körpergewicht i.v. in 2–3 Dosen/24 h,
2. Tobramycin	5 mg/kg/Körpergewicht i.v. in 1 Dosis/24 h;

wenn Verdacht auf eine meningeale Beteiligung besteht oder ein schwerer Verlauf, vorliegt dann Dreierkombination mit Cephalosporin der 3. Generation, da sehr gut liquorgängig und so höhere Wirkspiegel erzielt werden, z. B.:

3. Cefotaxim (zusätzlich) 100 mg/kg/Körpergewicht i.v. in 2–3 Dosen/24 h.

Eine sinnvolle Alternative für Standardbehandlung (Breitspektrumpenicillin plus Cephalosporin) sind

4. Piperacillin und 200 mg/kg/Körpergewicht i.v. in 2–3 Dosen/24 h,
5. Cefuroxim 100 mg/kg/Körpergewicht i.v. in 2–3 Dosen/24 h.

Tritt bei eitriger Meningitis, wenn mit Dreierkombination angewendet, klinisch keine Besserung auf: zusätzlich

6. Chloramphenicol 25–50 mg/kg/Körpergewicht oral.

Die Dauer der antibiotischen Behandlung beträgt bei unkompliziertem Verlauf 10–12 Tage. Eine Therapie unter 5 Tagen ist wenig sinnvoll, da die Gefahr einer hämatogenen Streuung, Meningitis oder eines Late-onset-Verlaufs besteht. Die Behandlung bei kompliziertem Verlauf sollte immer konsequent über mindestens 14 Tage durchgeführt werden.

Infektion durch bakterielle Erreger

Meningokokken	Penicillin 500000 I.E./kg/Körpergewicht/Tag in 3 Einzeldosen,
Pneumokokken	Penicillin 500000 I.E./kg/Körpergewicht/Tag in 3 Einzeldosen,
H. influenzae	Ampicillin oder Cefotaxim,
Staphylokokken	Oxacillin,
Anaerobier	Metronidazol,
Gonokokken	Penicillin G, Erythromycin,
Listerien	Ampicillin, Aminoglykoside,
Treponema pallidum	Penicillin G,
Chlamydia trachomatis	Erythromycin (Sulfonamide),
Streptokokken	Penicillin G/Ampicillin.

Vorgehen bei maternaler B-Streptokokkenbesiedlung

Das Kind wird mit einer einmaligen Gabe Penicillin G 50000 I.E. i.m. unter Kontrolle der Infektionsparameter behandelt. Bei Verdacht auf eine Infektion Beginn einer Therapie mit Ampicillin und Tobramycin über mindestens 3 Tage. Bei frühgeborenen Kindern und Neugeborenen mit einem Gewicht unter 2000 g wird gleich mit einer Zweierkombination begonnen. Bei negativen Kulturen und im Verlauf normalen Infektionsparametern ohne klinischen Hinweis auf eine Infektion wird die Therapie abgesetzt. Bei auffälliger Klinik, pathologischen Infektparametern oder positiven Kulturen Behandlung über 10 Tage bei Neugeborenen bzw. über 14 Tage bei frühgeborenen Kindern.

Vorgehen bei vorzeitigem Blasensprung (VBS)

Besteht ein vorzeitiger Blasensprung bei Müttern reifer Neugeborener länger als 24 h, wird eine Kontrolle der Infektparameter unmittelbar postpartal (z. B. aus der Nabelschnur) bzw. nach 6–12 und 24 h durchgeführt. Bei auffälliger Klinik oder Infektparametern Beginn einer Therapie mit Ampicillin und Tobramycin i.v. Bei Neugeborenen mit einem Geburtsgewicht von weniger als 2000 g bzw. bei frühgeborenen Kindern mit einem VBS, der länger als 12 h zurückliegt, wird gleich mit einer Zweierkombination begonnen bzw. bis zum Ausschluß einer Infektion behandelt.
Bei mütterlichem Infektionsverdacht wie peripartalem Fieber oder positiven maternalen Infektionsparametern Beginn einer Therapie mit Ampicillin + Tobramycin über 3 Tage bzw. bis zum Ausschluß einer neonatalen Infektion.

Konnatale Pneumonie

Die Aspiraton von infektiösem Material während der Austreibung oder bei intrauteriner Besiedlung disponiert aufgrund der parenchymatösen Struktur, teilweisen Minderbelüftung und physiologischen Atelektasen zur neonatalen Pneumonie. Klinisch finden sich diskrete Zeichen bis hin zum septischen Zustandsbild. Im Vordergrund stehen Tachydyspnoe, Sauerstoffbedürftigkeit und Apnoen. Selten finden sich Husten oder Auswurf als klassische Zeichen. Ursächlich stehen die oben genannten Erreger im Vordergrund. Therapeutisch findet das für Pneumonien gültige Antibiotikaregime Anwendung.

Lokale Therapie

Konjunktivitis durch Streptokokken, Staphylococcus aureus, Neisseria gonorhoeae etc.

Häufigste Erreger sind Neisseria gonorhoeae mit 3–37% und Chlamydia trachomatis 13–35%, dann Mischinfektionen (Neisseria plus Chlamydia) 4%. Chlamydieninfektionen imponieren als eitrig-purulente Konjunktivitis ab dem 1.–3. Lebenstag, ggf. auch als Ausdruck einer generalisierten Chlamydieninfektion. 3–14 Wochen post partum kann es noch zu einer Chlamydienpneumonie kommen! Spülen mit physiologischer Kochsalzlösung und Kamilleextrakt. Daneben sind geeignete lokale Maßnahmen die Anwendung antibiotikahaltiger Salben über 8–14 Tage, z. B. mit Erythromycin als Inhaltsstoff (Chlamydien) oder mit Tetracyclin. Gonoblenorrhö muß gleichzeitig über 7 Tage systemisch mit Penicillin G behandelt werden. Für eine Credé-Prophylaxe sind 1% Tetracyclin und 0,5% Erythromycinsalben geeignet. Silbernitrat ist unwirksam bei Chlamydien! Alternativ oder wenn keine geeigneten Substanzen zur Hand sind, kann begleitend Muttermilch als Augentropfen verabreicht werden.

Dakryozystitis

Es handelt sich um eine bakterielle Infektion des Tränenkanals infolge des Verschlusses des Ductus nasolacrimalis. Alle Erreger sind möglich, häufig H. influenzae, Staphylokokken und Streptococcus pneumonia. Typischerweise finden sich eine schmerzhafte Rötung und Schwellung im medialen Lidwinkel und ein Lidödem. Bei Druck auf den medialen Ausführgang erscheint im Tränengangkanal eitriges Sekret. Die Behandlung erfolgt mit antibiotikahaltigen Augentropfen über 1–2 Wochen (10–12 Tage). Begleitend empfehlen sich Massage und Ausdrücken des Tränensacks. Selten ist ein operatives Vorgehen erforderlich. Ggf. systemische Therapie mit Erythromycin, β-Lactam-Antibiotikum oder Cephalosporinen.

Infiziertes Kephalhämatom (nach oberflächlichen Hautverletzungen)

Komplikationen sind Osteomyelitis, Sepsis, Meningitis. Kombinationstherapie mit Ampicillin/Tobramycin oder β-Lactam-Antibiotikum reicht oft nicht aus, so daß in der Regel chirurgisch inzidiert werden muß.

Omphalitis

Besonders Staphylokokken, aber auch E. coli und Streptokokken führen im Nabelbereich zu eitrigen Entzündungen. Eine Generalisation ist nicht selten. Ein geröteter Nabelrand mit schmierigem Nabelgrund zeigt die Behandlungsbedürftigkeit an. Bei leichter Omphalitis genügt die lokale Desinfektion und Anlage von alkoholgetränkten Tupfern oder Lokalantibiotika. Ebenfalls wirksam ist das Beträufeln mit Muttermilch. Bei Progredienz sollte die Therapie staphylokokkenfeste Mittel enthalten.

Einen Überblick über die Dosierung von Antibiotika bei Neugeborenen gibt Tabelle 10.5.

Ernährung

Für alle Neugeborenen stellt Muttermilch die ideale Form der Ernährung dar. Die wichtigste Aufgabe des Klinikpersonals ist es, das Stillen der Kinder zu ermöglichen und zu fördern. Wichtigste Maßnahme dazu ist das frühzeitige und häufige Anlegen der Kinder. Die mütterliche HIV-Infektion gilt in Europa als Kontraindikation. In Entwicklungsländern sollte jedoch das Risiko der Infektionsübertragung dagegen abgewogen werden, daß Stillen oft die einzige Möglichkeit ist, die Entstehung von Mangelernährung und schweren Durchfallerkrankungen in der Säuglingszeit zu vermeiden.

Tabelle 10.5. Antibiotikadosierungen bei Neugeborenen bis zum 28. Lebenstag. Kontraindiziert sind bei Neugeborenen: Tetrazykline Chibro-/Ofloxa-/Pefloxa-/Norfloxacin, Nalixidinsäure, Co-trimoxazol, Gyrasehemmer

Antibiotikum	Dosierung	Verabreichung	Intervall
Benzylpenicillin	0,06–0.5 MU/kg	i.v., i.m.	8–12 h
Procain Penicillin	0,05 MU/kg	i.m.	24 h
Phenoxymethylpenicillin	0,05 MU/kg	p.o.	8–12 h
Cloxacillin	50–100–(200) mg/kg	i.v., i.m., p.o.	8–12 h
Ampicillin	100–200 mg/kg/kg	i.v., i.m.	8–12 h
Azlocillin, Mezlocillin Piperacillin	100–200 mg/kg	i.v., i.m.	8–12 h
Cefoxitin, Cefuroxime,	40–80 mg/kg	i.v., i.m.	8–12 h
Ceftazidim	25–60 mg/kg	i.v., i.m.	12 h
Cefotaxim	100 mg/kg	i.v.	8–12 h
Oral Cephalosporine	50–100 mg/kg	p.o.	8–12 h
Tobramycin[a], Gentamycin[a]	3–5 mg/kg	i.m., i.v.	24 h
Amikacin[a]	15–(20) mg/kg	i.m., i.v.	24 h
Erythromycin	30–60 mg/kg	p.o., i.v.	8–12 h
Clindamycin	15–(20) mg/kg	p.o., i.v.	8–12 h
Chloramphenicol	40–60 mg/kg	p.o., i.v.	8–12 h
Metronidazol	10–15 mg/kg	i.v.	8–12 h
Vancomycin[a]	15–35 mg/kg	i.v.	12 h

[a] Reduktion nach Nierenfunktion.
MU, Mega Units.

Tabelle 10.6. Flüssigkeitsbedarf Neugeborener. Grobe Regel: 20 ml mal Körpergewicht mal Lebenstage = Trinkmenge/Tag

Alter	1. LT	2. LT	3. LT	4. LT	5. LT	6. LT
Neugeborene	40	60	80	100	120	140–170
Frühgeborene	70	90	110	130	150	160

Nach dem 6. Lebenstag beträgt die gefütterte Menge maximal $^1/_5$–$^1/_6$ des Körpergewichts. Weiter ist der tägliche Bedarf an
1. Energie: 110–170 kcal/kg (460–710 kJ/kg), im Mittel 130 kcal/kg (540 kJ/kg/Tag);
2. Eiweiß: 2–3 g/kg Körpergewicht (anteilig 7–15%);
3. Kohlenhydraten: 11–16 g/kg/Körpergewicht (40–60%);
4. Fetten: 4–6 g/kg/Körpergewicht (bis 50%) der Gesamtenergieeinfuhr.

Die erwartete Gewichtszunahme pro Woche beträgt ca. 200 g (erste 12 Wochen).

Die erforderlichen Flüssigkeits- bzw. Milchmengen für Neugeborene sind in Tabelle 10.6 und 10.7 aufgeführt. Reife Neugeborene werden zunächst 2- bis 3stündlich an beiden Brüsten für ca. 8–10 min angelegt.

Tabelle 10.7. Vergleich zwischen Muttermilch, Kuhmilch und Formulanahrung, bezogen auf 100 ml

	MM	Kuhmilch	Teiladapt. Milch
KH (g)	7,4	4,7	bis 5
Fett (g)	3,4	3,5	3,0–4,0
Protein (g)	0,9	3,2	bis 2,0
Mineralien (μg)	0,2–0,25	0,7–0,85	bis 0,5
Energie (kcal)	67	65	66–78

Bei anfangs nicht ausreichender Milchmenge oder krankem trinkschwachem Kind kann zusätzlich 5%ige Glukoselösung gegeben werden. Hypotrophe Neugeborene neigen zu Hypoglykämien. Hier sollte rasch postpartal mit der Fütterung begonnen werden (in 2stündlichen Abständen, evtl. mit 5%iger Glukose).

Eine besondere Problemgruppe stellen Frühgeborene dar. Sie sind meist nicht in der Lage, von der Brust zu trinken. Hier ist eine Sondenernährung oder im Notfall auch eine i.v.-Flüssigkeitszufuhr erforderlich. Der Nahrungsaufbau sollte vorsichtig mit 1–2 ml 5%iger Glukose begonnen und dann mit Muttermilch forgesetzt werden. Die Zufuhr kann dann, wenn die Nahrung vertragen wird, um 1–2 ml pro Mahlzeit gesteigert werden, bis die angestrebte Zufuhr erreicht ist. Zur Beurteilung der Verträglichkeit werden vor der Fütterung die Magenreste durch die Sonde abgesaugt. Sollte sich ein Magenrest von mehr als 2 ml finden, so sollte die Zufuhr nicht gesteigert werden. Zusätzliche gastrointestinale Symptome (geblähtes Abdomen, Stuhlverhalt, Erbrechen) erfordern eine Nahrungspause von ca. 6–8 h und eine i.v.-Flüssigkeitszufuhr.

Neugeborene sollten bei adäquater Ernährung in den ersten 4–5 Tagen nach der Geburt ca. 5–10% ihres Geburtsgewichtes verlieren und dieses dann nach ca. 10 Tagen wieder erreichen. Gegenüber den in der Tabelle 10.4 aufgeführten Zufuhrempfehlungen ist eine erhöhte Zufuhr erforderlich bei Hypovolämie oder starker Gewichtsabnahme. Eine verminderte Zufuhr sollte bei Zustand nach perinataler Asphyxie, fehlender Gewichtsabnahme in den ersten Tagen oder Vitium cordis erfolgen.

Wenn immer möglich sollte vor der Entlassung der Mütter bzw. Kinder eine *Ernährungsberatung* erfolgen. Dabei sollten neben möglichen Stillproblemen besonders die Gefahren der Flaschenmilchernährung unter schlechten hygienischen Bedingungen und die Art und Weise der vorsichtigen Einführung von Beikost („weaning") angesprochen werden. In zahlreichen Untersuchungen konnte gezeigt werden, daß in der Phase des Abstillens, wenn sie mit der plötzlichen Einführung nicht kindgerechter Kost verbunden ist, die meisten Fälle von schweren Durchfallerkrankungen und Mangelernährung auftreten. Die Prävention der Mangelernährung muß deshalb schon in der Geburtsklinik beginnen.

Infektionen mit HIV

Die Übertragung des HIV-Virus erfolgt in Ländern der Dritten Welt im wesentlichen über heterosexuelle Transmission, was zu einer hohen Infektionsrate bei Frauen im gebährfähigen Alter führt und damit sekundär auch eine große Zahl perinatal erwobener HIV-1-Infektionen der Kinder bedingt.

Erste vorliegende Studien deuten darauf hin, daß maternale HIV-1-Infektionen zu einer erhöhten Rate an Spontanaborten, kindlichen Fehlbildungen, neonatalen Todesfällen und erniedrigtem Geburtsgewicht bzw. Frühgeburtlichkeit des Kindes führt. Dies gilt besonders für Frauen mit einer symptomatischen HIV-Infektion. Ein charakteristisches klinisches Bild einer HIV-Embryo- oder -Fetopathie ist dabei bisher nicht beschrieben worden. Die HIV-Infektion beim Neugeborenen ist meist symptomlos. Es können jedoch begleitende Infektionskrankheiten von der Mutter schon pränatal übertragen werden (Syphilis, Tuberkulose), die sich dann schon in der Neugeborenenperiode klinisch manifestieren.

Die Diagnose der HIV-Infektion des Neugeborenen ist oft schwierig, da diaplazentar IgG-Antikörper seropositiver Mütter auf das Kind übergehen und die IgG-Bestimmung so nichts über den Infektionsstatus aussagt. Andere Methoden des direkten Virusnachweises (Kultur, Antigenbestimmung, Polymerasekettenreaktionen) sind aufwendig durchzuführen und im allgemeinen in Entwicklungsländern nicht verfügbar. Der mögliche Nachweis spezifischer IgA-Antikörper, die nicht plazentagängig sind, befindet sich zur Zeit noch in der Entwicklung.

Das Risiko der Übertragung des Virus von der Mutter auf das Kind liegt nach den bis jetzt vorliegenden Erfahrungen in Afrika im Mittel bei ca. 20–40%. Das HIV-Virus kann von einer infizierten Mutter präpartal, d. h. besonders im 3. Trimenon, peripartal (z. B. bei Blutung der Mutter) oder postpartal (z. B. durch Stillen) auf das Kind übertragen werden. Die Gefahr der Übertragung präpartal läßt sich durch ein umfassendes Screening aller Schwangeren und durch anschließende Beratung vermindern. Bei der perinatalen Übertagung scheint die Art der Entbindung (vaginal oder per sectionem) keinen Einfluß zu haben. Dagegen scheint das Vorliegen einer Chorioamnionitis der Mutter die Virusübertragung zu begünstigen. In der Frage der postpartalen Übertragung durch Stillen herrscht weitgehend Übereinstimmung darin, daß Mütter in Entwicklungsländern nicht auf das Stillen verzichten sollten, da Stillen in diesen Ländern die wichtigste Prävention gegen Mangelernährung und Infektion im Säuglingsalter darstellt und dem nur ein relativ geringes Risiko der Virusübertragung engegensteht.

Ein möglicherweise wichtiger Aspekt ist auch die Frage der BCG-Impfung von Neugeborenen seropositiver Mütter. Studien der WHO zeigen, daß eine maternale HIV-Infektion an sich bei symptomlosen Kindern keine Kontraindikation zur BCG-Impfung darstellt. Bei begleitender florider Tuberkulose der Mutter sollte jedoch eine präventive Therapie des Neugeborenen erfolgen.

Alle bisher vorliegenden epidemiologischen Daten sprechen dafür, daß die klinische Perinatologie und Pädiatrie in vielen Regionen Afrikas und Asiens in den kommenden Jahren zunehmend durch die Auswirkungen maternaler und konnatal erworbener HIV-Infektionen bestimmt werden. Nach Schätzungen der WHO könnte die Epidemie in einigen Gebieten zu einem Anstieg der Kindersterblichkeit um ca. 30% führen. Gegenwärtig sind noch viele Fragen zu dieser Problematik offen. Es ist deshalb für einen Arzt, der in der Dritten Welt klinisch tätig werden will, von eminenter Bedeutung, sich möglichst weitreichende Kenntnisse zu diesem Thema anzueignen und zu verfolgen, welche klinischen, epidemiologischen und gesundheitspolitischen Erfahrungen mit der HIV-Epidemie in Entwicklungsländern in der nahen Zukunft gewonnen werden.

11 Komplikationen in der Nachgeburtsphase

H. Ritter und J. Wacker

11.1 Geburtsverletzungen

J. Wacker

Neben einer Uterusatonie, einer Plazentaretention und einer Gerinnungsstörung können Geburtsverletzungen (Scheiden- und Zervixriß, Uterusruptur) die Ursache einer postpartalen Blutung sein.

Entstehung und Ursachen

Ein *Zervixriß* ist häufig Folge einer zu früh, falsch oder schlecht ausgeführten operativen Entbindung; dies ist z. B. häufig bei Zangenextraktionen bei noch nicht vollständig eröffnetem Muttermund. Ein Zervixriß kann allerdings auch schon auftreten, wenn vor der vollständigen Eröffnung des Muttermundes unkontrolliert mit dem Pressen begonnen wird.
Scheidenrisse entstehen meist durch Weiterreißen einer Episiotomie oder eines Dammrisses. Bei protrahierter Austreibungsperiode kann ein Scheidenriß durch die Überdehnung des Vaginalrohrs entstehen. Bei Einführen eines Zangenlöffels kann ebenfalls ein Scheidenriß entstehen.
Labienrisse sind Folge einer Überdehnung der Labien bei Entwicklung des Kopfes.

Diagnostik und Klinik

Führendes Symptom der Geburtsverletzung ist die *vaginale Blutung.*
Folgendes diagnostische Vorgehen bei postpartaler Blutung hat sich bewährt:

1. Palpation des Uterus: Uterusstand, Uterus kontrahiert?
2. Inspektion von Labien und Episiotomie,
3. Spekulumuntersuchung.

Spekulumuntersuchung

- Die Patientin befindet sich in Steinschnittlage.
- Das äußere Genitale wird desinfiziert.

- Man verwendet breite Spekula und ausreichend große sterile Tupfer. Zunächst wird die Scheidenwand inspiziert. Dann folgt die Inspektion der Zervix:
- Die vordere Muttermundslippe wird mit Uterusfaßzangen gefaßt (Kugelzangen können ausreißen).
- Dann wird der gesamte Muttermund kontrolliert indem man die verwendeten Zangen abwechselnd umsetzt.

■ *Wichtig:* Der Zervixriß sitzt meist seitlich und verläuft longitudinal!

Bei der Untersuchung ist es wichtig, den oberen Wundwinkel einzusehen, um eine eventuelle Blutung aus einem Ast der A. uterina nicht zu übersehen.

Operative Versorgung

Zervixriß

- Zuerst desinfiziert man das äußere Genitale.
- Vor Legen der Zervixnaht muß die Plazenta entfernt und auf ihre Vollständigkeit überprüft sein!
- Zur Inspektion der Zervix wird die betreffende Muttermundslippe mit der Uterusfaßzange vorgezogen.
- Eine Assistenzperson drückt den Uterus von oben her kräftig ins Becken hinein.
- Vor dem Setzen der 1. Naht muß sichergestellt sein, daß der Zervixriß nicht in Richtung Corpus uteri oder seitlich in das Scheidengewölbe weitergerissen ist.
- Die 1. Naht wird nicht am Wundwinkel selbst gelegt; mit Hilfe der 1. Naht kann durch Herabziehen der äußerste Teil des Risses besser eingesehen werden (Abb. 11.1).
- Anschließend werden die Wundränder durch tiefgreifende Einzelknopfnähte versorgt.
- Zur besseren Blutstillung wird 1 cm oberhalb des sichtbaren Wundwinkels eine Naht gelegt.
- Die Versorgung eines Zervixrisses ist vom vaginalen Zugang aus nur möglich, wenn der obere Wundwinkel mit Sicherheit zu erkennen ist.

Scheidenriß

- Zuerst desinfiziert man das äußere Genitale.
- Vor Durchführung der Naht muß die Plazenta entfernt sein.
- Eine Lokalanästhesie bzw. Pudendusanästhesie wird vorgenommen.
- Eine Assistenzperson setzt breite Spekula ein und hält sie offen.
- Einzelknopfnähte werden unter Mitnahme der Scheidenwundränder gesetzt.

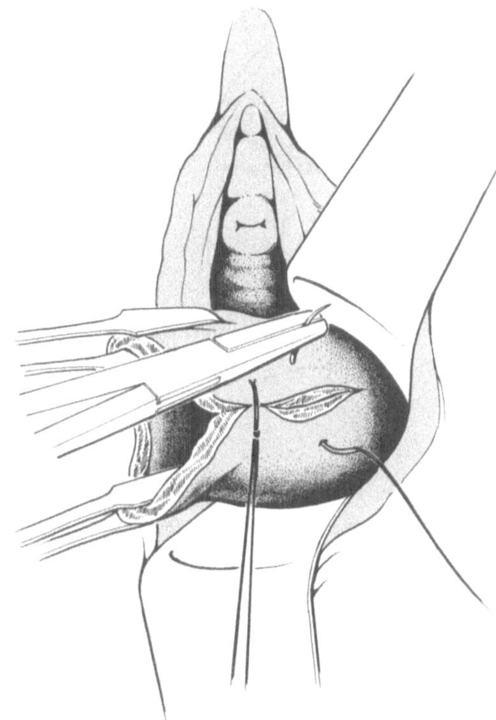

Abb. 11.1. Zervixriß bei unübersichtlichen Verhältnissen kann durch eine mehr muttermundwärts gelegte 1. Naht der proximal gelegene Rißteil nach unten gezogen werden. (Aus Wulf u. Kastendieck 1991)

▶ *Cave:* Rektumverletzung!

- Wichtig ist die sichere Versorgung des oberen Wundwinkels!

11.2 Plazentaretention

J. Wacker

Die verspätete oder ausbleibende Lösung der Plazenta ist die häufigste Ursache postpartaler Blutungen und damit verbundener mütterlicher Todesfälle.
In einigen Ethnien Westafrikas ist die Geburt der Plazenta von entscheidender Bedeutung für den Verlauf der gesamten Geburt.
In den *Essential elements of obstetric care* (1991) der WHO wird besonders auf die Notwendigkeit hingewiesen, Hebammen in der manuellen Lösung der Plazenta auszubilden.

Ursachen und Formen

Ein pathologischer Lösungsverlauf oder eine Plazentaretention muß angenommen werden, wenn die Plazenta nicht innerhalb von 30 min ausgestoßen wird und die Blutungsmenge 300 ml übersteigt.

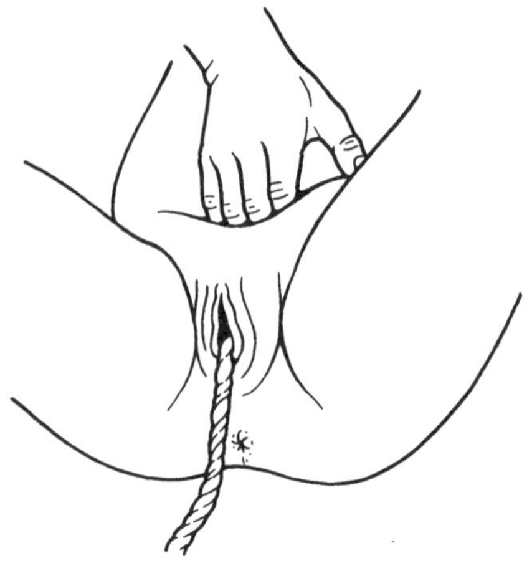

Abb. 11.2. Küstner-Zeichen. Die von außen aufliegende Hand bewegt den Uterus nach oben. Zieht sich dabei die Nabelschnur zurück, so ist die Plazenta noch nicht gelöst. (Aus Dudenhausen u. Pschyrembel 1989)

Folgende Formen werden unterschieden:

1. *Inkarzeration der gelösten Plazenta:* Die Plazenta hat sich normal gelöst. Ein Spasmus des inneren Muttermundes verhindert die Ausstoßung.
2. *Placenta adhaerens:* Die Plazenta ist ohne Überschreitung der dezidualen Grenzschicht inseriert. Sie ist noch nicht oder nur unvollständig gelöst. Häufig findet sich diese Form der Plazentaretention bei postpartaler Wehenschwäche (nach protrahiertem Geburtsverlauf) oder lokaler Kontraktionsschwäche des Myometriums (Narben).
3. *Placenta accreta und increta:* Der Trophoblast ist bei diesen Formen durch die Decidua basalis bis an das Myometrium vorgedrungen.
   Prädisponierende Faktoren hierfür sind Multiparität, vorausgegangene fieberhafte oder artifizielle Aborte, mehrfache Kürettagen und Placenta praevia.

Klinik

Die Plazenta löst sich in der Regel innerhalb von 30 min nach der Geburt des Kindes.
Mit dem *Küstner-Zeichen* wird festgestellt, ob sich die Plazenta schon gelöst hat (Abb. 11.2).
Von außen bewegt die untersuchende Hand den Uterus nach oben. Zieht sich dabei die Nabelschnur zurück, so ist die Plazenta noch nicht gelöst.

Geburtshilfliches Management

Tritt innerhalb von 30 min kein Lösungszeichen auf, empfiehlt sich folgendes Vorgehen:

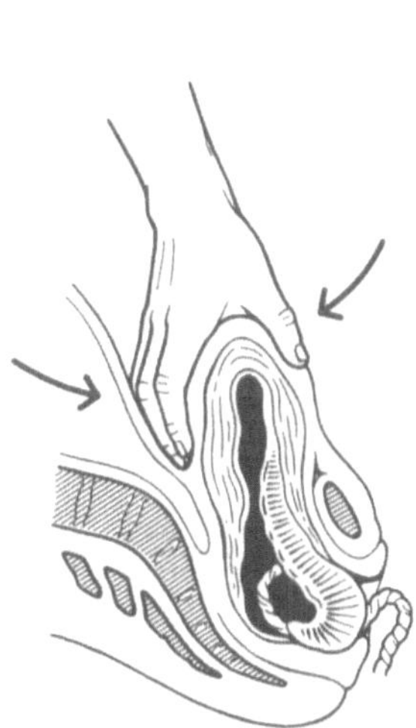

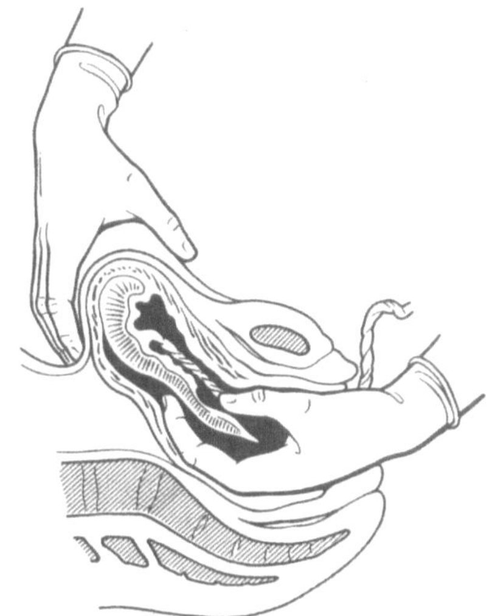

Abb. 11.3 (*links*). Credé-Handgriff. (Aus Dudenhausen u. Pschyrembel 1989)

Abb. 11.4 (*rechts*). Manuelle Plazentalösung. (Aus Dudenhausen u. Pschyrembel 1989)

1. Man gibt 5 I. E. Syntocinon i. m.
2. Die Harnblase wird entleert.
3. *Credé-Handgriff*: Eine Hand faßt den Uterus im Fundusbereich von außen, reibt eine Wehe an und schiebt ihn in der Führungslinie beckenwärts. Damit gelingt es gelegentlich, die Plazenta herauszudrücken (Abb. 11.3).

Manuelle Plazentalösung

- Die Patientin wird in Steinschnittlage gelagert.
- Nach Kurznarkose und venösem Zugang (Blutungsgefahr) wird das äußere Genitale desinfiziert.
- Die Nabelschnur wird als Leitschiene belassen (nicht an der Nabelschnur ziehen!).
- Die rechte Hand drückt von außen den Fundus der eingehenden linken Hand entgegen (Abb. 11.4).
- Die linke Hand gelangt entlang der Nabelschnur in das Cavum uteri.
- Die innere Hand sucht einen schon teilweise abgelösten Plazentabezirk auf und schiebt mit der ulnaren Handkante die Plazenta von der Haftungsstelle am Uterus ab.
- Die innere Hand tastet das gesamte Cavum uteri nach.

Zur Nachbehandlung verabreicht man genügend Uterotonika und führt eine Antibiotikaprophylaxe durch.

Placenta accreta und increta

Läßt sich die retinierte Plazenta nicht manuell lösen, besteht der Verdacht auf eine Placenta accreta oder increta.
In diesen Fällen muß der Uterus durch eine Laparotomie entfernt werden.
Häufig werden Frauen 24h oder noch später nach der Entbindung mit Plazentaretention in das Distriktkrankenhaus verlegt. In diesen Fällen ist der Muttermund oft nur noch fingerdurchgängig. Die Frauen sind durch die Blutungen und die sich anbahnende aufsteigende Infektion stark gefährdet.
Dann ist es technisch schwierig, die Plazenta manuell zu lösen. Voraussetzung ist eine tiefe Narkose, um eine iatrogene Uterusperforation zu vermeiden. Häufig läßt sich der Muttermund nur mit Mühe aufdehnen.
Komplikationen wie Fieber und starke Blutung machen aus vitaler Indikation eine Hysterektomie notwendig.

11.3 Atonische Nachblutung

H. Ritter

Definition. Als *verstärkte Nachgeburtsblutung* wird jede Blutung über 500 ml in den ersten 4h nach der Entbindung bezeichnet. Da der durchschnittliche Blutverlust nach einer Sectio etwa 1000 ml beträgt, würde jede Sectio in diese Kategorie fallen. Bestrebungen, diese Definition zu ändern, sind im Gange, aber noch hält die WHO an dieser Definition fest.
Nachblutungen, bei denen sich die Gebärmutter nicht zusammenzieht, nennt man *atonische Nachblutungen.*

Ursachen

Atonische Nachblutungen kommen gehäuft vor bei:

- Geminigravidität, Hydramnion, großem Kind als Folge eines überdehnten Uterus,
- protrahiertem Geburtsverlauf,
- Plazentationsstörungen,
- Zustand nach atonischer Nachblutung in einer vorangegangenen Schwangerschaft,
- Myomen und anderen Uterusmisbildungen,
- Zustand nach Uterusoperationen (Sectio, Myomenunkleation).

■ ***Wichtig:*** Vorsorgen ist besser als Heilen. Wenn rechtzeitig Uterotonika gegeben werden, ist fast immer eine Atonie zu vermeiden. Oxytocin i.v. oder Ergometrin i.m. (nicht bei Präeklampsie) muß nach der Entwicklung der anterioren Schulter gegeben werden, nach der Entbindung des Kindes ist es zu spät.

Differentialdiagnose der postpartualen Blutung und Klinik der atonischen Nachblutung

Die Uterusatonie ist die häufigste Ursache der frühen postpartualen Blutung. Folgende Ursachen müssen jedoch vorher ausgeschlossen werden:

- Zervixrisse, andere Verletzungen,
- Plazentaretention, unvollständige Plazenta,
- Uterusruptur,
- Blutungsstörungen.

Klinik der atonischen Nachblutung

Die wichtigste Aufgabe bei der Leitung der Nachgeburtsperiode ist die Vermeidung größerer Blutverluste. Blutungen sind auch heute noch eine der wichtigsten Ursachen mütterlicher Morbidität und Mortalität. Die medikamentöse Prophylaxe sollte mit Uterotonika nach der Entwicklung der anterioren Schulter beginnen. Sie sollten eine aktive Plazentaentfernung mit dem Handgriff nach Brand-Andrew beinhalten („controlled cord traction“) (Aubry u. Pennington 1973). Blutabgang, Puls und Blutdruck müssen genau überwacht werden. Bei Blutungen und nicht gut kontrahiertem Uterus muß frühzeitig interveniert werden, s. unten.

▶ *Cave:* kein Methergin bei Präeklampsie! Die Harnblase wird zur besseren Uteruskontrolle und zur besseren Kontraktilität des Uterus geleert.

Geburtshilfliches Management

Zunächst muß eine andere Ursache der postpartualen Blutung ausgeschlossen werden! Durch Anreiben von Wehen drückt man den Uterus aus. Wenn es keine Besserung gibt, nimmt man frühzeitig eine kombinierte Inspektion mit einer Kürettage vor.

Zur Inspektion von Scheide und Zervix braucht man 2 große Spekula (Breisky), 3 Ovarfaßzangen und eine Bumm-Kürette (sehr große stumpfe Kürette). Letztere ist außerhalb Deutschlands nicht sehr bekannt. Auch lange Handschuhe zum Ausräumen des Uterus werden normalerweise nicht vorhanden sein. Am besten nimmt man einige mit (sie lassen sich mehrmals sterilisieren).

Uteruskompression mit dem Hamilton-Handgriff: Die linke äußere Hand drückt den Uterus kräftig gegen die rechte innere Hand in der Scheide (Abb. 11.5).

Langes Abwarten erhöht die Lebensgefahr für die Mutter. Führt alles nicht zum Erfolg, *muß frühzeitig an eine Hysterektomie* oder eine *Unterbindung beider Aa. iliacae internae* gedacht werden. Letzteres ist die einfachere Operation und kann auch in einem Distriktkrankenhaus durchgeführt werden.

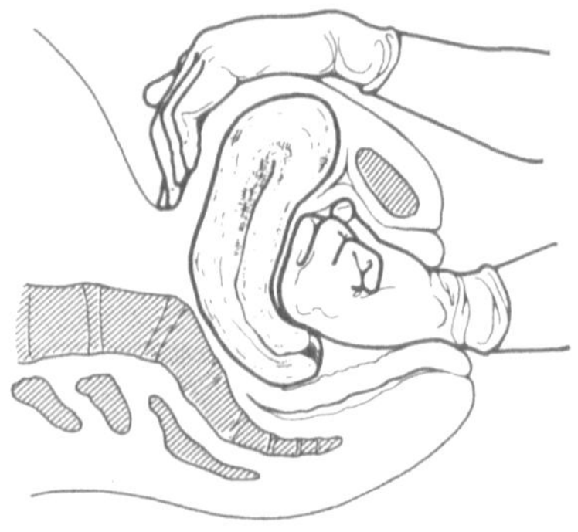

Abb. 11.5. Hamilton-Handgriff. Manuelle Kompression des Uterus. (Aus Dudenhausen u. Pschyrembel 1989)

Therapie

Bei der Gabe von Kontraktionsmitteln hat sich folgendes Vorgehen bewährt:

1. *Oxytocin:* 10 I. E. i.v. als Bolus, 40 I. E. in 1000 ml NaCl 0,9% schnell 120 Trpf./min (bei 19 Trpf./ml).

▶ *Cave:* Tropfen/ml beachten! Ein normales Infusionsset hat eine Durchflußrate von 19 Trpf./ml, ein Blutgabebesteck 15 Trpf./ml und ein Pediatric-Set 60 Trpf./ml.

2. *Methergin:* 0,5 mg i.v. zusätzlich zur Gabe von 0,5 mg i.m. nach der Entwicklung der anterioren Schulter.
3. *Sulproston (Nalador)*: Dieses potente halbsynthetische Prostaglandinderivat darf nicht bei lebendem Kind angewandt werden. Sein großer Vorteil ist, daß es sehr viel preiswerter als Minprostin ist, und daß es Zimmertemperatur längere Zeit aushält. Es gibt also kaum Probleme mit der Kühlkette. Dosierung: 1 Amp. in 1000 ml 5%ige Glukose 60 Trpf./min *oder* 1 Amp. in die Uterusmuskulatur (einfach bei der Sectio) oder nach Spontanentbindung durch die Bauchdecken den Uterus aufsuchen. Dieses ist gefährlich und sollte nur im Notfall unternommen werden. Es stillt jedoch *jede* Blutung und kann so eine Operation vermeiden helfen.

Die Nebenwirkungen aller Prostaglandine sind erheblich und ubiquitär. Sie können aber in diesem Zusammenhang Leben retten, da eine Hysterektomie von einem Ungeübten mehr Schaden anrichten kann.

Nebenwirkungen und Komplikationen

Prostaglandine sind blutdrucksenkend und vasodilatatorisch; es kann deshalb zu Kopfschmerzen, Bauchkrämpfen und Gesichtsrötung kommen. Bei Nalador kann es zur Bronchiokonstriktion kommen, im Gegensatz zu PGE_2. Prosta-

glandine wirken mäßig hemmend auf die Thrombozytenaggregation und wirken nicht antidiuretisch wie das Oxytocin (deshalb bei Präeklampsie bevorzugen).
Postpartale Blutungen können leicht in eine Verbrauchskoagulopathie übergehen (DIC) und zu einem hypovolämischen Schock führen.

12 Wochenbett und Laktation

P. Reitmaier, R. Unkels und B. Utz

Die sechswöchige Zeit nach der Geburt, das Puerperium[1], ist zumeist eine besondere Zeit im Leben der Familie und der Mutter. Das alltägliche Leben wird umgestaltet, um die neuen Bedürfnissen von Kind und Mutter berücksichtigen zu können. Es besteht ein besonders intensiver Bedarf nach Gesundheitsberatung (einschließlich Familienplanung), und die Eltern sind in dieser Zeit besonders aufgeschlossen. Von den Mother-and-child- und den Family-planning-Diensten wird dies genutzt im Rahmen der Sprechstunden für Wöchnerinnen („postnatal care"). In einigen Ländern wird eine individuelle Beratung durch Hausbesuche bei den jungen Familien sichergestellt.
Das Puerperium ist aber auch eine besonders gefährliche Zeit im reproduktiven Leben der Frau.
Mit dem Abschluß der Geburt ist lediglich die Gefahr durch die pathologische Geburt, den ersten der 4 großen „maternal killer problems", gebannt. Die 3 verbleibenden „killer", *Eklampsie, Blutung und Sepsis,* treten weiterhin auf und bewirken, daß in armen Ländern über die Hälfte der mütterlichen Sterbefälle im Puerperium auftreten. Sie sind im Rahmen der Schwangerenvorsorge nur selten vorhersehbar. Bei der kurzen Verweildauer (nur wenige Stunden oder ein Tag) post partum in den Hospitälern armer Länder treten diese Komplikationen nicht selten auf, nachdem die Mutter schon wieder nachhause zurückgekehrt ist.

■ *Wichtig:* Die Beratung der Wöchnerinnen, das Erkennen und Behandeln von Störungen im Wochenbett darf sich deshalb nicht auf die Fachleute in den Maternitées und gynäkologischen Abteilungen beschränken, sondern muß die peripheren Gesundheitsdienste und, wo solche existieren, auch die traditionellen Hebammen mit einschließen.

Die besondere Betonung der möglichst integrierten präventiven, promotiven, sozialen und kurativen Arbeit mit Wöchnerinnen und jungen Familien liegt auf:

---

[1] In der Gesundheitsberichterstattung und zur Berechnung von Sterblichkeitsraten wird das Puerperium auf 6 Wochen post partum (42 Tage) beschränkt. Direkte und indirekte mütterliche Sterbefälle, die nach mehr als 42 Tagen auftreten, werden nicht mehr als solche in die Statistiken aufgenommen. Die Begründung hierfür liegt zum einen im seltenen Vorkommen, zum anderen in den unverhältnismäßigen Schwierigkeiten und hohen Kosten, diese Fälle im Rahmen der Gesundheitsberichtserstattung oder in Studien zu erfassen.

- Erkennen und Behandlung geburtsbedingter Schäden,
- Erkennen und Behandlung von Pathologien des Wochenbetts,
- Promotion des Stillens: Beratung zum Stillen mit praktischen Hilfen, Erkennen und Behandlung von Stillhindernissen, Entwicklung und Anwendung lokal angepaßten Muttermilchersatzes falls notwendig,
- Beratung zur modernen und traditionellen Familienplanung
- besonderer sozialer und psychischer Unterstützung: für jugendliche Mütter, bei psychischen Störungen der Mutter, an sozialen Brennpunkten und für HIV-positive Eltern.

Wochenbett

Physiologische Abläufe

Die Ablösung der Plazenta hinterläßt in der Uterushöhle eine große blutende Wunde, und der Einstrom von Plazentahormonen in den mütterlichen Körper endet abrupt. Es ist die Aufgabe des Gesundheitspersonals, die physiologischen Reaktionen auf diese beiden Zustände zu kennen, zu überwachen und ggf. zu unterstützen. Es sind

- die Uterusrückbildung und die Kontraktionen des Uterus, welche die Blutung stillen, indem sie das Uterusgewebe und damit die Gefäße komprimieren;
- die Leukozytenwanderung in die Wundfläche in großen Mengen, die die Wundheilung bewirkt.

Blutung und Wundheilung führen zum Fluß von Lochien.

Uterusrückbildung

Nach der Geburt ist der Uterus dauerkontrahiert und fühlt sich deshalb in den ersten 4- 5 Tagen kontrahiert, hart an. Die Rückbildung wird kontrolliert durch Tasten des Fundus bei leerer Blase. Diese Kontraktion ist wichtig für die Stillung der Blutung und den raschen Abfluß der Lochien.
Blutstillung und Rückbildung werden unterstützt durch die *Wochenbettwehen.* Diese können bei Mehrgebärenden sehr schmerzhaft sein und unangenehmer erlebt werden als die Wehen unter der Geburt. Wochenbettwehen werden auch durch das Anlegen des Kindes ausgelöst. Die Reizung der Brustwarzen führt zur Sekretion von Prolaktin und Qxytocin aus der Hypophyse, das sowohl die Freigabe der Milch aus der Brust als auch die rhythmische Kontraktion des Uterus bewirkt.

■ *Wichtig:* Frühzeitiges und ausschließliches Stillen hilft somit der Uterusrückbildung und also der Vermeidung von Wochenbettstörungen.

Tabelle 12.1. Physiologische Befunde im Wochenbett

Zeit	Fundus	Zervix
24 h pp	In Höhe des Nabels	1–2 Finger
1 Woche pp	Mitte Nabel-Symphyse	Nur der äußere Muttermund ist für die Fingerkuppe offen
2 Wochen pp	2–3 cm über Symphyse oder nicht mehr tastbar	Finger dringt nicht mehr ein

Bei Mehrlingsgeburten, Vielgebärenden und nach einem Kaiserschnitt kann die Uterusinvolution langsamer verlaufen.

Tabelle 12.2. Physiologische Entwicklung der Lochien

Zeit	Farbe	Konsistenz
ca. 3 Tage pp	rein blutig (Lochia rubra)	ganz dünnflüssig
ca. 7 Tage pp	braunrot (Lochia fusca)	dünnflüssig
ca. 20 Tage pp	gelblich trübe (Lochia flava)	rahmig dickflüssig
danach	grauweiß	wäßrig milchig
Ende des Lochialflusses:	4. bis 6. Woche	

Lochien

Lochien sind der blutig-eitrige Ausfluß aus dem Uterus, der die Heilung der großen physiologischen intrauterinen Wundfläche nach Ablösung der Plazenta begleitet und etwa 6 Wochen lang anhält. Aus Menge, Farbe und Konsistenz der Lochien läßt sich der Fortschritt der Wundheilung ablesen (Tabelle 12.2). Voraussetzungen für eine ungestörte Heilung sind der freie Abfluß der Lochien und die Dauerkontraktion des Uterus, welche die Wundfläche rasch verkleinert und zur Ausstoßung von nekrotischen Gewebsresten und Lochien beiträgt. Die Intensität der Leukozytenreaktion in der Uteruswunde und der stetige Fluß der Lochien halten die Uterushöhle im Wochenbett normalerweise keimfrei. Die Lochien verlassen den Muttermund somit keimfrei, werden im weiteren Verlauf und in der Vorlage aber heftig bakteriell infiziert und sind dann eine Quelle von Infektionen für Mutter, Kind und andere Personen, die mit ihnen in Berührung kommen. Besonders strikte persönliche Hygiene und Haushaltshygiene sind deshalb angezeigt. Können die Lochien nicht frei abfließen, kommt es zu den schweren, mitunter lebensbedrohlichen Krankheitsbildern der Lochiometra und aufsteigender Infektionen der Adnexe und des Peritoneums.

Persönliche Hygiene und Haushaltshygiene besteht besonders im Händewaschen nach dem Wechsel der Vorlagen und vor jedem Stillen und Windeln des Kindes!
Die Vorlagen sollten getrennt von der Haushaltswäsche gewaschen werden. Einweichen mit der in Entwicklungsländern zum Waschen häufig verwendeten Chlorbleichlauge (engl. „bleach“, franz. „Eau de Javelle“, port.: „lixivia“) erlaubt die Desinfektion und ist weitaus kostengünstiger als Kochen und ähnlich effektiv.

Wöchnerinnensprechstunde, Störungen und Erkrankungen

Um die medizinische Betreuung der Wöchnerinnen sicherzustellen, müssen Hospital, periphere Gesundheitseinrichtungen, Laienhebammen und die Mütter eng kooperieren. Wie nach einer Kliniksgeburt sind auch nach einer Hausgeburt Nachuntersuchungen und Gesundheitsberatung angezeigt. Mutter-Kind-Gesundheitsdienste sollten eine integrierte Säuglings- und Wöchnerinnensprechstunde in ihrem Programm vorsehen.
Mindestens 3 Untersuchungstermine sind zu empfehlen:

1. unmittelbar nach der Geburt durch die Person, die die Geburt geleitet hat;
2. innerhalb der 1. Woche post partum zusammen mit der Erstuntersuchung des Kindes im SMI/PF (Santé Maternelle et Infantile/Planning Familial) sowie der BCG und Polio-0-Impfung des Kindes;
3. etwa 4 Wochen post partum zusammen mit einer weiteren Untersuchung des Kindes im SMI/PF sowie Polio-I- und Triple-I-Impfung (Diphterie, Pertussis, Tetanus) des Kindes.

Eine erste Untersuchung unmittelbar nach der Geburt läßt Verletzungen der Scheide und der Zervix erkennen. Während in den Gesundheitseinrichtungen eine Spekulumeinstellung angezeigt ist, genügt es für die Laienhebamme, die Vulva äußerlich mit 2 Fingern zu spreizen und nach Verletzungen des unteren Scheidenabschnitts und des Damms zu suchen. Alle Verletzungen, die größer sind als die Fläche eines Fingernagels, sollten genäht werden. Das Gesundheitspersonal in der Peripherie muß die schichtweise Naht von Scheiden- und Dammrissen 1. und 2. Grades beherrschen.
Die innerhalb der ersten Woche des Wochenbetts durchgeführte Sprechstunde konzentriert sich insbesondere auf

1. Gesundheitsberatung:
   - zur Wochenbetthygiene,
   - zum Stillen;
2. Kontrolluntersuchungen:
   - von Puls und Temperatur,
   - von Fundusstand und Lochien,
   - von Urinausscheidung und Darmentleerung,
   - der Brüste,

- von Blutdruck und Proteinurie (bei Trübung des Urins auch Untersuchung des Sediments),
- von Anämiezeichen und Hb.

Eine vaginale Untersuchung ist nur da zu empfehlen, wo man in der Lage ist, einwandfreie Hygiene auch bei der großen Zahl von Untersuchungen zu gewährleisten. Ansonsten ist das oben beschriebene Spreizen der Vulva zur Suche nach Verletzungen ausreichend.
Nach 6 Wochen empfehlen sich

1. Gesundheitsberatung:
   - zum Stillen,
   - zur Familienplanung;
2. Kontrolluntersuchungen:
   - von Puls und Temperatur,
   - von Fundusstand und Lochien,
   - von Urinausscheidung und Darmentleerung sowie Symptomen des Deszensus,
   - der Brüste,
   - des Blutdrucks,
   - des Urins,
   - von Anämiezeichen und Hb.

Die Tetanusimpfungen der Mutter sollten ergänzt werden, wenn diese während der Schwangerschaft nicht vollständig waren.

Endometritis puerperalis: Diagnose und Therapie

Definition. Fieberhafter Krankheitsprozeß im Wochenbett, der durch Eindringen von pathogenen Keimen in eine der Geburtswunden entstanden ist.

Ursachen

Die häufigste Ursache von Fieber nach der Entbindung ist eine Endometritis. Die Endometritis ist fast immer durch eine Aszension von Keimen aus der Scheide verursacht.
Folgende Faktoren begünstigen eine Aszension:

- vorzeitiger Blasensprung,
- lange Geburtsdauer,
- häufige vaginale Untersuchungen,
- falsche Untersuchungstechnik,
- intrauterine Manipulationen,
- Zustand nach Sectio caesarea.

Bei den puerperalen Infektionen handelt es sich nach Pschyrembel/Dudenhausen fast immer um eine *Mischinfektion* (aerobe Keime: Escherichia coli, Proteus, Klebsiellen, Pseudomonas, Streptokokken, Staphylokokken; anaerobe Keime: Bakteroides, Clostridien).

Klinik

Der Verlauf der Endometritis puerperalis hängt von 3 Faktoren ab:

1. Virulenz der Bakterien,
2. Immunitätslage der Patientin (operative Eingriffe, hoher Blutverlust und eine lange Geburtsdauer vermindern die Abwehrkraft der Patientin!),
3. Zeitpunkt der Infektion.

Wochenbettfieber besteht dann, wenn an wenigstens 2 aufeinanderfolgenden Tagen nach dem 1. und vor dem 11. postpartalen Tag Temperaturen von 38,0 °C oder mehr auftreten und eine extragenitale Ursache nicht gefunden werden kann.
Weitere Symptome sind eine schlechte Uterusrückbildung (Subinvolutio uteri; Fundusstand höher als dem Wochenbettstag entsprechend!), übelriechende Lochien, ein reduzierter Allgemeinzustand und Tachykardie.

Behandlung

1. *Endometritis puerperalis:*
   - Operationswunden und Geburtsverletzungen werden untersucht (lokale Behandlung bzw. Sanierung von infizierten Wunden).
   - Zur Erweiterung des Zervixkanales bei Lochialstau werden Spasmolytika verabreicht.
   - Uterotonika (Oxytocin/Methergin) zur Kontraktion des Uterus und Antibiotika (z. B. Amoxicillin 3mal 5 g i.v.) werden gegeben.
2. *Puerperalsepsis:* Ihre Symptome sind hohes Fieber (> 39 °C), Schüttelfrost und ein stark reduzierter Allgemeinzustand. Die Therapie dieses auch heute noch mit einer hohen Letalität verbundenen Krankheitsbildes schließt nach Pschyrembel u. Dudenhausen folgende Maßnahmen mit ein:
   Intensivüberwachung:
   - Temperatur, Puls, Blutdruck, Urinausscheidung werden regelmäßig kontrolliert.
   - Ein venöser Zugang muß gelegt werden (wenn möglich, zentralvenöser Katheter zur Messung des zentralvenösen Druckes).
   - Der Fundusstand wird kontrolliert (Gabe von Uterotonika s. oben).

   Antibiotikatherapie:
   - Amoxicillin 3mal 5 g i.v.,
   - Gentamycin 3mal 80 mg i.m.,
   - Metronidazol 3mal 500 mg i.v.

Chirurgische Therapie:
- Die Hysterektomie stellt die ultima ratio in der Behandlung der Puerperalsepsis dar; sie dient dazu, den Streuherd der Sepsis auszuschalten!
- Die Indikation muß den klinischen Verlauf der Sepsis und die Situation der Wöchnerin (Anzahl der Kinder, Alter) berücksichtigen.

■ *Wichtig:* Allgemein wird eine Hysterektomie empfohlen, wenn unter konservativer Therapie (s. oben) der Zustand der Patientin sich nach 6 h nicht verbessert.

Prophylaxe

Eine Endometritis puerperalis läßt sich besonders unter den Bedingungen eines Distriktkrankenhauses nicht immer verhindern. Als vorbeugende Maßnahmen dringend zu empfehlen sind:

- richtige Untersuchungstechnik
  (sterile Handschuhe, Desinfektion der Hände),
- Desinfektion des äußeren Genitales, insbesondere vor operativen vaginalen Eingriffen,
- Einhalten der Hygienvorschriften im Wochenbett,
- rechtzeitige Entbindung und antibiotische Behandlung bei vorzeitigem Blasensprung (keine zu häufigen vaginalen Untersuchungen),
- Überwachung im Wochenbett: Uterusrückbildung, Lochien, Kontrolle der Operationswunden bzw. der Geburtsverletzungen, Kontrolle der Mammae.

Laktation und Stillen

Physiologie und Stillberatung

Muttermilch ist die beste Nahrung des Säuglings, und bei genügender Milchproduktion genügt die Muttermilch alleine, um die Nahrungsbedürfnisse bis zum 5. Lebensmonat zu befriedigen.
Obwohl in Entwicklungsländern zumeist besser und auch erfolgreicher gestillt wird als in den Industrieländern, gibt es doch medizinische, soziale und auch kulturelle Probleme, die zu Stillschwierigkeiten führen können.

Soziokulturelle Hintergründe

Modernisierung und Urbanisierung verändern die Lebensbedingungen der Familien. Die Erwerbstätigkeit der Frau bedingt längere Abwesenheit von zu Hause. In der modernen Kleinfamilie ist die in vielen afrikanischen Kulturen vorgesehene Sexualabstinenz von 2 und mehr Jahren nach einer Geburt nicht mehr möglich, aber die hiermit verknüpfte Vorstellung, daß durch den Sexualkontakt die Muttermilch schlechte Eigenschaften[1] bekomme, behält ihre Gültigkeit, Scham und Unsicherheit über den Milchfluß bei sexueller Erregung tun ein übriges. Nicht selten führen diese Gründe zu vorzeitigem Abstillen. Durch Werbung und schlechte Vorbilder unterstützte Vorstellungen von der einfachen oder sogar besseren Ernährung mit dem Fläschchen und modernistische Schönheitsvorstellungen von der weiblichen Brust sind ebenso häufige Gründe des verfrühten Abstillens. So wird ersichtlich, weshalb die Beratung zum Stillen auf einer genauen Kenntnis der lokalen Verhältnisse, insbesondere der Alltagskultur, beruhen muß, um wirksam zu werden. Es ist nicht verwunderlich, daß die Beratung durch stillerfahrene Mütter im häuslichen Umfeld oftmals wirkungsvoller ist als die Beratung in den Gesundheitsdiensten.

Praktische Hinweise zum Stillen

Frühes Anlegen und Anlegen auf Wunsch des Kindes („at demand") erleichtern das erfolgreiche Stillen. Das 1. Anlegen kann bei einem gesunden Neugeborenen unmittelbar nach der Geburt erfolgen. Wird das Kind der Mutter sofort auf die Brust gelegt, dann beschleunigt dies die Geburt der Plazenta und die Blutstillung. Nach wenigen Tagen schon wird eine Gesamttrinkmenge von rund $^1/_6$ des Körpergewichts pro Tag erreicht. Bei gesunden Kindern muß die Zahl der Mahlzeiten pro Tag nicht vorgegeben werden, sondern die Kinder können ihren Rhythmus selbst festlegen, indem sie dann gestillt werden, wenn sie es verlangen. Bei Kindern mit niedrigem Geburtsgewicht und bei kranken und mangelernährten Kindern jedoch muß die Zahl der Mahlzeiten kontrolliert werden und bei schwachem Trinken muß ggf. abgepreßte oder abgepumpte Muttermilch mit Becher und Löffel oder auch über eine Nasensonde zugefüttert werden. Die Dauer des Anlegens beträgt in den ersten Tagen 5–10 min, später 15–20 min.

Die Zusammensetzung der Milch verändert sich in den ersten 2 Wochen entsprechend den Bedürfnissen des Säuglings. Die *Vormilch* (Kolostrum) ist reich an Immunglobulinen.

In den ersten Lebenstagen genügt die Ig-A-Sekretion noch nicht, um die Innenwand des Darms zu bedecken und gegen Keime zu schützen. Das Kolostrum übernimmt diese Aufgabe. Seine bräunlich-gelbe Farbe weicht dem reinen Weiß der *Übergangsmilch* nach 3–6 Tagen. Nach 10–14 Tagen folgt die *reife Frauenmilch,* die etwas bläulich-wässrig und transparenter erscheint mit winzigen Proteinfäden. Im afrikanischen Umfeld spielen die Farbe und die Konsistenz eine große Rolle. Erwartet wird eine Milch, die der Ziegen- oder Kuhmilch ähnelt. Die Stillberatung muß darüber aufklären, daß nur die Übergangsmilch diesem Ideal entspricht und daß die Beschaffenheit von

[1] Im französischsprachigen Afrika beschrieben als „lait acide", im portugiesischsprachigen als „leite salgado".

Kolostrum und reifer Frauenmilch völlig normal und keinesfalls Zeichen einer „schwachen“ Milch sind.
Der Saugreflex des Kindes und der Sekretionsreflex der Mutter finden sich am leichtesten zu einem gemeinsamen physiologischen Vorgang zusammen, wenn das Kind ausschließlich Muttermilch erhält, die Mutter sich beim Stillen entspannen kann und schmerzfrei ist und wenn das Kind die Warze und den Warzenvorhof tief in den Mund einsaugen kann.
Es ist bekannt, daß die Milch *mangelernährter Mütter* etwas weniger Fett enthält, während die anderen Bestandteile nahezu unverändert sind. Das Problem liegt somit mehr in der geringeren Milchmenge und im früheren Versiegen der Milch, wie sie bei diesen Frauen häufig sind.
Die häufige Klage von Müttern, sie haben zu wenig oder zu schwache Milch, hat glücklicherweise nur selten ein körperliches Problem zur Grundlage. Neben der geschilderten Erwartung, daß Muttermilch auszusehen habe wie Tiermilch, erwarten viele Frauen, daß ihre Brüste während der Stillpausen sich heftig füllen müßten. Ihnen ist nicht bekannt, daß im Gegensatz zum Kuheuter in der Brust der Frau keine flüssige Milch angesammelt wird. Die Masse der Milch wird von den Drüsenzellen erst während des Stillens produziert und auch an einer schlaffen Brust kann ein Säugling trefflich gedeihen. Bevor ohne Notwendigkeit ein - potentiell gefährliches - Muttermilchsubstitut zugesetzt wird, muß durch kurzfristig wiederholtes Wiegen bewiesen sein, daß das Kind nicht genügend Milch bekommt.
Kinder *arbeitender Mütter* sollten nicht vorzeitig abgestillt werden. Erhalten diese während der Arbeitszeit kleine Mengen gesüßten Tees oder eines angepaßten Muttermilchsubstituts, dann genügen in aller Regel reichliche Stillmahlzeiten während des Abends und der Nacht, um eine gute Ernährung zu sichern.

Prophylaxe und Therapie der Mastitis puerperalis

Durch Störungen kann aus dem physiologischen Kreislauf von Saug- und Sekretionsreflex ein Circulus vitiosus werden, der zum Milchstau und dann zur Mastitis führt. Dies geschieht in einer Art Kreislauf:

1. Wenn die Brust übermäßig voll und gespannt ist; dann kann der Säugling nur die Warze, nicht den Warzenhof fassen.
2. Im Gegensatz zum Warzenhof ist die Warze sehr empfindlich; sie wird durch die kauenden Melkbewegungen verletzt und infiziert sich.
3. Die Infektion der Warze verursacht Schmerzen, und die Mutter legt deshalb seltener oder vorsichtiger an.
4. Hierdurch wird die vollständige Entleerung der Brust verhindert, die noch praller und noch schmerzhafter wird.
5. Damit schließt sich der Kreis (s. Punkt 1.).

Der Kreislauf kann mit jedem der Elemente beginnen und führt unweigerlich zur Mastitis. Störungen sind häufiger bei Erstgebärenden, deren Sekretionsreflex langsamer anläuft.

Prophylaxe

Zur Prophylaxe tragen verschiedene Faktoren bei:

1. Vor jedem Anlegen werden die Hände gewaschen.
2. Die Kleidungsstücke, die mit der Brust in Berührung kommen, werden täglich gebügelt.
3. Beide Brüste müssen mindestens einmal pro Tag *vollständig* entleert werden.
4. Die Lage, in der das Kind angelegt wird, wird häufig gewechselt.[1]
5. Man vermeidet zu langes Anlegen (> 20 min).
6. Kleine Verletzungen der Warzen werden mit einigen Tropfen Speiseöl, Vaseline oder Lanolin behandelt. Dies erfolgt nicht unmittelbar nach dem Stillen, sondern erst, wenn die Warze wieder völlig trocken ist. Alkohol und Tinkturen sind nicht hilfreich.

Milchstau

Ist es zum Milchstau gekommen, dann bestehen ebenfalls verschiedene Möglichkeiten:

1. Der Milchfluß kann erleichtert werden, indem man die Brust in eine Schüssel mit warmem Wasser hängt.
2. Zuerst wird die weichere und weniger gefährdete Seite angelegt, damit das anfänglich heftige Saugen des Kindes und die Zeit bis zum Einsetzen der Sekretion die geschädigte Warze nicht zusätzlich belastet.
3. Der Milchfluß kann durch Oxytocin-Nasenspray (5–10 min vor dem Anlegen) beschleunigt werden.
4. Die betroffene Brust wird nachgepumpt, bis keine verhärteten Anteile des Brustgewebes mehr tastbar sind. Vorsichtiges Ausstreichen mit dem Finger – insbesondere im oberen lateralen Quadranten – beschleunigt den Prozeß.
5. Die betroffene Seite soll *keinesfalls seltener* angelegt werden!

Therapie

Ist es zur Mastitis gekommen mit Fieber, Druckschmerz, Rötung und Schwellung der Brust, dann bildet sich zumeist innerhalb weniger Tage ein Abszeß, der gespalten werden muß, sobald er frei fluktuiert. Die Reifung des Abszesses kann durch Wärmebehandlung unterstützt werden. Die wichtigste Maßnahme ist jedoch weiterhin die regelmäßige Entleerung der Milch aus der Brust. Unter antibiotischer Therapie wird eine Mastitis nicht mehr als

---

[1] Die Verletzungen entstehen vornehmlich an den Stellen der Warze, die in den Mundwinkeln liegen. Durch verschiedene Haltungen beim Stillen sind dies nicht immer die gleichen Stellen.

Kontraindikation zum Stillen angesehen, sondern es wird empfohlen, die betroffene Seite häufiger und keinesfalls seltener anzulegen und darüber hinaus abzupumpen.

Muttermilchersatz und Abstillen

Nichtstillen und frühzeitiges Abstillen ist in Entwicklungsländern äußerst risikoreich und hat eine mehrfach höhere Sterblichkeit der betroffenen Säuglinge zur Folge. Die aus Industrieländern übernommenen industriellen Zubereitungen und das Fläschchen führen in armen Familien fast zwangsläufig zur Gabe stark verdünnter Milch in ungenügender Menge und zu Infektionen. Die Gesundheitsdienste dürfen sich aber nicht darauf beschränken, das Stillen zu propagieren und das Fläschen zu verbieten. Sie müssen auch lokal angepaßte Konzepte des Muttermilchersatzes entwickeln, als hygienisch, ernährungsphysiologisch und ökonomisch korrekte Antwort auf das Problem der Säuglinge, denen *keine* Muttermilch mehr zur Verfügung steht.

Muttermilchersatz

Aids hat die Notwendigkeit zur Entwicklung angepaßter Substitute weiter verschärft. Es hat sich gezeigt, daß ein Stillverbot das Problem der HIV-negativen Kinder HIV-positiver armer Mütter nicht lösen kann. Die Wahrscheinlichkeit, Opfer nicht angepaßter Muttermilchsubstitute zu werden, ist höher als die Wahrscheinlichkeit der HIV-Infektion durch die Muttermilch. Zuerst muß ein lokal angepaßtes Muttermilchsubstitut entwickelt werden. Erst danach ist es ethisch vertretbar, HIV-positiven armen Müttern vom Stillen abzuraten.
Folgende Kriterien in der Entwicklung sind allgemeingültig, während spezielle Rezepte nur lokale Gültigkeit haben können.
Ein angepaßtes Muttermilchsubstitut muß verschiedene Voraussetzungen erfüllen:

1. Es muß aus *lokal verfügbaren* Substanzen zusammengesetzt sein.
2. Die Substanzen müssen (für die Dauer der zu erwartenden Anwendungszeit) im Haushalt oder am Markt *verfügbar* sein.
3. Die Materialien müssen auch für arme Familien *bezahlbar* sein,
4. Materialien und die Art der Zubereitung müssen in der Kultur *akzeptabel* sein.
5. Die Zubereitung und das Füttern müssen *hygienisch einwandfrei* sein. Dies schließt in einer „Drei-Steine-Küche" die Anwendung von Plastikmaterial und Gummisaugern aus. Alle Materialien müssen zur Desinfektion gekocht werden einschließlich des zum Füttern verwendeten Bechers und Löffels. (In der Praxis bewährt sich ein großer Suppenlöffel, der quer vor den Mund des Säuglings gehalten wird, weitaus besser als ein kleiner Löffel oder die Spitze eines Löffels. Die beim Beginn des Saugaktes reflektorisch hervorschnellen-

de Zunge, die normalerweise die Brustwarze in den Rachenraum saugen soll, stört beim kleinen Löffel weitaus mehr als beim großen. Mütter interpretieren das Herausstrecken der Zunge und das damit verbundene Wegstoßen des Löffels zumeist als Widerwillen des Kindes gegen die angebotene Nahrung).
6. Die Zusammensetzung der Nährstoffe muß *den Ernährungsbedürfnissen entsprechen.*
7. Die Methode muß *leicht erlernbar* sein.

Folgende Rezepte haben sich bewährt:

Rezept 1: Muttermilchsubstitut aus halbfettem Trockenmilchpulver[1]

16	Suppenlöffel	gekochtes Wasser
3	Suppenlöffel gestr.	Milchpulver
1	Suppenlöffel gestr.	Zucker
0,5	Suppenlöffel	Speiseöl

1. Milchpulver und Zucker werden trocken vermischt.
2. Das Öl wird hinzugegeben und vermischt. Nach einigen Minuten ist es im Pulvergemisch verschwunden.
3. Beginnend mit wenig Wasser wird aus dem Pulver eine breiartige Masse angerührt, um Klumpen zu vermeiden.
4. Das restliche Wasser wird eingerührt. Fettaugen auf der Milch zeigen, daß bei Schritt 2 nicht genügend gewartet wurde.
5. Die Zubereitung wird mit dem Löffel gefüttert.

Die Menge ist etwas größer als die Einzeltrinkmenge eines 6 Monate alten Säuglings. Reste werden nicht aufbewahrt, sondern von der Mutter getrunken.

Rezept 2: Muttermilchsubstitut aus frischer Tiermilch[2]

6	Suppenlöffel	Wasser
12	Suppenlöffel	frische Tiermilch
1–2	Suppenlöffel gestr.	Zucker oder Mehl

1. Milch, Wasser und Zucker vermischen
2. Das Gemisch vorsichtig aufkochen (mindestens 5 min).
3. Die Zubereitung wird mit dem Löffel gefüttert.

Die Menge ist etwas größer als die Einzeltrinkmenge eines 6 Monate alten Säuglings. Reste werden nicht aufbewahrt, sondern von der Mutter getrunken.

Anmerkungen:
Bei Laktoseintoleranz kann die Tiermilch durch Joghurt ersetzt werden.
Für untergewichtig geborene Kinder (LBW) wird die Tiermilch zuvor mit einigen Tropfen Zitronensaft unter Rühren zum Gerinnen gebracht. Es entstehen feine Proteinfäden, die vom LBW-Baby leichter zu verdauen sind.

Abstillen

Bei Patientinnen, die erst wenige Wochen abgestillt haben, kann durch häufiges Anlegen die Milchproduktion erneut beginnen, und nach 2–4 Wochen kann zumeist auf Muttermilchersatzstoffe schon verzichtet werden.
Säuglinge unter 6 Monaten und Mangelernährte unter 5 kg Körpergewicht ohne Muttermilch haben ohne ein sicheres Muttermilchsubstitut nur eine geringe Überlebenschance. Bei nicht stark unterernährten Säuglingen im Alter von über 6 Monaten kann auf Muttermilchersatz schon verzichtet werden zugunsten zumeist preisgünstigerer und hygienisch sichererer dünner Breinahrung mit Milchbeimengung.
Empfohlen wird das Stillen bis zum Ende des 2. Lebensjahrs. Niemals sollte ein krankes Kind abgestillt werden, insbesondere nicht bei akuter Diarrhö. Auch empfiehlt es sich nicht, zu Beginn der Regenzeit abzustillen, wenn Diarrhö und andere Krankheiten besonders häufig sind.
Das Abstillen stellt normalerweise kein Problem dar, wenn es langsam durch Verminderung der Mahlzeiten erfolgt. Ist ausnahmsweise rasches Abstillen nötig, dann hilft das Hochbinden der Brüste bei verminderter Flüssigkeitsaufnahme.
Die Medikation bei Stillenden ist ähnlich strikten Indikationen zu unterwerfen wie bei Schwangeren. Es gehört zur Aufgabe des verschreibenden Arztes, eventuelle Nebenwirkungen auf das Kind auszuschließen. Vollkommen falsch ist es, das Kind *sicherheitshalber* abzustillen, da dies mit ernormen Risiken für arme Kinder verbunden ist!

Mastitis puerperalis

Definition. Die Mastitis puerperalis ist eine meist einseitig auftretende, akute Infektion der Brust durch Eindringen pathogener Keime über Rhagaden der Brustwarze.

Ursachen, Erreger und klinische Symptome

Als Ursachen kommen fehlende oder unzureichende Körperhygiene, eine Verletzung der Brustwarze und eine Milchstauung in Betracht. In mehr als 90%

Fußnoten zu Seite 246

[1] Halbfettes Trockenmilchpulver ist in vielen Ländern aus Lebensmittelspenden in (Zement-)Papiersäcken kostenlos oder sehr preisgünstig verfügbar. Vollfettes Trockenmilchpulver kann ebenfalls verwendet werden, doch dann wird die Menge des Speiseöls halbiert.

[2] Geeignet sind die Milch von Kuh, Ziege und Schaf. Bei reiner Ziegenmilchernährung muß bereits im 3. Lebensmonat mit kleinen Mengen Gemüsebreinahrung begonnen werden, um der Ziegenmilch-Folsäure-Mangelanämie vorzubeugen.

Tabelle 12.3. Medikamente in der Stillzeit

Substanz	Wirkung/Empfehlung
Acetylsalicylsäure	Über 5 g/Tag toxische Reaktionen bekannt, in üblichen schmerzstillenden Dosen unbedenklich.
Heroin	Verursacht Symptome und Entzugserscheinungen beim Kind!
Barbiturate	Werden in geringer Menge übertragen. Thiopental wird angereichert!
Antiepileptika	Phenytoin und Carbamazepine für die Mutter sind nicht kontraindiziert.
Diazepam	Das Kind kann in den ersten 2 Wochen Stoffwechselprodukte noch nicht genügend ausscheiden. In dieser Zeit kontraindiziert, oder das Kind muß Muttermilchersatz erhalten.
Lithium	Führt zu schweren Nebenwirkungen beim Kind. Kontraindiziert, oder das Kind muß Muttermilchersatz erhalten.
Penicillin	Wird in kleinen Mengen übertragen, die zur Allergisierung genügen. Ansonsten keine Kontraindikation.
Tetracycline	Auswirkungen auf die Zähne sind nur bei Medikation des Kindes, nicht via Muttermilch beschrieben. Tierversuche lassen sie aber vermuten, so daß auf andere Medikamente ausgewichen werden sollte. Eine absolute Kontraindikation besteht nicht.
Chloramphenicol	Kontraindiziert, oder das Kind muß Muttermilchersatz erhalten.
Streptomycin	Wird minimal ausgeschieden und vom gesunden Kind nicht aus dem Darm resorbiert.
Isoniazid	Fragliche geringe Ausscheidung. Eine Tuberkulose in Behandlung stellt in Entwicklungsländern keine Kontraindikation fürs Stillen dar. Das Kind sollte eine Isoniazidmonotherapie erhalten.
Sulfonamide	Kontraindiziert, oder das Kind muß Muttermilchersatz erhalten. Dies gilt insbesondere für ikterische Säuglinge.
Nalidixinsäure	Kontraindiziert, oder das Kind muß Muttermilchersatz erhalten.
Metronidazol	Kontraindiziert, oder das Kind muß Muttermilchersatz erhalten.

der Fälle ist der Erreger der Mastitis puerperalis der Staphylococcus aureus haemolyticus.

Symptome einer beginnenden Mastitis puerperalis sind Schmerzen in der betroffenen Brust, Rötung, Schwellung, Infiltration und Druckschmerz, Fieber und Leukozytose.

Behandlung

1. Milchstau: Hochbinden der Brust, Eisblase, Abpumpen der gestauten Brust.
2. Antibiotische Behandlung: Oxacillin, Cloxacillin (gegen penicillinresistente Staphylokokken wirksam); Dosierung von Oxacillin: 3mal 1 g i.v.; 4mal 1 g oral.
3. Chirurgische Behandlung: Eine chirurgische Behandlung ist nur bei Vorliegen eines Abszesses sinnvoll und notwendig.

■ *Wichtig:* Erst inzidieren, wenn Fluktuation nachweisbar ist!

Prophylaxe

Folgende Maßnahmen zur Vorbeugung einer Mastitis puerperalis sind wichtig:

- Verhütung von Schrunden und Rhagaden,
- Beachten der Körperhygiene,
- rechtzeitiges Erkennen und Behandeln eines Milchstaus.

13 Familienplanung

K. Maier

Wenige Themen in der entwicklungspolitischen Diskussion sind so umstritten wie das der Empfängnisverhütung. Nach jahrzehntelangen, zum Teil menschenverachtenden (Zwangssterilisationen in Indien und Brasilien) Versuchen, das Problem der Überbevölkerung via Familienplanung in den Griff zu bekommen, haben sich die meisten Länder und Entwicklungshilfeorganisationen heute für ein Angebot kontrazeptiver Maßnahmen auf freiwilliger Basis entschieden.

Klärung der Situation

In vielen Ländern hat die Zeit der Versuche, mit allen Mitteln das Bevölkerungswachstum zu bremsen, Mißtrauen hinterlassen. Je allgemeiner das eigene Interesse an Kontrazeption ist, desto schwerer ist es, Interessierten zu vermitteln, warum man gerade Ihnen davon abrät, Kinder oder weitere Kinder zu bekommen. Drei Hauptmotive bestimmen den Einsatz von Kontrazeptiva in Ländern der Dritten Welt:

1. generelles Interesse an einer Verringerung des Bevölkerungswachstums,
2. Verbesserung der Lebensbedingungen bestimmter Bevölkerungsschichten, z. B. junger Frauen in ländlichen Gebieten,
3. konkrete Beratung in Einzelfällen, in denen aus persönlichen oder medizinischen Gründen eine Schwangerschaft verhindert werden soll.

Es ist daher wichtig, ein Ziel zu bestimmen. Sollen Hochrisikoschwangerschaften verhindert werden, oder geht es darum, möglichst allen Paaren den Zugang zu Kontrazeptiva zu ermöglichen? Entsprechend muß der Schwerpunkt bei individueller Beratung bzw. bei allgemeiner Aufklärung liegen, z. B. in einer Kampagne mit Dorfversammlungen und Radiospots. Je mehr Informationen man über lokale Gewohnheiten erhält, um so größer wird die Chance, erfolgreiche Familienplanung ohne Mißverständnisse zu betreiben. Sexualität ist mit Tabus belegt, die man selbst bei großer Offenheit nicht immer verstehen kann. Die besten Informantinnen sind oft lokale Hebammen, die vielerorts im Rahmen von Mutter-und-Kind-Programmen auch für die Familienplanung zuständig sind. Folgende Fragen *sollten* geklärt werden:

- Gibt es schlechte Erfahrungen mit Kontrazeption?
- Welche traditionellen Kontrazeptiva werden verwendet?

- Welche Tabus müssen beachtet werden?
- Ist es realistisch, Männer an Verhütungsmaßnahmen zu beteiligen?
- Gibt es Traditionen, die Kontrazeptiva zu bestimmten Zeiten überflüssig machen, (z. B. Abstinenz während der Stillzeit)?

Meist werden Sprechstunden für Familienplanung vom Krankenpflegepersonal oder Hebammen durchgeführt.

- Wie ist der Wissenstand der Mitarbeiter und Mitarbeiterinnen im Gesundheitswesen?
- Kann dieses Wissen in angepaßter Form interessierten Paaren vermittelt werden?

Methoden

Welche Kontrazeptiva zur Verfügung stehen, hängt oft vom Konzept des staatlichen Familienplanungsprogramms ab. Andere als die „offiziellen" Mittel sind meist zu teuer und zu wenig verbreitet, um allgemein empfohlen werden zu können.

Natürliche Methoden

Stillen

Der Hauptgrund für die relativ großen Geburtenabstände bei Naturvölkern ist die sexuelle Abstinenz während der Stillzeit. Da diese, in den Städten, immer weniger eingehalten wird, kommt dem regelmäßigen Stillen große Bedeutung zu. Regelmäßiges Anlegen (mindestens alle 3 h) verhindert eine Ovulation bei 85% der Frauen und bietet gleichzeitig dem Kind optimale Entwicklungsmöglichkeiten.

Coitus interruptus

Diese wohl am weitesten verbreitete „Methode" ist zwar mit einem Pearl-Index von etwa 15–18 (d. h. 15–18 Schwangerschaften bei 100 Paaren, die sie 12 Monate lang anwenden) belastet, hat aber den Vorteil, daß sie weder Vorbereitungen noch Hilfsmittel erfordert. Da die geforderte Selbstbeherrschung dem sexuellen Genuß abträglich ist, kommt sie eher für Notfälle in Betracht.

Zeitwahlmethoden

Die Zeitwahlmethoden (symptothermale Methode, Knaus-Ogino, Billings, Basaltemperaturmessung) haben den Vorteil, daß außer einem Fieberthermometer keine Hilfsmittel erforderlich sind. Sie sind nebenwirkungsfrei und kommen auch für diejenigen Paare in Frage, die aus religiösen Gründen keine Kontrazeptiva verwenden wollen. Sie sind erfolgreich, wenn das Paar in einer stabilen, kooperativen Beziehung lebt, Abstinenz an den fruchtbaren Tagen in Kauf nimmt und in der Lage ist, regelmäßig Temperatur zu messen bzw. den Zervixschleim zu beobachten und dies zu dokumentieren. Um sich mit den Methoden vertraut zu machen, ist eine Zeit von mindestens einem halben Jahr und sorgfältige Aufklärung und Anleitung erforderlich.

1. *Knaus-Ogino-Methode:* Dies ist die einfachste (und deshalb unsicherste) Zeitwahlmethode mit einem Pearl-Index von 15–30. Sie erfordert einen regelmäßigen Zyklus der Frau. Nachdem mindestens ein halbes Jahr lang der Regeltermin notiert wird, werden vom kürzesten Zyklus 18 Tage abgezogen (z. B. 28 – 18 = 10), um den Beginn der fruchtbaren Zeit zu bestimmen (hier 10. Zyklustag). Vom längsten Zyklus werden 11 Tage abgezogen (z. B. 31 – 11 = 20), um das Ende der fruchtbaren Tage zu bestimmen (hier 20. Tag).
2. *Billings-Methode:* Sie beruht auf der Beobachtung des Zervixschleims. Dieser wird präovulatorisch flüssiger und kann zu einem Faden ausgezogen werden. Bei Abstinenz an den Tagen mit flüssigem Zervixschleim beträgt der Pearl-Index etwa 16.
3. *Basaltemperaturmessung:* Nach der Ovulation steigt die Körpertemperatur um ca. 0,5 °C. Durch tägliche Temperaturmessung morgens vor dem Aufstehen kann der Eisprung ermittelt werden. Nach 3 Tagen erhöhter Temperatur ist eine Konzeption nicht mehr möglich. Wird nur die Zeit nach der Ovulation als sicher unfruchtbar genutzt, beträgt der Pearl-Index 1.
4. *Symptothermale Methode:* Hier werden Basaltemperaturmessung und Zervixschleimbeobachtung kombiniert. Bei richtiger Anwendung beträgt der Pearl-Index weniger als 1.

Mechanische Methoden

Kondome

Kondome sind seit Jahrhunderten weit verbreitet und werden zur Aids-Prävention dringend empfohlen. Das Hantieren mit ihnen erfordert eine gewisse Geschicklichkeit und wird von manchen Paaren als störend empfunden. Traditionell werden Kondome eher in außerehelichen Beziehungen als in einer stabilen Partnerschaft verwendet, was ihre Akzeptanz nicht fördert. Ihr großer Vorteil ist, daß sie überall erhältlich, preiswert und nebenwirkungsarm sind und vor Infektionen schützen. Zudem ist die Verwendung von Kondomen bis heute der einzig ernstzunehmende Beitrag zur Empfängisverhütung durch den Mann. Bei korrekter Anwendung (die erlernt und geübt werden muß) beträgt der Pearl-Index etwa 7.

Diaphragma

Das Diaphragma ermöglicht eine unschädliche und relativ sichere Verhütung für Frauen, die sich nicht scheuen, ihre Genitalien zu berühren. Es wird zusammen mit einem spermiziden Gel angewandt. Wichtig ist, daß das Diaphragma korrekt angepaßt wird (dies muß vom Gesundheitspersonal erlernt werden) und daß die Frau lernt, es einzuführen und den richtigen Sitz über der Portio zu überprüfen. Das Diaphragma darf frühestens 6 Stunden nach dem Verkehr entfernt werden. Der Pearl-Index beträgt 2–4.

Chemische Methoden

Zahlreiche Cremes, Zäpfchen etc. sind auf dem Markt, die verschiedene Substanzen enthalten (meist das Spermizid Nonoxinol) und unterschiedliche Sicherheit bieten. Sie werden am besten in Kombinaton mit anderen Methoden angewandt. Zäpfchen müssen kühl gelagert werden und sind daher für tropisches Klima ungeeignet.
Scheidenspülungen können die Spermien kaum daran hindern, in den sicheren Zervikalkanal aufzusteigen und versagen daher regelmäßig (Pearl-Index 25–40).

Intrauterinpessare („Spirale“)

Intrauterinpessare (IUP) haben den Vorteil, daß sie, korrekt eingelegt, über Jahre zuverlässig vor einer Schwangerschaft schützen. Sie werden v. a. für Frauen, die bereits geboren haben, empfohlen. Bei Nulliparae treten häufiger Komplikationen (Ausstoßung des Pessars, Adnexitis) auf, zudem besteht durch eine Adnexitis die Gefahr der Sterilität.
Es gibt einfache Plastikpessare und solche mit Kupferummantelung (die zusätzlich spermizid wirkt). Letztere müssen nach etwa 3 Jahren gewechselt werden. Der Pearl-Index liegt zwischen 1 und 2,7.
Anwendung: Ein IUP wird am besten bei ausklingender Regelblutung gelegt, wenn der Zervikalkanal noch etwas geöffnet ist. Die Portio wird mit einer Kugelzange angehakt, das IUP wird im Applikator bis zum Fundus uteri hochgeschoben, dann wird die Hülse zurückgezogen und das IUP entfaltet sich. Wichtig ist, daß es möglichst nah am Fundus liegt, um sicher nidationshemmend zu wirken. Der Faden am Ende wird so gekürzt, daß etwa 1–2 cm in der Scheide sichtbar bleiben. Diesen Faden sollte die Frau – v. a. in den ersten 2 Monaten, in denen die Gefahr der Ausstoßung am größten ist – regelmäßig tasten, um zu kontrollieren, ob das IUP richtig liegt. Nach einer Geburt sollte mit dem Einsetzen 8 Wochen gewartet werden, bis die Rückbildung abgeschlossen ist.
Häufigste *Nebenwirkungen* sind verstärkte und schmerzhafte Regelblutungen und häufigere genitale Infektionen. Beim Ausbleiben der Regel muß eine Tubenschwangerschaft ausgeschlossen werden. Intrauterine Schwangerschaf-

ten bei liegendem IUP enden zu etwa 50% in Fehlgeburten. Bei den ausgetragenen Kindern ist die Mißbildungsrate nicht erhöht.
Kontraindikation sind häufige Scheideninfektionen, Blutungsstörungen, große Myome, Uterusanomalien, Kupferallergie.

Hormonale Kontrazeptiva

Die Pille ist in den Industrieländern das meistverwendete Kontrazeptivum. Sie hat den Vorteil großer Sicherheit (Pearl-Index 0,2) und ist einfach anzuwenden. Nebenwirkungen sind durch eine geringere Hormondosis im Vergleich zu den früheren Präparaten seltener geworden. Durch eine zentrale Hemmung der Gonadotropinfreisetzung wird der Eisprung, durch die Hemmung der Proliferation der Gebärmutterschleimhaut die Nidation verhindert. Die Veränderung des Zervixschleims erschwert das Aufsteigen der Spermien. Es werden verschiedene Präparate angeboten:
Einphasenpräparate enthalten eine konstante Kombination aus Östrogen und Gestagen.
Zwei- und Dreiphasenpräparate enthalten – dem normalen Zyklus angenähert – in der ersten Phase wenig oder kein Gestagen, in der 2./3. Phase mehr Gestagen und weniger Östrogen.
Anwendung: Es gibt Packungen mit 21/22 Tabletten und solche, die zusätzlich 6 Placebos enthalten, so daß jeden Tag eine Pille eingenommen wird. Dies muß man bei Verordnung und Aufklärung beachten. Für Analphabetinnen, denen die aufgedruckten Wochentage nicht helfen, können Markttag oder Sonntag zur besseren Orientierung markiert werden. Wird eine Pille vergessen, kann die Einnahme innerhalb von 16 h nachgeholt werden. Bei längeren Abständen ist die Sicherheit fraglich.
Für die Erstverordnung wird ein niedrig dosiertes Präparat (30–35 μg Ethinylestradiol) oder ein Dreistufenpräparat empfohlen. Nur wenn hierbei Probleme auftreten, sollte man eine höher dosierte Pille verschreiben. Indikationen für eine Pille mit höherem Östrogenanteil sind: verminderte Libido, Trockenheit der Scheide, Amenorrhö, Durchbruchsblutungen. Vor der ersten Anwendung muß eine sorgfältige Anamnese erhoben werden.
Kontraindikationen sind Zustand nach Thrombose oder Embolie, Sichelzellanämie, Leberschaden, Zustand nach Schwangerschaftsikterus, Zustand nach Mamma- oder Uteruskarzinom.
Relative Kontraindikationen sind Stillzeit (Verringerung der Milchmenge und Übertritt von Östrogenen in die Milch!), starke Varikosis, Alter über 40, starkes Rauchen, Diabetes, manifester Hypertonus, Epilepsie, Migräne.
Untersuchungen: Wo Laboruntersuchungen nicht möglich sind, sollten bei der Verordnung und dann halbjährlich zumindest Nebenwirkungen erfragt, Blutdruck und Gewicht kontrolliert und eine gynäkologische Untersuchung durchgeführt werden.
Nebenwirkungen: Störungen des Allgemeinbefindens (Müdigkeit, Kopfschmerzen, Libidoveränderungen, Brustspannen) verschwinden meist während der

ersten 3 Monate, ebenso Schmierblutungen. Thromboembolische Komplikationen (Thrombose, Apoplex, Herzinfarkt) treten 5- bis 10mal häufiger auf als bei Frauen, die nicht die Pille nehmen; Raucherinnen sind besonders gefährdet. Das Risiko eines Gallensteinleidens verdoppelt sich. Das Karzinomrisiko wird für Ovar und Endometrium erniedrigt, beim Mammakarzinom ist die Frage ungeklärt. Zervixdysplasien und Vaginalinfektionen sind häufiger, Adnexitiden seltener. Durch den verminderten Blutverlust bei der Regel wird einer Anämie vorgebeugt, Dysmenorrhöen bessern sich meist.

Ein sofortiges Absetzen ist indiziert bei Migräneanfällen, akuten Sehstörungen, Ikterus, thromboembolischen Erkrankungen, Schwangerschaft.

Die Fertilität ist nach Absetzen der Pille unverändert; während der ersten Monate nach dem Absetzen treten jedoch häufiger Fehlgeburten auf. Vor einer Schwangerschaft sollten 3 Monate abgewartet werden.

Die „Minipille" enthält nur Gestagene und wirkt nicht über eine Ovulationshemmung, sondern nur über eine Veränderung des Zervixschleims. Der Pearl-Index liegt etwas höher (0,8–2), was hauptsächlich durch die Notwendigkeit einer regelmäßigen Einnahme (darf nur um max. 3 h variieren) bedingt ist. Sie wird ohne Pause eingenommen und hat den Vorteil, daß sie stillenden Müttern verordnet werden kann und daß die östrogenbedingten kardiovaskulären Risiken wegfallen. Zyklusstörungen (Schmierblutungen) und funktionelle Ovarialzysten treten relativ häufig auf.

Sterilisation

Eine Sterilisation sollte nur durchgeführt werden, wenn dies von beiden Partnern gewünscht wird und klar ist, daß der Eingriff irreversibel ist. Abgesehen vom Operations- und Narkoserisiko treten bei korrekter Durchführung keine unerwünschten Wirkungen auf. Die Angst vor sexuellem Versagen und Minderwertigkeit ist weit verbreitet und der Hauptgrund dafür, daß so wenige Männer den Eingriff durchführen lassen, der bei ihnen wesentlich einfacher und in Lokalanästhesie vorgenommen werden kann. Solche Ängste (die auch bei Frauen häufig sind) müssen bei der Beratung angesprochen werden.

Sterilisation des Mannes (Vasektomie)

In Lokalanästhesie werden an der Rückseite des Hodensacks 2 Hautschnitte gemacht, durch die der Samenstrang erfaßt und durchtrennt wird. Es werden etwa 2 cm reseziert und die Enden unterbunden. Wichtig ist die Aufklärung darüber, daß bis zu 6 Monate (i. allg. 6–8 Wochen) vergehen können, bis im Ejakulat keine Spermien mehr erscheinen. Nach dieser Zeit sollte man das Ejakulat mikroskopisch untersuchen, um sicher zu sein, daß sich keine Spermien finden.

Sterilisation der Frau

Wo kein Laparoskop zur Verfügung steht, kann eine suprasymphysäre oder subumbilikale Minilaparotomie durchgeführt werden. Die Tuben werden entweder bipolar koaguliert oder durchtrennt und unterbunden. Es ist darauf zu achten, möglichst wenig Mesosalpinx zu fassen, da sonst die arterielle Versorgung des Ovars eingeschränkt wird, was zu vorzeitiger Ovarialinsuffizienz führen kann. Im Rahmen einer Sectio sollte eine Sterilisation nur vorgenommen werden, wenn dies vorher ausführlich besprochen wurde oder eine eindeutige medizinische Indikation (z. B. Uterusruptur) vorliegt.

Praktische Empfehlungen

Um das Risiko einer Schwangerschaft für Mutter und Kind möglichst klein zu halten, können folgende allgemeine Empfehlungen gegeben werden:

- Zwischen 2 Geburten sollten mindestens 2 Jahre liegen.
- Die erste Schwangerschaft sollte möglichst nicht vor dem 18. Lebensjahr eintreten.
- Das Risiko steigt mit zunehmendem Alter und der Zahl der Geburten.

Individuelle Risikofaktoren können in über 80% der Fälle durch eine sorgfältige Anamnese ermittelt werden.

Bevor ein Verhütungsmittel empfohlen wird, muß geklärt werden:

- Wie weit wohnt das Paar vom Gesundheitszentrum entfernt? Können regelmäßig Kontrollen wahrgenommen werden? Können Kontrazeptiva nachgekauft werden? Gibt es für den Fall einer Komplikation (z. B. Adnexitis bei liegender Spirale) rasch medizinische Hilfe?
- Wie sicher muß die Verhütung sein? Soll „nur" die nächste Schwangerschaft hinausgezögert werden, oder werden keine Kinder mehr gewünscht?
- Sind die Partner bereit, ihre Genitalien zu berühren (z. B. um ein Diaphragma einzusetzen oder einen IUP-Faden zu überprüfen)?
- Wieviel Geld kann für Kontrazeptiva ausgegeben werden?
- Gibt es Kontrazeptiva mit schlechtem Ruf? (Vielerorts werden z. B. Kondome nur für Besuche bei Prostituierten benutzt.)

In vielen Gegenden ist das Wissen über Verhütung sehr gering. Die meisten Menschen wissen zwar, daß es „etwas" gibt, jedoch nicht, wie einzelne Methoden wirken und angewandt werden. Gegebenenfalls muß man für eine Verhütungssprechstunde Werbung machen und z. B. mehr- und vielgebärende Frauen (die oft großes Interesse an Kontrazeption haben und die größte Risikogruppe für pathologische Schwangerschaft und Geburt darstellen) gezielt ansprechen.

14 Akutes Abdomen in der Schwangerschaft

Ph. Langenscheidt

Definition. Der Begriff „akutes Abdomen“ bezeichnet eine plötzlich auftretende, häufig lebensbedrohliche Erkrankung, bei der ein heftiger Bauchschmerz im Vordergrund steht.
Eine sofortige Abklärung und Behandlung ist erforderlich. Als Besonderheiten des akuten Abdomens während der Schwangerschaft ist zu beachten

- der mögliche ursächliche Zusammenhang zwischen akutem Abdomen und Schwangerschaft,
- die atypische Schmerzlokalisation, z. B. bei Appendizitis,
- die besonderen Maßnahmen, die es zum Erhalt des Lebens von Mutter und Fetus zu treffen gilt.

Ätiologie und Symptome

Das akute Abdomen kann durch intraperitoneale Ursachen wie Organentzündung, Perforation, akute Durchblutungsstörungen oder Obstruktion sowie durch gynäkologische oder extraabdominelle Erkrankungen ausgelöst werden. Bei Schwangeren und unter den besonderen Bedingungen in Entwicklungsländern muß v. a. auch an folgende Ursachen gedacht werden:

- „akute“ Extrauteringravidität,
- versuchter mechanischer oder medikamentöser artifizieller Abort,
- Volvulus,
- Bridenileus infolge Verwachsungen nach Adnexitiden,
- Intoxikation nach Einnahme traditioneller „Heilmittel“,
- schwerer intestinaler Parasitenbefall (Askariden),
- intestinale Mikrozirkulationsstörungen bei Sichelzellanämie.

Leitsymptom ist ein heftiger abdomineller Schmerz, häufig in Verbindung mit Erbrechen und schwerer Störung des Allgemeinbefindens. Schock und Exsikkose gelten als Alarmsymptome.

Untersuchungsmethoden

Klinische Untersuchung

Sie dient der raschen Orientierung über das Ausmaß der vitalen Bedrohung sowie der Abklärung der möglichen Ursachen.
Die Inspektion gibt Auskunft über den Allgemeinzustand sowie das Ausmaß von Erschöpfung und Exsikkose (Vigilanz, Hauttugor, Schleimhäute, Augäpfel).
Schneller Puls und niedriger Blutdruck sind Zeichen eines drohenden oder manifesten Schockzustandes.
Reflektorisches oder initiales *Erbrechen* findet sich bei schweren Koliken oder Appendizitis. Mehrfaches, insbesondere fäkulentes Erbrechen weist auf einen Darmverschluß.
Die *anamnestische Befragung* ist unter Berücksichtigung der kulturellen Gegebenheiten mit Hilfe einer sprachkundigen, einheimischen Mitarbeiterin, z. B. Hebamme, durchzuführen. Sie soll Hinweise auf eine eventuelle traditionelle Behandlung bzw. die Erwünschtheit der Schwangerschaft ergeben.

Palpation und Auskultation

Sie wird an der entspannt liegenden Patientin vor Analgetikagabe durchgeführt. Obligat ist die Prüfung der Bruchpforten, insbesondere inguinal und umbilikal. Ein lokalisierbarer Spontan- oder Druckschmerz weist auf das primär erkrankte Organ. In der fortgeschrittenen Schwangerschaft ist die Appendix nach kranial unter den rechten Rippenbogen verlagert (atypische Schmerzlokalisation). Mitunter kann das Bild eines akuten Abdomens durch einen durch die Organverdrängung bedingten gastroösophagealen Reflux vorgetäuscht werden. Hierfür spricht ein retrosternaler Schmerz in Verbindung mit epigastrischer Druckdolenz.
Lokale oder generalisierte Abwehrspannung („défense musculaire") und Loslaßschmerz lassen einen entzündlichen Prozeß bzw. eine generalisierte Peritonitis, z. B. nach Perforation eines Hohlorganes, dringend vermuten.
Die Darmgeräusche werden bei fortgeschrittener Schwangerschaft über dem Oberbauch bzw. den Flanken auskultiert. Widerstandsperistaltik in Form klingender und plätschernder Geräusche ist ein typisches Zeichen für den mechanischen Ileus (Bride, Dünndarmvolvulus). Das völlige Fehlen von Darmgeräuschen läßt an eine primäre oder sekundäre Paralyse denken, wobei hier die meist langen Transportzeiten zum Krankenhaus und damit die Überleitung eines mechanischen in einen paralytischen Ileus beachtet werden müssen.

Laboruntersuchungen

Differentialdiagnostisch relevant sind die Bestimmung der Leukozytenkonzentration (entzündliche vs. obstruktive Ursache), Urinstatus und in den entsprechenden Regionen der Sichelzelltest. Falls möglich, sollte eine Elektrolytbestimmung zur bilanzierten Substitution vorgenommen werden. Hämoglobin, Hämatokrit und Blutgruppenbestimmung sind präoperativ unerläßliche Untersuchungen.

Röntgen

Wo immer möglich, sollte, wenn der Verdacht auf Ileus oder Perforation eines Hohlorgans vorliegt, im Zweifel auch bei Schwangeren eine Röntgenaufnahme des Thorax und Abdomens mit der Frage nach freier intraabdomineller Luft bzw. radiologischem Ileusbild (Spiegel, Schlingen) durchgeführt werden.

Therapie

Oberstes Gebot: Kein Zeitverlust! Bei schwerer Exsikkose bzw. Schockzustand sind unverzüglich Maßnahmen zur Erhaltung der Vitalfunktionen zu ergreifen:

1. Flüssigkeitssubstitution (Elektrolytlösung) i.v.,
2. Richtwerte: RR-Abfall > 30 mm Hg beim Aufsitzen: Defizit ca. 3000 ml, Darmobstruktion über 6 Tage: Defizit ca. 6000 ml,
3. Applikation einer Magensonde,
4. engmaschige Überwachung von Blutdruck, Puls, Vigilanz, Urinausscheidung,
5. Analgesie nach klinischer Abklärung.

Spezielle Therapie. Sie ist abhängig vom Ergebnis der Ursachenabklärung. Bei hinreichendem Verdacht auf das Vorliegen einer Hohlorganperforation, einer akuten Appendizitis oder eines mechanischen Ileus muß eine Laparotomie durchgeführt werden.

■ *Wichtig:* Für die Indikation zur Notfallaparotomie bei Schwangeren gelten die gleichen Kriterien wie bei nichtschwangeren Patientinnen!

15 Geburtshilfliche Anästhesie

R. Pöschl*

Physiologische Veränderungen in der Schwangerschaft, für die Narkose relevant

Kardiovaskuläre Veränderungen

- Zunahme des Herzzeitvolumens,
- aortokavales Kompressionssyndrom,
- Zunahme des Plasmavolumens,
- Hämodilution (Verdünnungsanämie),
- Kapazität des peripher-venösen Systems erhöht, dadurch verlangsamter venöser Blutfluß → verlangsamte Resorption von subkutan oder i.m. verabreichten Medikamenten.

Respiratorisches System

- Atemminutenvolumen erhöht,
- Zwerchfellhochstand → verminderte funktionelle Residualkapazität,
- erhöhter Sauerstoffverbrauch,
- arterieller CO_2-Partialdruck erniedrigt,
- ödematöse Schwellung nasopharyngealer und laryngealer Schleimhäute, der Stimmbänder und des Aryknorpels.

Gastrotestinaltrakt

- Verzögerte Magenentleerung,
- erhöhte Magensaftmenge,
- pH-Abfall der Magensäure,
- Mageninnendruck erhöht,
- Abnahme des unteren Ösophagussphinktertonus.

Leber- und Nierenfunktion

- Plasmacholinesterase und Plasmagesamteiweiß erniedrigt,
- erhöhte Clearance der Niere.

Periduralraum

- Periduralvenen erweitert und stark gefüllt, Periduralraum verkleinert.

---

* Ich danke meiner Frau, Dr. med. Ulrike Pöschl, Frauenärztin, für ihre Mitarbeit bei den Themen „Kaiserschnitt in örtlicher Betäubung“ und „Intraoperative autologe Bluttransfusion“

Besonderheiten

Aortokavales Kompressionssyndrom. Kompression der Aorta in Rückenlage führt zu verminderter Durchblutung der uteroplazentaren Einheit mit fetaler Asphyxie, erkennbar an einer fetalen Herztondezeleration.

Symptome. Gesichtsblässe, Schwarzwerden vor den Augen, Schwitzen, Übelkeit, Erbrechen, Blutdruckabfall und Bradykardie.

Risiken und Auswirkungen für die Anästhesie

Aortokavales Kompressionssyndrom. Die Allgemein-, die Spinal- und die Epiduralanästhesie sind Verfahren, die den Sympathikotonus beeinträchtigen und somit der aortokavalen Kompression vergleichbare Symptome hervorrufen: mütterliche Hypotension und plazentare Hypoperfusion.

Blutverlust. Der durchschnittliche Blutverlust bei vaginaler Entbindung beträgt ca. 300 ml, bei Sectio caesarea 750 ml. Infolge der Zunahme des Plasma- und des Erythrozytenvolumens wird dieser Blutverlust gut toleriert.

Herzzeitvolumen (HZV). Das HZV steigt postpartal sofort an aufgrund der Autotransfusion und des verbesserten venösen Rückstroms. Bei systemischer und pulmonarer Hypertension, Herzklappenfehler und Gabe von Vasopressoren wie Ergometrin besteht die Gefahr der Dekompensation.

Periduralraum. Durch die kompensatorisch erweiterten paravertebralen Venengeflechte ist das Risiko einer versehentlichen Punktion der epiduralen Venen bei Schwangeren erhöht. Durch die Verkleinerung des Periduralraums ist der Bedarf an Lokalanästhetika vermindert.

Atmung
- Die Anflutung von Inhalationsanästhetika ist aufgrund von erhöhtem Atemminutenvolumen und erniedrigter Residualkapazität beschleunigt.
- Die endotracheale Intubation kann durch die ödematöse Schwellung der nasopharyngealen und laryngealen Schleimhäute einschließlich der Stimmbänder und des Aryknorpels erschwert sein.
- Die Nasenatmung ist infolge der Kapillarfülle im Bereich des oberen Respirationstraktes behindert; dadurch wird wiederum Nasenbluten begünstigt.

Gastrointestinaltrakt
- Es besteht die Gefahr einer Aspiration von Magensäure und einer Regurgitation von Mageninhalt

■ ***Wichtig:*** Vorsicht ist geboten
- während der Exzitationsphase,
- nach Gabe von Succinylcholin,
- bei Intubationsschwierigkeiten,
- bei Maskennarkose.

Narkose bei Sectio caesarea

Die Wahl des Narkoseverfahrens hängt von der Sectioindikation ab, d. h. von der Dringlichkeit, dem maternalen und fetalen Befinden und den Wünschen der Patientin.

Allgemeinanästhesie

Vorteile der Allgemeinnarkose sind der rasche Wirkungseintritt und die zuverlässige anästhetische Wirkung mit geringer Beeinträchtigung des kardiozirkulatorischen Systems. Die Allgemeinnarkose ist daher die Methode der Wahl für die notfallmäßige Sectio caesarea, sofern eine gute Ausstattung und ein erfahrener Anästhesist vorhanden sind.

▶ *Cave:* Erhöhte Aspirationsgefahr (Regurgitation und Aspiration von Mageninhalt), Intubationsschwierigkeiten, mütterliche und kindliche Hypoxie, Opiate, Benzodiazepine (neonatale Depression), aortokavales Kompressionssyndrom.

Indikationen

Akute mütterliche Hypovolämie (Placenta praevia, Abruptio placentae, Uterusruptur), schwere Eklampsie, Tetanus uteri, Koagulopathien, Deformierung der Wirbelsäule, Allergie gegen Lokalanästhetika, nichtkorrigierte mütterliche Hypovolämie, akute fetale Asphyxie.

Prävention der pulmonalen Aspiration
- Gabe von H2-Rezeptorantagonisten, falls mindestens 30–60 min vor Eingriff möglich,
- Gabe von 30 ml 0,3 molarem Natriumzitrat oral vor Einleitung, Wirkung umstritten,
- Metoclopramid vor Narkoseeinleitung, Wirkung umstritten,
- Narkoseeinleitung bei Oberkörperhochlagerung 30°,
- Krikoiddruck während der Narkoseeinleitung,
- Blitzintubation und rasche Tubusblockung,
- Schwangere nie bzw. nur im äußersten Notfall über Maske beatmen,
- Extubation, wenn Patientin wach und nach Rückkehr der Schutzreflexe.

Im folgenden wird das anästhesiologische Management für eine Allgemeinnarkose bei Kaiserschnitt exemplarisch dargestellt.

Vorbereitung

Der Transport vom Kreißsaal zum OP sollte entweder in Linksseitenlagerung erfolgen oder das rechte Gesäß um 10–15 cm (mit Hilfe einer Decke oder eines Kissens) hochgelagert werden.

Zur Sectio Linksseitenlagerung beibehalten, den OP-Tisch um mindestens 15° nach links kippen. Neben der Seitenlage sind intravenöse Flüssigkeitsgabe und Ephedrin i.v. (bzw. Akrinor) vorbeugend und als therapeutische Maßnahmen indiziert, um das aortokavale Kompressionssyndroms bzw. mütterliche Hypotension und damit plazentare Hypoperfusion zu verhindern.

Allgemeinanästhesie für Kaiserschnitt

Lagerung in Linksseitenlage,
großlumiger Venenzugang,
adäquate Volumenzufuhr vor Narkoseeinleitung (500 ml Ringer-Laktat,
Präoxygenierung (mindestens 5 min), Maske dicht aufsetzen;
intakte Absaugvorrichtung,
endotracheale Tuben der Größen 6-8,
einen Führungsstab, 2 Laryngoskope mit gebogenen und geraden Spateln bereitlegen.
Prämedikation: Atropin 0,5 mg i.v. kurz vor Einleitung.
Einleitung:[1] Trapanal 4 mg/kg/Körpergewicht oder Ketamin 0,75 mg–1 mg/kg/Körpergewicht und sofortige Relaxierung mit Succinylcholin 1,0–1,5 mg/kg/Körpergewicht Krikoiddruck (Sellick-Handgriff; Zwischenbeatmung bzw. Maskenbeatmung nur im äußersten *Notfall* (*Spontanatmung bis zur Relaxierung*!):
Intubation mit Krikoiddruck,
Tubuscuff blocken, danach Hautschnitt.
Bis zur Abnabelung: Beatmung mit Luft/Sauerstoff 1:1 plus Halothan 0,3–0,5% oder Äther 4–5%[2], vor und während Entwicklung des Kindes 100% Sauerstoff.
Nach der Abnabelung bzw. Plazentalösung: Syntocinon 3 I.E. i.v. (Ergometrin) als Bolus, Snytocinon 10 I.E. in 500 ml Ringer-Laktat als Dauertropfinfusion (90 ml/h).
Aufrechterhaltung der Narkose mit: Pethidin (Dolantin) 0,25 mg/kg/Körpergewicht oder Diazepam 2,5 mg/kg/Körpergewicht und Ketamin 1,5 mg/kg/Körpergewicht Halothan 0,5% oder Äther 3–4%; Zufuhr von Äther bzw. Halothan 5 min vor OP-Ende unterbrechen, Extubation, wenn Patientin wach und nach Rückkehr der Schutzreflexe.

---

[1] Zur Anhebung des pH-Wertes des Magensaftes ist es inzwischen Routine, 30 ml 0,3 molares Natriumzitrat oral vor Einleitung zu geben, da aber in den meisten Entwicklungsländern nicht erhältlich, haben wir von der Auflistung abgesehen.

[2] Manche Autoren empfehlen Handbeatmung mit Äther (10–15%) für 3–4 min bis die Spontanatmung zurückkehrt. Sollte die Entwicklung des Kindes länger als 7–10 min dauern, Äther auf die Konzentration von 2–4% reduzieren.

▶ *Cave:* Höhere Konzentrationen von volatilen Anästhetika (Halothan > 0,5% endexspiratorisch) führen zu fetaler Depression, Uterusrelaxation und erhöhtem postpartalem Blutverlust.
Ketamin in Dosen über 1 mg/kg Körpergewicht erhöht den Uterustonus. Dadurch kommt es zur Reduktion der uteroplazentaren Perfusion. Ketamin ist kontraindiziert bei EPH-Gestose, Plazentainsuffizienz und drohender Asphyxie.
Nachinjektionen von Thiopentone führen zur neonatalen Depression.
Der Hautschnitt darf erst erfolgen, wenn sichergestellt ist, daß die Luftwege durch den Endotrachealtubus gesichert sind.

▶ *Cave:* Opioide führen zu einer dosisabhängigen Atemdepression.

Opioide. Wiederholte Dolantininjektionen können zu einer „Remorphinisierung" führen, die eine postoperative Atemdepression (Gefahr des „silent death") herbeiführt. Der Rebound-Effekt kann auch beim primär wachen Patienten noch nach mehreren Stunden mit einer Apnoe einhergehen, d. h. ohne gesicherte Dauerüberwachung (4 h postoperativ) Verzicht auf Opioide.
Wir raten daher grundsätzlich von der Opioidanwendung zur i.v.-Narkose in Entwicklungsländern ohne adäquate postoperative Überwachung ab.
Trotzdem wird man immer wieder in Situationen kommen, die keine Wahl zulassen, wenn nämlich nur z. B. Pethidin vorrätig ist. Dort Gabe von Opioiden unmittelbar nach Entwicklung des Kindes, z. B. Einmaldosis: Pethidin 0,25 mg/kg Körpergewicht i.v. (50 mg für eine 50 kg schwere Patientin). Diese Dosis ist normalerweise für eine Sectio ausreichend.

▶ *Cave:* Benzodiazepine verstärken den Opioideffekt.

Vorgehen bei unmöglicher Intubation

Sollte der Intubationsversuch nach Gabe von Succinylcholin erfolglos sein, Krikoiddruck fortsetzen und Beatmung per Maske mit 100% Sauerstoff durchführen, bis Patientin wach ist. Alternativ kann die wache Intubation versucht werden oder – extrem selten notwendig – die Inhalationsnarkose oder intravenöse Ketaminnarkose in Spontanatmung unter permanentem Krikoiddruck. Eine weitere Alternative ist die Spinalanästhesie oder örtliche Betäubung (s. dazu Übersicht S. 274).
Welches Verfahren letztendlich zum Zuge kommt, hängt vom mütterlichen bzw. fetalen Zustand ab (s. auch Abschn. Notsectio).

Therapie der pulmonalen Aspiration

- Rachen absaugen, dann endotracheal intubieren,
- Oberkörpertieflagerung, aspiriertes Material absaugen,

- assistierte Beatmung mit 100% Sauerstoff und evtl. PEEP („positive endexpiratory pressure", positiver endexspiratorischer Druck) oder CPAP („continuous positive airway pressure", kontinuierlicher positiver Beatmungsdruck)
- keine Spülung des Bronchialbaumes,
- Gabe von Kortikosteroiden verbessert die Langzeitprognose nicht,
- bei Bronchospasmus: Bronchodilatatoren,
- Antibiotikagabe, falls sich bakterielle Infektion entwickelt,
- intensive Überwachung für 24–48 h → Zeichen der Aspirationspneumonie → zusätzlich intensive Atemgymnastik,
- Zeichen der Aspirationspneumonie: feuchte und trockene Rasselgeräusche, Fieber, Husten, Dyspnoe, Tachypnoe, Tachykardie, Blutdruckabfall, Zyanose, Hypoxämie; Röntgenthorax (frühestens 2–4 h nach der Aspiration auf dem Röntgenbild sichtbar: interstitielles Ödem).

■ *Wichtig:* Falls Hypoxämie trotz Gabe von 100% Sauerstoff bzw. PEEP-Beatmung oder CPAP bestehen bleibt, sofortige Verlegung zur Beatmung in Referenzkrankenhaus.

Regionalanästhesie

Der Autor empfiehlt die Spinalanästhesie, da die Punktionstechnik einfach, der Zeitaufwand und die Menge des verwendeten Lokalanästhetikums gering sind und sie eine ausgezeichnete Anästhesie- bzw. Analgesiequalität bewirkt. Die Periduralanästhesie ist aufwendiger, die Punktionstechnik relativ schwierig und hat den Nachteil einer geringen Anästhesiequalität bei einem höheren Bedarf an Lokalanästhetika (Gefahr der systemisch-toxischen Wirkung).
Die Technik der Periduralanästhesie wird aus diesem Grunde hier nicht dargestellt. Sie sollte nur von Kollegen durchgeführt werden, die mit der PDA vertraut sind.

▶ *Cave:* Durch die kompensatorisch erweiterten paravertebralen Venengeflechte bei Schwangeren ist das Risiko der versehentlichen Punktion von epiduralen Venen erhöht.

Epidural- und Spinalanästhesie sind Verfahren, die u. a. zur Sympathikolyse führen und der aortokavalen Kompression vergleichbare Symptome hervorrufen: mütterlicher Blutdruckabfall und plazentare Hypoperfusion.

■ *Wichtig:* Schwangere neigen nach Einsetzen der Spinalanästhesie besonders stark zu einem Blutdruckabfall; deshalb muß man den Kreislauf immer mit 500–1000 ml Vollelektrolytlösung (Preload) auffüllen oder/und mit 50 mg Ephedrin i.m.
Kommt es trotzdem zu einem Blutdruckabfall (unter 100 mmHg bzw. 30%iger Abfall des vorherigen systolischen Blutdrucks), zusätzliche Gabe von 2,5 mg–20 mg Ephedrin i.v. entsprechend Wirkung (Titrieren nach Wirkung).

Übelkeit sofort nach Anlegen der Spinalanästhesie basiert meist auf Blutdruckabfall, Übelkeit bei Normotension ist durch den Zug am Peritoneum bedingt. Auch eine durch die Sympathikolyse überhöhte Parasympathikusaktivität kann Übelkeit auslösen.
Therapie: i.v.-Gabe von Atropin 0,5 mg.

Spinalanästhesie

Spinalanästhesie (SPA) für Kaiserschnitt (s. auch Tabelle 15.1):

- Vor Anlegen der Spinalanästhesie müssen alle Vorbereitungen zur Intubation bzw. Beatmung getroffen sein.
- 10–30 min vor Anlage der Blockade 1000–1500 ml Vollelektrolytlösung (Preload) oder
- 5 min vor Anlage der SPA 25–50 mg Ephedrin i.m., Punktion L3/L4, aseptisches Vorgehen.
- Nach Injektion des Lokalanästhetikums Patientin in Linksseitenlage lagern,
  Dosierung: 50–75% der üblichen Dosierung.

Vorteile

Leichte Durchführbarkeit,
schneller Wirkungseintritt,
hohe Erfolgsrate, verläßliche anästhetische Wirkung;
keine Atemdepression,
geringe medikamentenbedingte fetale Depression,
ausgezeichnete Analgesie und Muskelrelaxation,
vermindertes Aspirationsrisiko,
geringe Lokalanästhetikamengen (s. auch Tabelle 15.1).

Indikationen

Sectio caesarea (besonders nach Voroperationen, Re-Sectio), Cerclage, Wunsch der Patientin.

Kontraindikationen

- Absolute Kontraindikation:
  Ablehnung durch die Patientin,
  hypovolämischer Schock,

nicht korrigierte materne Hypovolämie (Blutung, Exsikkose),
lokale Infektion im Bereich der Punktionsstelle,
kindliche Asphyxie,
Placenta praevia,
Abruptio placentae,
Nabelschnurvorfall,
Gerinnungsstörungen,
manifeste Eklampsie.
- Relative Kontraindikation:
ZNS-Erkrankungen.

Komplikationen

Versehentliche intravasale Injektion,
mütterliche Hypotension,
totale (hohe) Spinalanästhesie,
postspinaler Kopfschmerz,
Nervenläsion,
fetale Hypoxie (durch materne Hypotension),
Übelkeit und Erbrechen.

► ***Cave:*** Lidocain führt zu schnellem und ausgeprägtem Blutdruckabfall.

Prophylaxe und Therapie der Nebenwirkungen und Komplikationen der Spinalanästhesie (Lokalanästhetika)

1. Hypotension (primär durch Sympathikusblockade):

Prophylaxe
- Preload ca. 20 min vor Injektion des Lokalanästhetikums (1000 ml bei Analgesieniveau bis T4),
- Analgesieniveau möglichst niedrig halten,
- Punktion in Seitenlage,
- prophylaktische Gabe eines Vasopressors wie Ephedrin (25 mg i.m. oder 2,5 mg i.v. oder Akrinor 0,5 ml i.v. langsam nach Wirkung titrieren);
- Gabe von Atropin 0,5 mg i.v. vor Punktion,
- Hochlagern der Beine nach Injektion des Lokalanästhetikums.

► ***Cave:*** Keine Kopftieflage, insbesondere gefährlich bei hyperbaren Lokalanästhetika!

Therapie
- Beine hochlagern, keine Kopftieflage!
- 100% Sauerstoff,
- Volumenzufuhr,

Bleiben Maßnahmen nach 1 min erfolglos:
- Vasopressor (Ephedrin 5 mg–20 mg i.v. nach Wirkung titrieren),
- Atropin 0,5 mg i.v. (bei Sinusbradykardie).

2. Postspinaler Kopfschmerz:
Die häufigste postpartale Komplikation ist der postspinale Kopfschmerz. Charakteristisch für ihn ist das Auftreten ca. 1–5 Tage nach Durapunktion meist im Hinterkopfbereich sowie Verschlimmerung im Stehen und Sitzen (evtl. auch Hypakusis, Tinnitus und Abduzensparese).
Prophylaxe: Verwendung *kleiner* Punktionsnadeln (G25, G26, maximal 22G).
Therapie
- flache Lagerung,
- reichliche Flüssigkeitszufuhr sowohl oral als auch parenteral für 24 h,
- Analgetika.
- Falls keine Besserung, Anlegen eines autologen periduralen „blood patch" mit 10 ml Eigenblut im Bereich der Punktionsstelle.

3. Hohe und totale Spinalanästhesie:
Eine über das erwünschte Maß hinausgehende Ausbreitung der Blockade ist meist auf technische Fehler zurückzuführen, wie zu große Menge des Lokalanästhetikums oder falsche Lagerung.
Eine hohe Spinalanästhesie zeichnet sich durch Bradykardie (Blockierung der Nn. accelerates Th1–4) und Dyspnoe (Blockade der Interkostalmuskulatur) aus. Totale Spinalanästhesie führt zu Apnoe und Herzstillstand.
Symptomatik
- Blutdruckabfall,
- Bradykardie,
- Anzeichen der aufsteigenden Lähmung mit Armsymptomatik,
- Atemnot, Flüsterstimme,
- Miosis, Ptosis.

Therapie der hohen Spinalanästhesie
- Atropin,
- „maintenance of a patent airway",
- Sauerstoffgabe, evtl. Maskenbeatmung unter Sedierung,
- Vasopressor (Ephedrin 10 mg, Akrinor 0,5 ml),
- rasche Infusion von 1000 ml Vollelektrolytlösung,
- Kopftieflage: Immer noch wird die Kopfhochlage unter der Vorstellung angewendet, ein Aufsteigen des Lokalanästhetikums zum Hirnstamm zu verhindern. Dieses Vorgehen ist im Falle einer hyberbaren Lösung oder bei einer auf die kaudalen Abschnitte beschränkten Anästhesie korrekt.
  Wenn jedoch die Spinalanästhesie zu hoch steigt oder gar ein massiver Blutdruckabfall eintritt, ist die Kopfhochlage gefährlich, da ein Absinken des „cardiac output" (CO) im akuten Herzversagen enden kann. Deshalb sollte die mäßige Kopftieflage immer bei massiver Hypotonie in Verbindung mit einer Spinalanästhesie angewendet werden. Die Kopftieflage führt zum verbesserten venösen Rückstrom und CO.

Tabelle 15.1. Dosierungschema: Spinalanästhesie für Sectio caesarea

Lokalanästhetika	Größe <150 cm	Größe 150–170 cm	Größe >170 cm	Fixierungs-zeit	Wirkdauer	Max. Dosis
Lidocain 5% hyperbar	50 mg = 1 ml	60 mg = 1,2 ml	70 mg = 1,4 ml	5–10 min	45–60 min	100 mg = 2 ml
Mepivacain 4% hyperbar	40 mg = 1 ml	48 mg = 1,2 ml	56 mg = 1,4 ml	5–10 min	45–60 min	150 mg–3,75 ml
Tetracain 1% hyperbar	7 mg = 1,4 ml	8 mg = 1,6 ml	9 mg = 1,8 ml	10–20 min	120–180	20 mg = 4 ml
Bupivacain 0,5% hyperbar	7 mg = 1,4 ml	8 mg = 1,6 ml	9 mg = 1,8 ml	10–30 min	ca. 160 min	20 mg = 4 ml
Bupivacain 0,75% hyperbar	8 mg = 1,06 ml	10 mg = 1,33 ml	12 mg = 1,6 ml	10–30 min	ca. 160 min	20 mg = 4 ml
Bupivacain 0,5% isobar	12,5 mg = 2,5 ml	12,5 mg = 2,5 ml	12,5 mg = 2,5 ml	10–30 min	ca. 160 min	20 mg = 4 ml[a]

[a] Unabhängig von Größe und Gewicht der Patientin empfehlen einige Anästhesisten für die Sectio eine Injektionsdosis von 2,5 ml Bupivacain 0,5% isobar

■ *Wichtig:* Kopftieflage nicht routinemäßig nach Spinalanästhesie einsetzen. Jedoch wenn massive Hypotension entsteht, muß die Kopftieflage sofort eingenommen werden. Wenn der CO durch die Positionierung wieder Normalwerte hat, dann die obige Therapie mit Sauerstoffgabe, Vasopressor etc. geben. *Therapie der totalen Spinalanästhesie:* wie bei hoher Spinalanästhesie ggf. Intubation plus Beatmung, ggf. kardiopulmonale Reanimation.

Anästhesie beim Notfallkaiserschnitt

In den Entwicklungsländern ist die Notfallsectio der häufigste notfallmäßige Eingriff. Die Patientinnen befinden sich oft in einem desolaten klinischen Zustand bis hin zum hämodynamischen Schock. In diesem Fall kommen nur Allgemeinanästhesie oder örtliche Betäubung in Frage.

Vorgehen

a) Bei Blutungen: s. Absatz Abruptio placentae etc.;
Regionalanästhesie bei drohendem oder manifestem Schock kontraindiziert, da Sympathikolyse Schockzustand verschlimmert.
b) Bei „fetal distress“: z. B. bei Nabelschnurvorfall kommt nur die Allgemeinanästhesie in Frage.
Jedoch bei der Diagnose CPD („cephalic-pelvic disproportion“, Mißverhältnis zwischen Kopf und Becken) ist auch die Spinalanästhesie zu empfehlen.

Die Entscheidung Allgemeinnarkose, Regionalanästhesie oder örtliche Betäubung muß in diesem Fall von der Indikation, der Dringlichkeit der Operation bzw. der mütterlichen oder fetalen Gefährdung unter Berücksichtigung der spezifischen Vor- und Nachteile der 3 Verfahren abhängig gemacht werden.

Kaiserschnitt in örtlicher Betäubung

Indikationen
- anästhesiologische Probleme: Geräte für Allgemeinnarkose nicht verfügbar, zu erwartende bzw. aufgetretene Intubationsschwierigkeiten, keine Regionalanästhesie möglich,
- desolater klinischer Zustand der Patientin, Schock,
- kein Anästhesist vorhanden.

■ *Wichtig:* Die viszeralen Reflexe bleiben erhalten, keine vollständige Analgesie.

Dosierung der Lokalanästhetika. 60 ml Lidocain 0,5% oder Mepivacain 0,5% oder Bupivacain 0,125%.

Kaiserschnitt in örtlicher Betäubung

1. Haut und Subkutangewebe in der geplanten Inzisionslinie (15–20 ml) infiltrieren. Haut und Subkutangewebe bis zur vorderen Rektusscheide inzidieren.
2. Die vordere Rektusscheide auf einer Seite (rechts oder links) in der geplanten Inzisionslinie sowie den darunter gelegenen entsprechenden Rektusmuskel (den rechten oder linken) infiltrieren. Die entsprechende vordere Rektusscheide inzidieren und vorsichtig den darunterliegenden Rektusmuksel retrahieren, um die hintere Rektusscheide freizulegen.
3. Die unter der hinteren Rektusscheide liegende Fascia transversalis oberhalb der Linea arcuata sowie entlang der geplanten Inzisionslinie unterhalb der Linea arcuata (10–15 ml) infiltrieren. Das Peritoneum eröffnen und den Uterus darstellen.
4. Die vesikouterine Umschlagsfalte (10–15 ml) infiltrieren und das Peritoneum viscerale dort inzidieren. Das untere Uterinsegment darstellen durch vorsichtiges Abschieben der Blase nach kaudal.
5. Das untere Uterinsegment 2–3 cm inzidieren und es dann mit den beiden Zeigefingern nach lateral, evtl. nach Sprengung der Fruchtblase erweitern, sodann Extraktion des Fetus.

Pudendusblockade

Normalerweise wird der Pudendusblock durch den Geburtshelfer vorgenommen. Kurz vor Durchtritt des vorangehenden Teils werden beidseits jeweils 10 ml des Lokalanästhetikums unmittelbar kaudal der Spina ischiadica in das Gewebe injiziert. Vor der Injektion aspiriert man, um eine versehentliche intravenöse Applikation auszuschließen. Der Pudendusblock bewirkt eine gute Analgesie für eine normale vaginale Entbindung, Episiotomie und Dammnaht sind jedoch unzureichend für eine hohe Zangen- und Vakuumextraktion.

Narkose bei Eklampsie (EPH-Gestose)

Das Krankheitsbild der EPH-Gestose wurde im Beitrag „EPH-Gestose, Eklampsie" ausführlich besprochen.
Leitsymptome sind Hypertension, Proteinurie und Ödeme, die progredient zur Oligurie, eklamptischen Anfällen und Herzversagen führen können. In schweren Fällen (RR 160/110, Proteinurie 5 g/Tag) sind alle Organe vom Arteriolenspasmus betroffen.

Pudendusblockade

Perineale Anästhesie durch Blockade des N. pudendus in Höhe der Spina ischiadica:

- unteres Drittel der Scheide,
- Vulva und Damm;

Befund:	Muttermund vollständig, Leitstelle interspinal, gute Preßwehen;
Indikation:	schmerzfreie Geburtsbeendigung (Preßperiode der unkomplizierten Spontangeburt); Zangenentbindung, Vakuumextraktion, Episiotomie;
Kontraindikation:	schwierige vaginal-operative Entbindung;
Vorteile:	gute Analgesie (kein Dehnungsschmerz in der Austreibungsphase-Dammbereich), gute Muskelrelaxation, einfache Technik;
Nachteile:	kurze Wirkungsdauer;
Komplikationen:	komplette Blockade des N. ischiadicus, Abszeßbildung (nach Rektumverletzung), Scheidenhämatom, mütterliche und fetale Intoxikation durch toxische Blutspiegel der Lokalanästhetika (versehentliche Punktion von Gefäßen),
Dosierung:	2mal 10 ml Lokalanästhetikum, Lidocain 1%, Mepivacain 1%, Prilocain 1%.

Vor Narkoseeinleitung sind folgende Maßnahmen zu beachten:

- Vorbeugung bzw. Therapie von eklamptischen Anfällen,
- Korrektur des Flüssigkeitshaushalts und dessen Bilanzierung,
- Normalisierung des Blutdrucks,
- Korrektur von Gerinnungsstörungen.

Vorgehen

Die Regionalanästhesie ist prinzipiell das Verfahren der Wahl.
Nach Korrektur des Flüssigkeitshaushalts und bei normalem Gerinnungsstatus führt die Spinalanästhesie durch mäßige Blutdrucksenkung zu einer Verbesserung der uteroplazentaren Perfusion. Die Spinalanästhesie kann aber auch

durch eine schnell einsetzende Sympathikusblockade zu ausgeprägter Hypotension und damit Minderperfusion der Plazenta führen.
Allgemeinanästhesie ist in allen Notfällen indiziert. Dabei besteht die Gefahr der hypertensiven Reaktion während der Narkoseeinleitung/Intubation. Zur Abschwächung des Blutdruckanstiegs während der endotrachealen Intubation wird die intravenöse Gabe von 10 mg Hydralazin (10–15 min vor Narkoseeinleitung) oder Lidocain 1% 1,5 mg/kg/Körpergewicht (1–3 min vor Narkoseeinleitung) empfohlen.

Narkose bei prä- und postpartalen Blutungen

Uterusruptur, Placenta praevia und Abruptio placentae verursachen die häufigsten präpartalen, Plazentaretention und Uterusatonie die häufigsten postpartalen Blutungen. Eine Uterusatonie kann innerhalb 5 min zu einem Blutverlust von ca. 2000 ml führen.

Vorgehen

- Sicherung und Stabilisierung der Vitalfunktionen, insbesondere Stabilisierung des Herzkreislaufs und Initialbehandlung des hypovolämischen Schocks,
- Kreuzblut abnehmen,
- Blut bereitstellen,
- Anlage weitlumiger Venenkanülen,
- Volumenersatz mit kristalloiden, kolloidalen Lösungen (z. B. HAES-steril 6% – im hämorrhagischen Schock bis 20 ml/kg Körpergewicht/h – oder Gelatine),
- falls notwendig Bluttransfusionen,
- Sicherung der Atemwege, frühzeitige Intubation,
- Gabe von Sauerstoff, assistierte Beatmung.

Die sofortige Narkoseeinleitung (Ileuseinleitung) ist bei obigen Indikationen vor Kreislaufstabilisierung notwendig, um die Blutungsursache chirurgisch zu stoppen: Induktion entweder mit Ketanest 0,5 mg/kg Körpergewicht oder Lokalanästhesie (s. Übersicht S. 282).

■ *Wichtig:* Ileuseinleitung: Präoxygenierung mit 100% Sauerstoff, falls kein Ketanest vorhanden bzw. keine Erfahrung in Lokalanästhesie, Minimaldosis von Trapanal (Dosierung nach Wirkung), sofortige Gabe von Succinylcholin und Intubation unter Krikoiddruck (s. auch Sectio).

■ *Wichtig:* Monitor Puls, BP, Atmung, Urinausscheidung, Temperatur sowie engmaschige Kontrollen von Hb und Hk.

Primär ist im Schock niedrig zu dosieren, insbesondere wenn der Volumenersatz unzureichend ist. Die Narkose kann als Mononarkose mit Ketanest durchgeführt werden. Nach Kreislaufstabilisierung kann jede Art der i.v.-Allgemeinanästhesie bei Beachtung der Kontraindikation angewandt werden. Im Schock ist von volatilen Anästhetika abzuraten; Äther verschlechtert die Mikrozirkulation und ist im Schock kontraindiziert.

Narkose bei manueller Plazentalösung

Anästhesiologisches Vorgehen

1. Allgemeinanästhesie:
   - rasche Ileuseinleitung mit endotrachealer Intubation,
   - Halothan in Konzentration von 2–3% zur Uterusrelaxation;
   - sobald Uterus schlaff, Halothanzufuhr unterbrechen, dann
   - Hyperventilation mit 100% Sauerstoff und Gabe von Oxytocin (Syntometrin 3 I.E. oder Syntocinon 3 I.E. i.v..

■ ***Wichtig:*** Ketamin wirkt uterustonussteigernd, daher nicht indiziert:

2. Spinalanästhesie:
   Anästhesieneveau Höhe T8/T9

Narkose während der Schwangerschaft

Elektive Operationen sollten bis nach der Entbindung verschoben werden. Ziele der Narkose während der Schwangerschaft sind die Vermeidung von teratogenen Medikamenten, einer intrauterinen fetalen Hypoxie, Azidose sowie die Vermeidung frühzeitiger Wehenauslösung.
Die Methode der Wahl insbesondere im 1. Schwangerschaftsdrittel ist die Peridural- oder Spinalanästhesie. Bei Allgemeinanästhesie sollte die inspiratorische Sauerstoffkonzentration ca. 50% betragen. Bei volatilen Anästhetika geringe Konzentration wählen. Bei i.v.-Narkose gelten Pethidin und Diazepam als sicher.

Narkose bei Zervixinsuffizienz

Die Anlage einer Cerclage erfolgt zwischen der 12.–18. Schwangerschaftswoche.
Methode der Wahl: Sattelblock

▶ ***Cave:*** Ketamin ist wehenfördernd.

Sattelblock

Für die Anästhesie des Perineums (perineale oder vaginale Operationen) reicht der Sattelblock, da damit die sakralen Segmente (S1–S5) ausgeschaltet werden; Technik s. bei Spinalanästhesie.
Die Punktion des Subarachnoidalraumes wird am sitzenden Patienten bei L4/L5 durchgeführt. Nach Punktion des Subarachnoidalraums werden 0,5–1 ml hyperbares Lokalanästhetikum injiziert; danach bleibt der Patient etwa 5–10 min sitzen (Tabelle 15.2).

Indikation des Sattelblocks

Perineale und vaginale Operationen: Zervixriß, Cerclage.
Sensible Ausschaltung: Damm und Anus, äußeres Genitale, untere Beckenorgane, Beckenboden.

■ *Wichtig:* Für Operationen an der Vulva reicht der Sattelblock nicht aus (Dermatome L1 und L2).

Narkose bei Extrauteringravidität

Intraoperative autologe Bluttransfusion

Die rupturierte EUG gehört zu den häufigsten Ursachen einer intraabdominellen Blutung mit konsekutivem hypovolämischen Schock.
Die intraoperative Bluttransfusion ist indiziert bei rupturierter EUG und bei Milzruptur.

Vorteile

- Methode einfach, schnell und sicher zu handhaben.
- Keine Übertragung von Infektionskrankheiten (Aids, Hepatitis, Malaria, Syphilis, neurotrope Viren, Parasiten wie Filariasis, Toxoplasmose)

Tabelle 15.2. Dosierung für Sattelblock

Lidocain 5% hypberbar (1 ml = 50 mg): Sattelblock: 0,5–1 ml (25–30 mg)
Mepivacain 4% hyperbar (1 ml = 40 mg): Sattelblock 0,5–1,0 ml (20–40 mg)
Bupivacain 0,5% hyperbar (1 ml = 5 mg): 0,5 ml–1,0 ml (2,5–5 mg)
Tetracain 0,5% hyperbar (1 ml = 5 mg) [0,5 ml Pantocain 1% mit 0,5 ml Glucose 10% gemischt]: 0,5–1 ml (2,5 mg–5 mg)

- Keine kulturellen und religiösen Vorbehalte.
- Keine Probleme mit Kühlkette, Laboruntersuchungen, Transfusionszwischenfällen etc.

Die intraoperative Bluttransfusion erfordert eine enge Kooperation zwischen Anästhesist und Chirurg.

Technik

Chirurgische Vorgehen

- Zunächst Peritoneum nur über eine Länge von 2–3 cm eröffnen, zeltförmig anheben („tenting").
  Wichtig: Langsame intraabdominelle Druckentlastung, um reaktiven Kreislaufkollaps zu verhindern!
- Blut ohne wesentlichen Verlust - „spilling" - in Schälchen auffangen. Kann auch sehr langsam abgesaugt werden.
- Dauer des Blutauffanges ca. 2–3 min.
- Wenn sich kein flüssiges Blut mehr entleert, Peritoneum vollständig inzidieren und Blutungsquelle abklemmen.

Herstellung der Retransfusion

- Sterile Kompressen über ein Gefäß spannen (ca. 6 Lagen), das gewonnene But wird dadurch gefiltert; kleine Koagel und Gewebeteile werden damit aufgefangen (Abb. 15.1).

Anschließend:
- Mittels eines Infusionssets das gefilterte Blut in eine mit Na-Citrat als Antikoagulans präparierte und wenn möglich unter Vakuum stehende Flasche füllen (Abb. 15.2).
- Retransfusion zur Patientin (Abb. 15.3).

Gefahren und Komplikationen

Welche Methode auch immer verwandt wird, die Risiken und Gefahren sind vernachlässigbar gegenüber den Vorteilen.
- Embolie oder Gerinnungsstörungen nur, wenn korpuskuläre Bestandteile unzureichend gefiltert!
- Risiko der Sepsis durch Verunreinigung.

■ ***Wichtig:*** Keine Autotransfusion bei rupturiertem Uterus!

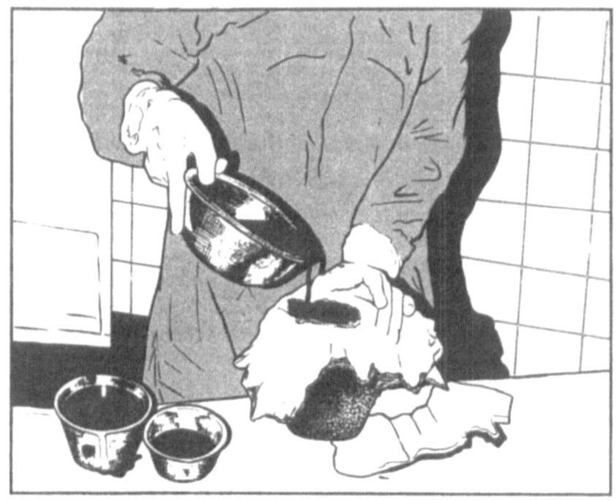

Abb. 15.1. Herstellen der Retransfusion[1]

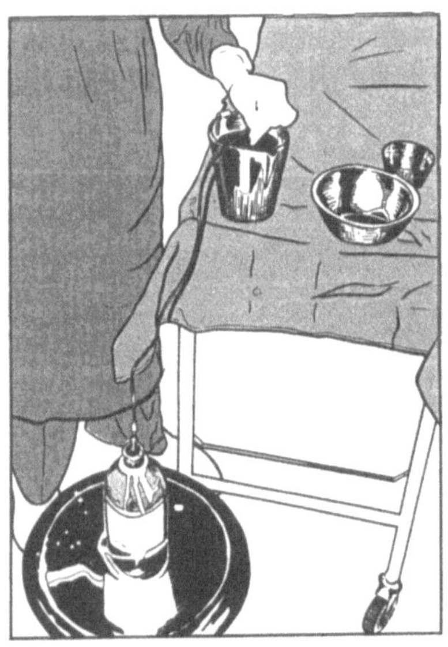

Abb. 15.2. Abfüllen des gefilterten Blutes

Narkosekomplikation und Narkosezwischenfälle

Die Komplikationen der einzelnen Narkoseverfahren und deren Therapie sind in den einzelnen Beiträgen beschrieben. Überdosierung und Verwechslung von Medikamenten, fehlerhafte Intubation, ausrüstungsbedingte Zwischenfälle führen oft zu Hypoxie mit Herzstillstand. Die Grundlagen der Narkose

---

[1] Die Zeichnungen hat Frau Sylvia Demsky erstellt, der an dieser Stelle herzlich gedankt sei.

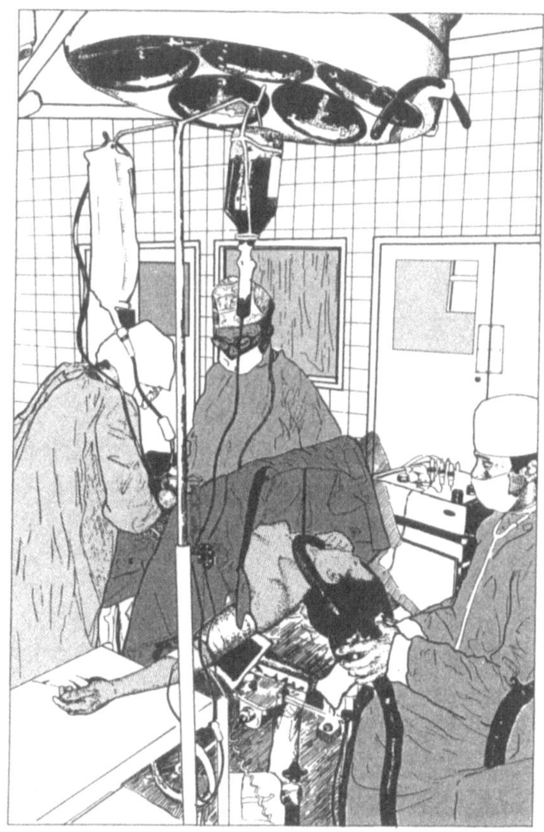

Abb. 15.3. Retransfusion zur Patientin

(Narkosevorbereitung, Auswahl des Narkoseverfahrens etc.) sind in den einschlägigen Lehrbüchern nachzulesen.

Narkosezwischenfälle sind Komplikationen, die während oder im Anschluß an eine Narkose auftreten und ursächlich auf die Narkose zurückzuführen sind.

Der Narkosezwischenfall manifestiert sich häufig als Herzstillstand oder als intraoperative Hypoxie mit schwerer zerebraler Funktionsstörung (hypoxischer Hirnschaden).

Bei Herzstillstand muß unabhängig von der Ursache sofort mit den Wiederbelebungsmaßnahmen (ABC) begonnen werden:

- mit 100% Sauerstoff beatmen,
- Anästhetika sofort absetzen,
- kardiopulmonale Reanimation.

Anhang. Dosierungstabelle[a]

Thiopental	3–7 mg/kg KG i.v.	Max. Dosis: 500 mg
Ketamin	Narkoseeinleitung: 0,5–1,5 mg/kg Körpergewicht i.v. 3–8 mg/kg Körpergewicht i.m. Aufrechterhaltung der Anästhesie: 0,3 mg–1,0 mg/kg Körpergewicht i.v. nach Wirkung	
Pethidin (Dolantin)	Prämedikation: 50–100 mg i.m. 1 h vor Einleitung Narkose: 0,25 mg/kg Körpergewicht i.v. Aufrechterhaltung der Anästhesie: 0,25 mg/kg Körpergewicht i.v. alle 30–60 min, nach Bedarf Postoperative Analgesie: 50–100 mg i.m. alle 4 h Geburtshilfliche Analgesie: 1 mg/kg Körpergewicht i.m. nach Bedarf. Letzte Dosis 1–3 h vor der Entbindung, um neonatale Depression zu verhindern	
Morphin	Einleitung: 5–10 mg i.v. Aufrechterhaltung: 1–2 mg nach Wirkung	
Diazepam	0,15–1,5 mg/kg Körpergewicht	
Inhalationsnarkotika	Einleitungsdosis:	Aufrechterhaltung:
Äther	bis max. 15%	2–10% mit Raumluft
Halothan	bis max. zu 4%	0,5–1,5%
Muskelrelaxanzien		
Succhinylcholin	Intubationsdosis: 1–1,5 mg/kg Körpergewicht	

[a] Die angegebenen Dosen sind Richtwerte!

Anhang (*Fortsetzung*). Dosierungstabelle

Lokalanästhetika Höchstdosis	ohne Adrenalin:	mit Adrenalin 1:200:
Lidocain	300 mg (4 mg/kg Körpergewicht)	500 mg (7 mg/kg Körpergewicht)
Mepivacain	300 mg (4 mg/kg Körpergewicht)	500 mg (7 mg/kg Körpergewicht)
Prilocain	400 mg (6 mg/kg Körpergewicht)	600 mg (9 mg/kg Körpergewicht)
Bupivacain	150 mg (2 mg/kg Körpergewicht)	150–225 mg (2–3 mg/kg Körpergewicht)
Etidocain	300 mg (4 mg/kg Körpergewicht)	300 mg (4 mg/kg Körpergewicht)

Spinalanästhesie (Geburtshilfe/Sectio caesarea)	Höchstdosis (allgemein)	
Lidocain 5% hyperbar	50–75 mg = 1–1,5 ml	100 mg = 2 ml
Mepivacain 4% hyperbar	40–75 mg = 1–1,5 ml	150 mg = 3,75 ml
Bupivacain 0,5% hyperbar	7–9 mg = 1–1,5 ml	20 mg = 2 ml
Bupivacain 0,5% isobar	10 mg–12,5 mg	20 mg = 2 ml
Bupivacain 0,7 hyperbar	1,5–11,25 mg = 1–1,5 ml	20 mg = 4 ml
Tetracain 1% hyperbar	7–9 mg = 1,4–1,8 ml	20 mg = 4 ml

Anticholinergika	
Atropin	i.v. 0,01–0,03 mg/kg Körpergewicht

Sympathomimetika	
Adrenalin	10–100 μg/kg Körpergewicht i.v. 1 ml 1:1000 = 1 mg = 1000 μg verdünnen mit 9 ml NaCL 0,9% → 1 ml = 100 μg i.v. Einzeldosis: 0,1 mg i.v. oder 0,2–0,3 mg i.m./s.c Kardiopulmonale Reanimation: 0,5 mg i.v. (verdünnt – wie oben)

Vasopressoren	
Ephedrin	0,5 mg/kg Körpergewicht i.m. oder 2,5 mg–10 mg i.v. nach Wirkung
Akrinor	½–1 Ampulle i.v. langsam nach Wirkung

16 Die Versorgung der vesikovaginalen und der rektovaginalen Fistel

Ph. Langenscheidt, G. Ouedraogo und J. Volz

Vesikovaginale Fistel

Definition und Ätiologie

Unter „urinary fistulas" versteht man unter pathologische Bedingungen entstandene Verbindungen zwischen Harnblase, Urethra oder Ureter und Scheide. Am häufigsten ist die vesikovaginale Fistel; urethrovaginale, uretero-vaginale oder vesikozervikale Fisteln sind seltener.
Nach gynäkologischen Operationen kann die sog. „Posthysterektomiefistel" entstehen, die mittlerweile weitaus häufiger zu finden ist als Fisteln nach geburtshilflichen Komplikationen. Besonders gefährdet sind in der Geburtshilfe Frauen mit einem *engen Becken* und daraus resultierender *langer Geburtsdauer.* Beim engen Becken wird der Kopf über lange Zeit mit erheblichem Druck auf bzw. in das Becken gedrückt. Bei langdauerndem Abquetschen des Blasenhalses kommt es zu einer starken Überfüllung der Harnblase, was das Auftreten von Drucknekrosen begünstigt. Diese Drucknekrosen führen ca. 1 Woche nach der Geburt zum Auftreten von Fisteln.

Symptome und Diagnostik

Ein wichtiger Hinweis für das Vorliegen einer Schädigung der Blase unter der Geburt ist der Abgang von blutigem Urin direkt nach der Geburt. Weiter kann man häufig eine sehr unangenehme Blasenlähmung mit Harnverhalt im frühen Wochenbett beobachten.
Eine Blasenscheidenfistel tritt in der Regel nicht vor dem Ende der 1. Woche nach einer Spontangeburt auf. Im Gegensatz dazu wird eine Blasenfistel infolge Verletzungen durch Instrumente (Forceps oder Vakuum) sogleich nach der Geburt symptomatisch. Ein Trauma des distalen Harntraktes bei gynäkologischen Operationen wird in der Regel intra operationem bemerkt und versorgt. Häufiger sind Fisteln, die sich durch eine operationsbedingte trophische Störung ergeben, etwa in Zusammenhang mit Verwachsungen, Endometrioseherden o. ä., welche intraoperativ umfangreiche Blutstillungsmaßnahmen erforderlich machen. Diese Fistelbildungen werden in der Regel etwa ab dem 5. postoperativen Tag evident.

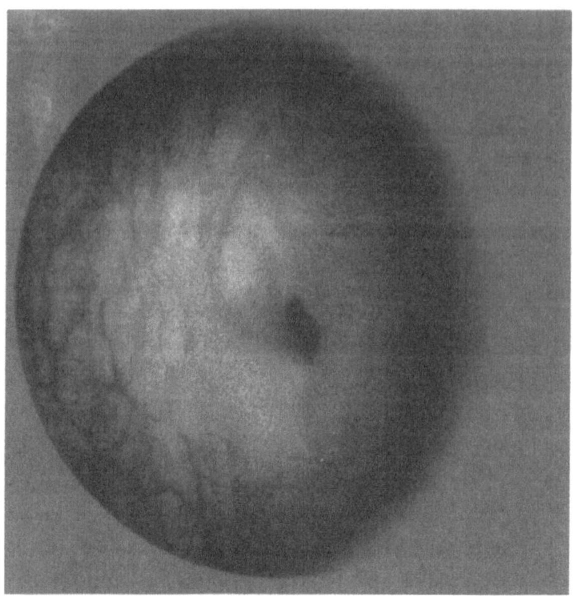

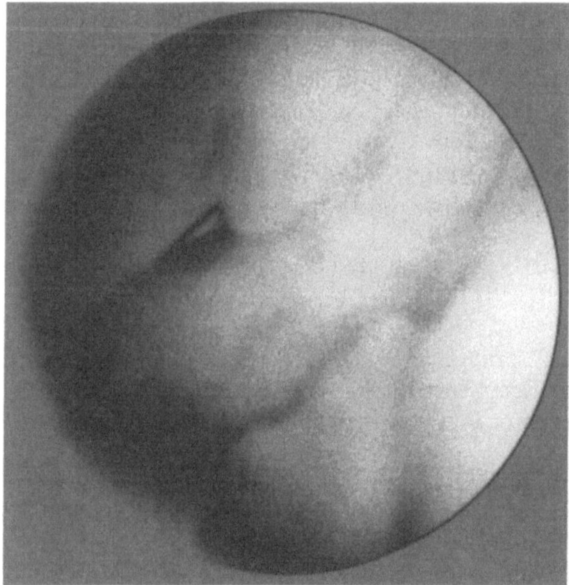

Abb. 16.1. Zystoskopische Darstellung einer Vesikovaginalfistel. (Aus Jonas u. Zander 1991)

Hauptsymptom ist der unwillkürliche Abgang von Urin durch die Scheide, insbesondere nach dem Aufstehen. Ein Harnwegsinfekt läßt sich fast regelmäßig nachweisen.
Bei der gynäkologischen Untersuchung sollte das hintere Spekulum möglichst tief in die Scheide eingeführt werden und mit dem vorderen Spekulum die vordere Scheidenwand schrittweise angehoben werden. Die Fistelöffnung befindet sich meistens zervixnah am oberen Vaginalpol. Zur besseren Darstellung sollte vorher eine Blauinstillation mittels eines Blasenkatheters erfolgen. Meist ist nur eine Fistelöffnung vorhanden, dennoch muß sorgfältig nach weiteren Öffnungen, insbesondere nach vesikozervikalen Fisteln, gesucht werden. Zum Ausschluß einer ureterovaginalen Fistel sollte Indigocarmin intravenös gespritzt und zum Nachweis des Farbstoffaustrittes ein Tampon in die Vagina eingelegt werden.
Vor jedem operativen Vorgehen muß außerdem eine Zystoskopie durchgeführt werden, um die Lage der Fistel in Bezug zu den Uretermündungen festzustellen (Abb. 16.1).

Therapie

■ *Wichtig:* Prinzipiell sollten nur kleine vesikovaginale Fisteln mit ausreichendem Abstand zu den Ureteren außerhalb von Schwerpunktkrankenhäusern operiert werden. Alle anderen Fisteln gehören in die Hand von Spezialisten!

In wenigen Fällen können sich kleinere Fisteln innerhalb von 4 Wochen durch eine kontinuierliche Harnableitung spontan verschließen. Die Heilungstendenz kann durch Betupfen der Wundränder mit 5%igem Argentum nitricum oder Jod unterstützt werden. In allen anderen Fällen ist eine Operation indiziert. Sie sollte im allgemeinen erst 4–6 Monate postpartal durchgeführt werden, da sonst in dem noch in Rückbildung befindlichen Genitale kein genügend belastungsfähiges Gewebe vorhanden ist. In dieser Zeit sollte die Patientin zur Infektionsprophylaxe ein Antibiotikum erhalten. Zum Zeitpunkt der Operation darf keine Infektion vorliegen.
Generell sollte von vaginal in Steinschnittlage operiert werden. Als Instrumente genügen in den meisten Fällen die für andere vaginale Eingriffe benötigten Spekula, Nadelhalter, Scheren und Klemmen. Günstig ist die Verwendung eines langen Skalpells und eines Saugers mit schlankem Ansatzrohr.
Das grundlegende Vorgehen besteht darin, die Vaginalhaut zirkulär um die Fistel mit dem Skalpell zu umschneiden und von der Blase zu mobilisieren. Nun müssen die Narbenstränge, welche die Fistel an die Umgebung fixieren, bis zur Blasenwand durchtrennt werden. Ist die Blase genügend mobilisiert, wird der gesamte Fistelgang mit angrenzendem Gewebe in die Blase eingestülpt und die Blasenwand mit resorbierbaren Einzelknopfnähten (Stärke 3/0) quer vernäht. Darüber wird eine 2. Nahtreihe gelegt. Den Schluß der Operation bildet die Naht der Scheidenhaut. Durch Unterspritzen des OP-Gebietes mit einem Vasokonstriktivum können störende Blutungen reduziert werden.

Nach Beendigung der Operation wird ein suprapubischer Blasenkatheter gelegt, der die Blase für ca. 10 Tage drainiert. Bei stark blutigem Urin sollte die Blase für einige Tage gespült werden. Vor Entfernen des Katheters empfiehlt sich ein Blasentraining; die Restharnmenge sollte unter 100 ml liegen. Eine Antibiotikaprophylaxe wird verabreicht.

Prävention „der urinary fistula" und postoperative Nachsorge

Durch ein gutes geburtshilfliches Management lassen sich „urinary fistulas" fast sicher vermeiden. Bei protrahierten Geburten muß rechtzeitig ein enges Becken oder ein Mißverhältnis erkannt werden, um eine zu lange Belastung des Blasenhalses zu vermeiden. Regelmäßig muß die Blase – notfalls mit Hilfe eines Katheters – entleert werden. Auf riskante vaginal-operative Entbindungen wie z. B. eine hohe Zange sollte zugunsten einer Sectio verzichtet werden, um direkte Verletzungen der Blase zu vermeiden.
Nach erfolgreicher Operation sollte die Patientin für mindestens 1 Jahr regelmäßig zur Nachsorge kommen, um rechtzeitig ein Rezidiv oder Blasenfunktionsstörungen zu erkennen. Insbesondere sollte die Unversehrtheit der Uretern kontrolliert werden.
Eine weitere Schwangerschaft sollte frühestens 2 Jahre nach erfolgreicher Operation angestrebt werden. Bis dahin ist eine sichere Kontrazeption durchzuführen. Das nächste Kind muß unbedingt durch Kaiserschnitt entbunden werden.

Rektovaginale Fistel

Definition und Ätiologie

Definition. Die rektovaginale Fistel ist eine pathologische Verbindung zwischen dem Mastdarm und der Vagina.
In Entwicklungsländern sind ihre Ursachen überwiegend ein Geburtstrauma (Drucknekrose der Vaginalwand, häufig in Verbindung mit vesikovaginaler Fistel), tiefer Dammriß, Episiotomie, auch eine Koitalverletzung, seltener ein Lymphogranuloma venereum.
Weiter entsteht sie iatrogen (postoperativ oder nach Bestrahlung), nach Pfählungsverletzungen, entzündlich (M. Crohn) oder durch maligne Tumoren.
Risiken sind:

- ein protrahierter Geburtsverlauf, z. B. bei jungen Erstgebärenden,
- ein konstitutionell enger Geburtskanal,
- eine Verengung des äußeren Genitale nach ritueller Beschneidung junger Mädchen (z. B. in Nigeria, Sudan, Mali usw.).

■ *Wichtig:* Vermeidung geburtstraumatischer vesiko- und rektovaginaler Fisteln durch Selektion der Risikogruppen und Entbindung unter ärztlicher Überwachung!

Symptome und Diagnostik

Das wichtigste und für die Patientin problematischste Symptom ist das unkontrollierbare Absetzen von flüssigem oder auch festem Stuhl über die Scheide, ferner anale Stuhlinkontinenz, eitriger vaginaler Ausfluß oder Mißempfindungen beim Geschlechtsverkehr.
Notwendig ist die vaginale und rektale Untersuchung einschließlich der Rektoskopie. Größere Defekte lassen sich bei der Spekulumeinstellung ohne Probleme erkennen. Bei kleineren Defekten, insbesondere im Fornix, erfolgt der Nachweis mittels peranaler Luftinsufflation, wobei die Vagina in Steinschnitt- und Kopftieflagerung mit Wasser angefüllt wird.
Tonus und Funktion des M. sphinkter ani werden digital oder manometrisch geprüft.

■ *Wichtig:* Ist der Schließmuskel intakt?

Einteilung

Die Einteilung der rektovaginalen Fisteln erfolgt zur Auswahl des geeigneten Therapieverfahrens. Entscheidend ist die Lokalisation:

- Tiefe rektovaginale Fisteln: Sie treten häufig nach insuffizienter Rekonstruktion eines drittgradigen Dammrisses auf; charakteristisch ist hierbei die Beteiligung des analen Schließmuskels (Abb. 16.2a).
- Fisteln im mittleren vaginalen Drittel: Sie sind als geburtstraumatische Fisteln selten, häufiger dagegen nach einer Radiatio; der Schließmuskel ist dabei intakt (Abb. 16.2b).
- Hohe rektovaginale Fisteln: Kleinere Fisteln liegen im Fornix oder parazervikal (Abb. 16.2c), große Defekte treten nach massivem drittgradigem Dammriß mit vollständiger Zerstörung der hinteren Vaginalwand auf (Abb. 16.2d).

Von komplizierten rektovaginalen Fisteln spricht man bei
- einem Durchmesser von mehr als 2 cm,
- gleichzeitigem Vorliegen einer vesikovaginalen Fistel,
- erfolgloser Voroperation,
- lokaler Infektion,
- relevanter Verengung des Vaginalrohres,
- vorangegangener Strahlenbehandlung.

Therapie

Nur selten kommt es bei kleineren Fisteln zu einer Spontanheilung, so daß in den meisten Fällen der operative Verschluß anzustreben ist.

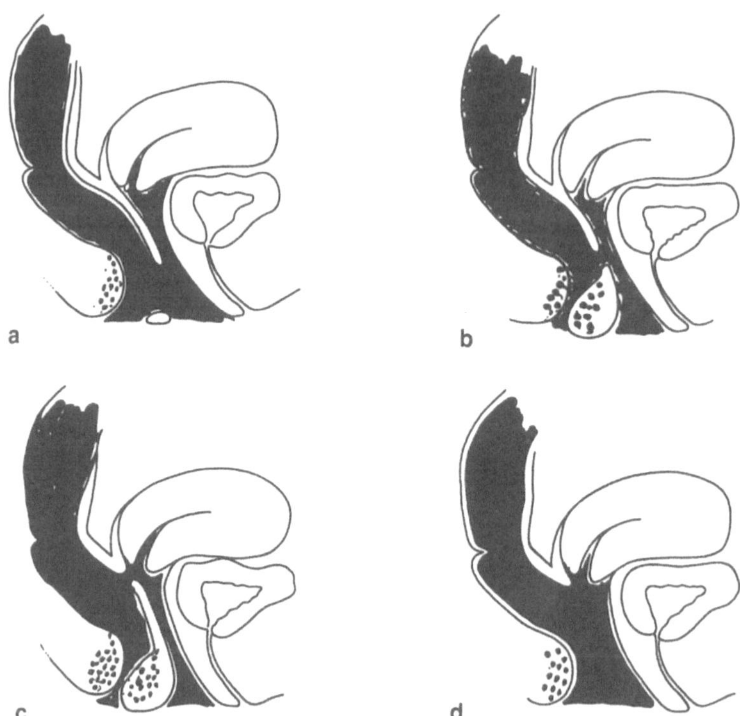

Abb. 16.2 a–d. Schematische Darstellung möglicher Fistellokalisationen: **a** tiefe rektovaginale Fistel, **b** im mittleren vaginalen Drittel, **c** hohe rektovaginale Fistel, **d** komplette Destruktion der hinteren Vaginalwand

■ *Wichtig:* Die Heilungschancen verschlechtern sich mit jedem erfolglosen Eingriff. Die Operation gehört in die Hand des erfahrenen Chirurgen!

Operationszeitpunkt

Bei drittgradigem Dammriß bietet die anatomische Rekonstruktion unmittelbar post partum die besten Erfolgsaussichten.
Geburtstraumatische Defekte infolge einer Drucknekrose entwickeln sich im Verlauf von 3–5 Tagen. Ein primärer Verschluß ist hier nicht indiziert, eine Latenzzeit von 8–12 Wochen ist zur Stabilisierung des umgebenden Gewebes notwendig.
Bei gleichzeitiger vesikovaginaler Fistel wird folgendes Regime empfohlen:

- Anlage einer Kolostomie zum frühestmöglichen Zeitpunkt,
- Verschluß der vesikovaginalen Fistel nach 3 Monaten,
- Verschluß der rektovaginalen Fisteln nach weiteren 4 Wochen,

- Rückverlagerung der Kolostomie nach 8–12 Wochen nach gelungenem Fistelverschluß.

■ *Wichtig:* Verschluß der vesikovaginalen Fistel vor dem der rektovaginalen!

Protektive Kolostomie

Eine Kolostomie wird einerseits zur Wiederherstellung der sozialen Integrationsfähigkeit der Patientin angelegt, andererseits zum Schutz der späteren Rekonstruktion.

■ *Wichtig:* Ohne Anus praeter droht einer stuhlinkontinenten Patientin die völlige soziale Isolation!

Daraus ergibt sich, daß die Anlage einer Kolostomie in den meisten Fällen bei rektovaginaler Fistel zu empfehlen ist. Bei komplizierten Fisteln ist sie obligat. Nur bei kleineren (< 1 cm), gut zugänglichen Defekten kann u. U. auf einen Anus praeter verzichtet werden.

■ *Wichtig:* Die Kolostomie sollte als doppelläufiger Anus praeter des rechten Colon transversum angelegt werden.

Operationsverfahren

Vorbereitung

- Nach Diagnosestellung erfolgt stationäre Behandlung bis zur endgültigen Sanierung der Fistel.
- Subtile Hygiene ist notwendig (2mal täglich Sitzbäder).
- Am Vortag der Operation sind extensive abführende Maßnahmen indiziert (peroral, ideal: orthograde Darmspülung; bei Kolostoma: Klarspülung des abführenden Darmschenkels).
- Die Anästhesie erfolgt als Allgemeinnarkose.

Operationsverfahren. Unter den zahlreichen konkurrierenden Verfahren werden die für die jeweilige Ausgangssituation geeigneten Methoden beschrieben.

1. Vorgehen bei tiefen rektovaginalen Fisteln mit Destruktion des Schließmuskels:
   - Die Operation erfolgt in Knie-Ellenbogen- oder Steinschnittlagerung.
   - Es wird eine kreuzförmige, evtl. auch ovaläre perineale Inzision vorgenommen (Abb. 16.3a).
   - Da die Fistel von rektal her unterhalten wird, erfolgt die ausgiebige Mobilisation und Exzision des fisteltragenden Darmabschnittes (Abb. 16.3b).

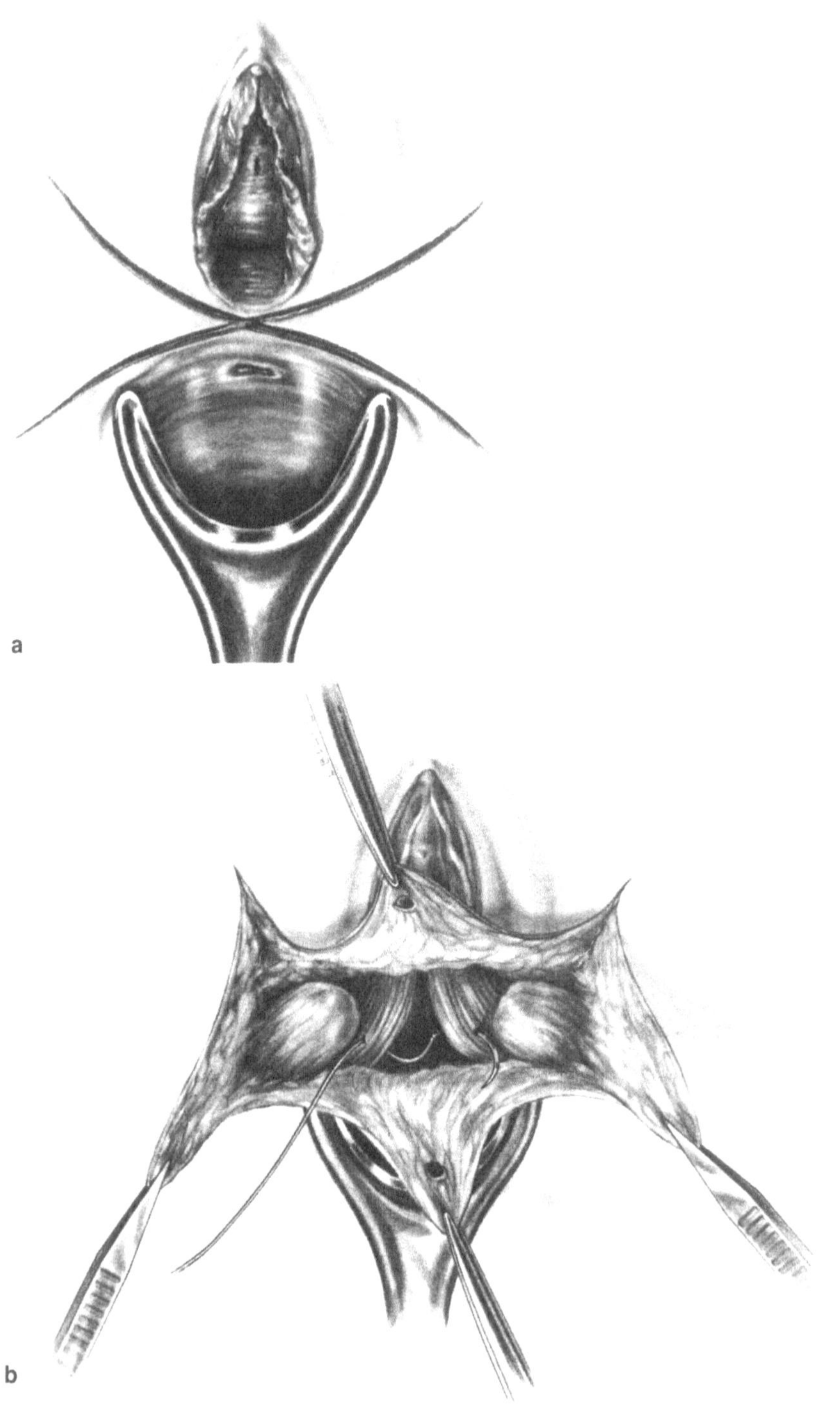

Abb. 16.3 a, b. Legende s. S. 293

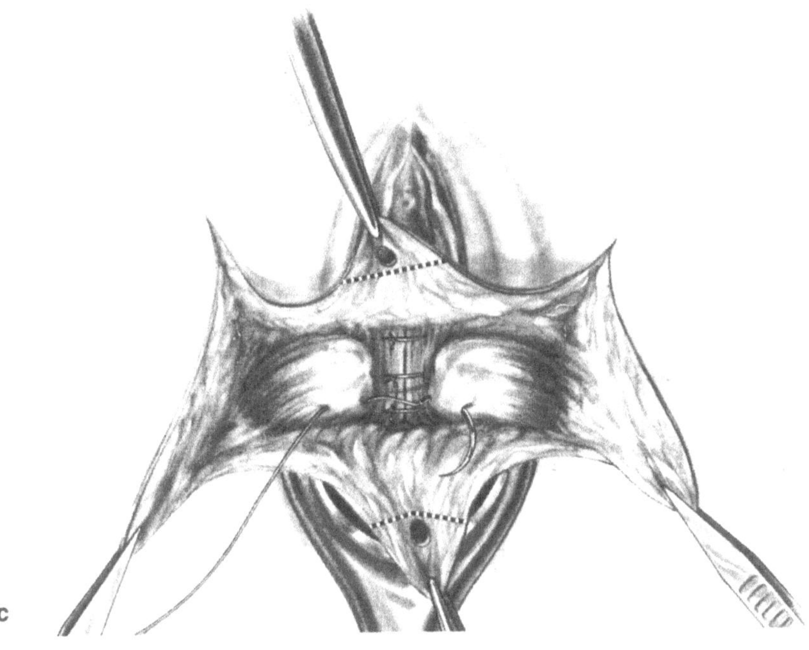

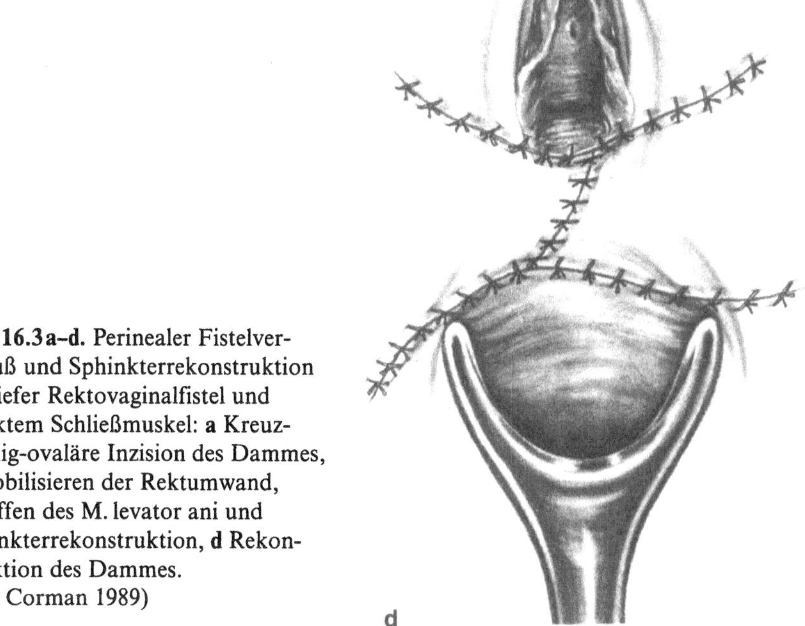

Abb. 16.3 a–d. Perinealer Fistelverschluß und Sphinkterrekonstruktion bei tiefer Rektovaginalfistel und defektem Schließmuskel: **a** Kreuzförmig-ovaläre Inzision des Dammes, **b** Mobilisieren der Rektumwand, **c** Raffen des M. levator ani und Sphinkterrekonstruktion, **d** Rekonstruktion des Dammes. (Aus Corman 1989)

- Der M. levator ani wird gerafft, die Stümpfe des M. sphincter externus freipräpariert, angefrischt und readaptiert (Abb. 16.3c).
- Der vaginale Defekt kann der Spontanheilung überlassen werden.
- Das perineale Narbengewebe wird exzidiert. Die kreuzförmige Inzision erlaubt eine plastische Rekonstruktion des Dammes (Abb. 16.3d).

2. Vorgehen bei kleineren Fisteln im mittleren Scheidenbereich bei intakter Schließmuskelfunktion:
   - Wieder nimmt die Patientin die Knie-Ellenbogen-Lage ein.
   - Der Zugang ist transanal.
   - Es folgt die U-förmige Inzision der vorderen Rektumwand; ein nach oral gestielter Vollwandlappen wird hergestellt (Abb. 16.4a).
   - Schließlich wird der rektale Defekt exzidiert und der ehemalige Fistelbereich mit dem gestielten Lappen gedeckt (Abb. 16.4a).
3. Vorgehen bei hohen rektovaginalen Fisteln:
   - Das Prinzip ist der transabdominelle Zugang über eine mediane Unterbauchlaparotomie.
   - Die Kolostomie wird am rechten Colon transversum angelegt.
   - Das Peritoneum wird zwischen Rektum und Uterus eröffnet.
   - Das Rektum wird von der Vagina abgelöst und der Defekt dargestellt und exzidiert.
   - Rektum- und Vaginalwand werden verschlossen.
   - Schließlich wird ein gestielter Omentumlappen zwischen Rektum und Vagina interponiert.

Alternativ kann der Verschluß hoher Rektum-Scheiden-Fisteln bei guter Zugänglichkeit auch über einen vaginalen Zugang erfolgen. Dazu wird das hintere Scheidendach inzidiert, der Douglas-Raum eröffnet und nach Separation der Schichten das Rektum quer verschlossen.

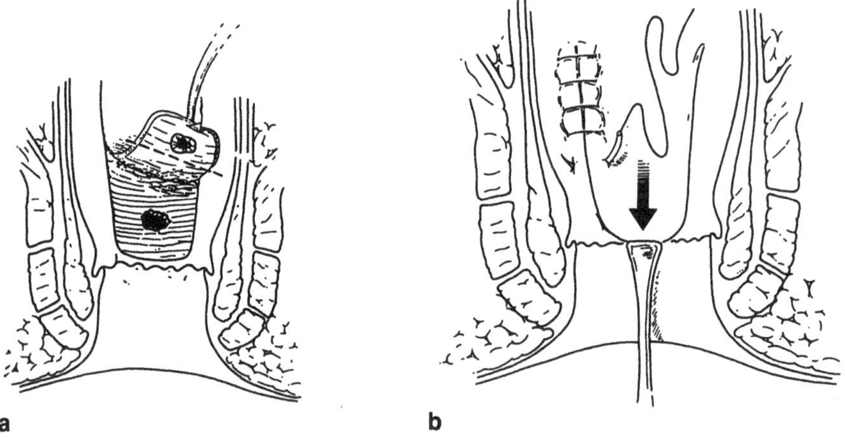

Abb. 16.4. a, b. Der gestielte Vollwandlappen: **a** Herstellen des Vollwandlappens, **b** Dekkung des Fistelbereichs

Literatur

Arya OP, Osoba AO, Bennet FJ (1988) Tropical venereology, 2nd edn. Churchill Livingstone, Edinburgh

Astra Chemicals (Hrsg) (1989) Regionalanästhesie. Operativer Bereich, Geburtshilfe, Schmerztherapie, 3. Aufl. Fischer, Stuttgart

Aubry RH, Pennington JC (1973) Identification and evaluation of high risk pregnancy: the perinatal concept. Clin Obstet Gynecol 16:209

Baldé MD, Breitbach G, Bastert G (1990) Uterine rupture. Int J Gynecol Obstet 32:223–227

Baldé MD, Grischke EM, Stolz W, Kaufmann M, Bastert G (1990) Abruptio placentae. Geburtsh u Frauenheilk 50:199–202

Baldé MD, Keita N, Toure B, Barry D (1988) La rupture utérine à Conakry. Congrès de Gynécologie et Obstétrique, Cotonou (Benin)

Baldé MD, Wacker J, Quedraogo G, Bastert G (1988) Zur Problematik der Uterusruptur in Westafrika. Ein Vergleich zwischen einem ländlichen Krankenhaus in Dori (Burkina Faso) und dem Universitätshospital in Conakry (Guinea). 2. wissenschaftliches Kolloquium des Tropenmedizinischen Arbeitskreises in Heidelberg

Bannermann RH, Burton J, Ch'én Wen-Chie (1983) Traditional medicine and health care coverage. WHO, Geneva

Barash PG, Cullen BF, Stoelting RK (1993) Handbook of clinical anesthesia, 2nd edn. Lippincott, Philadelphia

Beck L, Albrecht H (1982) Analgesie und Anästhesie in der Geburtshilfe. Thieme, Stuttgart

Bellmann O, Niesen M (1974) Die Schulterdystokie. Gynäkologe 7:95–101

Benson RC (1983) Handbook of obstetrics and gynecology. Lange, Los Altos/CA

Benz J, Glatthaar E (1981) Checkliste Geburtshilfe. Thieme, Stuttgart

Berg D (1988) Schwangerschaftsberatung und Perinatologie. Thieme, Stuttgart

Bichmann W, Hampel D, Güldner M, Weber W (1991) Die kranken Gesundheitssysteme in der Dritten Welt. In: Das Risiko zu erkranken. Jb krit Med 16 (AS 193), S. 102–134. Argument, Hamburg

Bishop E (1964) Pelvic screening for elective induction. Obstet Gynecol 24:266–68

Bommer W, Christophel EM, Dupont W, Kuhlencord A, Mergeryan H (1990) Zur Problematik importierter Malariainfektionen. Med Klin 85:310–318

Bonnar J (1977) Fetal growth retardation in recent advances in obstetrics and gynecology. In: Stallworthy J, Bourne G. (eds) 12.: Churchill Livingstone, Edinburgh

Broermann L, Heidenreich W (1992) Malaria tropica und Schwangerschaft. Geburtshilfe Frauenheilkd 52:624–626

Bruce-Chwatt LJ (1983) Malaria and pregnancy. Br Med J 286:1457–1458

Bruusgard E (1929) Über das Schicksal der nicht spezifisch behandelten Luiker. Arch Derm 157:309

Buchan AS, Sharwood-Smith GH (1991) Handbook of Obstetric Anaesthesia. Saunders, London

Cameron DW, D'Costa LJ, Maitha GM et al. (1989) Female to male transmission of human immunodeficiency virus type I: risk factors for seroconversion in men. Lancet ii:403–407

Chalmers J, Enkin M, Keirse MJNC (Hrsg) (1989) Effective care in pregnancy and childbirth. Oxford Univ Press, Oxford

Cheesbrough M (1986) Clinical chemistry and parasitology, 2nd edn (Medical Laboratory manual for tropical countries, vol 1). Tropical Health Technology, Butterworth, London

Cheesbrough M (1984) Mikrobiology, 1st edn (Medical laboratory manual for tropical countries, vol. 2). Tropical Health Technology, Butterworth, London

Clark SL (ed) (1991) Obstetric emergencies, vol. 7 (4). Saunders, Philadelphia

Cohen S (1990) Physiological alterations of pregnancy: Anesthetic implications. In: Am Soc Anesthesiologists, 1990 Ann Refresher Course Lectures, 171/1–7 Las Vegas

Cook J, Sankaran B, Wasunna AEO (1991) Surgery at the district hospital: Obstetrics, gynecology, orthopaedics and traumatology. WHO, Geneva

Corman ML (1989) Colon and rectal surgery, 2nd edn. Lippincott, Philadelphia

Couvreur J (1976) Richtlinien für die Behandlung von konnataler Toxoplasmose. In: Remington JS, Klein JO (Hrsg) Infectious diseases of the fetus and newborn infant, p 302. Saunders, Philadelphia

Crump WJ (1987) Bishop score and labor duration: A new look. South Med J 80:1294–2195

Denenberg R (1990) Pregnant women and HIV. Women, AIDS and activism, pp 159–164. The ACT UP/New York Women and AIDS Book Group, Boston

Denzler A (1989) Alternativen der Geburtshilfe in einem Dorf in Südecuador. Diss, Universität Heidelberg

Deutsche Tropenmedizinische Gesellschaft (DTG) (1994) Empfehlungen zur Malariavorbeugung für Aufenthalte bis zu 3 Monaten

Diesfeld HJ (1989) Gesundheitsproblematik der Dritten Welt. Wissenschaftliche Buchgesellschaft, Darmstadt

Diesfeld HJ, Wolter S (Hrsg) (1989) Medizin in Entwicklungsländern, 5. Aufl. Lang, Frankfurt

Dietrich M, Kern P (1983) Tropenlabor. Fischer, Stuttgart

Dobson MB (1988) Anaesthesia at the district hospital. WHO, Geneva

Dönges J (1980) Parasitologie. Thieme, Stuttgart

Drouin P, Nasah BT, Nkounawa F (1979) The value of the partogramme in the management of labor. Obstet Gynecol 53:741–745

Dunn DT, Newell ML, Ades AE; Peckham CS (1992) Risk of human immunodeficiency virus type 1 transmission through breastfeeding. Lancet 340:585–588

Dunnihoo DR (1992) Fundamentals of gynecology & obstetrics, 2nd edn. Lippincott, Philadelphia

Ebrahim GJ (1983) Nutrition in Mother and Child Health. Macmillan, London

El Madany AA; Jallad KB, Radi FA, El Hamdan H, O'deh HM (1990) Shoulder dystocia: anticipation and outcome. Int J Gynecol Obstet 34:7–12

Enders G (1988) Infektionen und Impfungen in der Schwangerschaft. Urban & Schwarzenberg, München

Engel K (1989) Geburtshilfliche Problematik der Symphysiotomie in Entwicklungsländern. Gynäkol Prax 13:455–464

Evian C (1993) Women with HIV infection and AIDS. Primary AIDS care. Johannesburg 9:145–161

Fathalla MF; Rosenfield A; Indriso C et al. (1990) Reproductive healt-global issues. The FIGO manual of human reproduction, vol. 3. Parthenon, Carnforth/NJ

Finke-Kraft I (1980) Ere-Ibeji-Zwillingsfiguren aus Nigeria. Versuch einer Typisierung. Arch Völkerkde 34:1–52

Fleischer KD, Eichenlaub D, Schönfeld C (1991) Die Malariavorbeugung. Dt Ärtzebl. 33:1831–1836

Garde PM (1981) A fetal growth score. Paper presented at the S.A.Med. Conference July 1981

Gardosi J (1992) The physiology of squatting during labor. Am J Obstet Gynecol 166:341

Gebbie DAM (1970) Symphysiotomie. Trop Doctor 4:69–75

Gibbs C (1989) Anesthesia for cesarean section. In: American Society of Anesthesiologists pp 121/1–7. 1989 Ann Refresher Course Lectures, New Orleans

Global Programme on AIDS (1992) Consensus statement from WHO/Unicef. Consultation on HIV transmission and breast feeding. WHO Weekly Epidemiol Rep 67:177–184

Global Programme on AIDS (1992). Recommendations for the selection and use of HIV antibody tests. WHO Weekly Epidemiol Rep 20:145–149

Global Programme on AIDS (1993). Statement from the consulation on testing and counselling for HIV infection. WHO, Genf

Görgen H et al. (1993). Das Distrikt-Gesundheitssystem. GTZ, Eschborn

Göschen K, Saling E (1982) Induktion der Zervixreife. Geburtshilfe Frauenheilkde 42:810–818

Grospietsch G (1990) Erkrankungen in der Schwangerschaft, 2. Aufl. Wissenschaftliche Verlagsgesellschaft Stuttgart

Guide and management of perinatal high risk factors and selected obstetric emergencies in Botswana (1990) Government Press, Gaborone

Gupta U, Chitra R (1993) Destructive operations still have a place in developing countries. Int J Gynecol Obstet 44:15–19

Guttmacher AF, Kohl SG (1962) Cesarian section in twin pregnancy. Amer J Obstet Gynec 83:866

Hamill HA, Gilstrap LC: Human Immunodeficiency Virus infection in pregnancy. Infect in Pregnancy:185–191

Hartfield VJ (1970) Late effect of symphysiotomie. Trop Doctor 5:76–78

Hegenscheid P (1989) Geburtshilfe und Familienplanung. In: Diesfeld HJ, Wolter S (Hrsg) Medizin in Entwicklungsländern. Lang, Stuttgart

Haverkamp AD, Orleans M, Langendörfer S, McFee J, Murphy J, Thompson HE (1979) A controlled trial of the differential effects of intrapartum fetal monitoring. Am J Obstet Gynecol 134:399–407

Howie OB (1986) High risk obstetrics – a practical handbook. Macmillan, London

Hughes AB, Jenkins A, Newcombe RG, Pearson JF (1987) Symphysisfundus height, labor pattern and mode of delivery. Am J Obstet Gynecol 156:644–648

Hytten F (1990) Nutritional requirements in pregnancy: what should the pregnant woman be eating? Midwifery 6:93–98

Illig S, Spranger S (1993) Klinikleitfaden Pädiatrie, 3. Aufl. Jungjohann, Neckarsulm

James FS (1990) Complications associated with obstetric anesthesia: The complicated patient. Davis, Philadelphia
Jelliffe DB, Jelliffe EFP (1989) Community nutritional assessment. Oxford Univ Press, New York
Jenny J (1977) Die Phasenkontrastmikroskopie in der täglichen Praxis, Leitfaden und Bildatlas. Jenny & Artusi, Schaffhausen
Johnston FD (1992) HIV and pregnancy. Int J STD & AIDS 3:79–86
Jonas U, Zander J (1991) Behandlung von Urogenitalfisteln. In: Zander J, Graeff H (Hrsg) Gynäkologische Operationen. Springer, Berlin Heidelberg New York Tokyo (Kirschnersche allgemeine und spezielle Operationlehre, Bd. IX, 3. Aufl, S. 529–550)
Jones IT, Fazio WV, Jagelman DG (1987) The use of transanal rectal advancement flaps in the management of fistulas involving the anorectum. Dis Col & Rect 30:919–923
Jordan B (1993) Birth in four cultures. Eden, Montreal
Käser O, Pallaske HJ, (1967) Schulterdystokie. In: Gynäkologie und Geburtshilfe, Bd. II, S. 744. Thieme, Stuttgart
Kamm G, Witton P, Lweno H (1989) Anesthesia notebook for medical auxiliaries. With special reference to anaesthesia practice in developping countries. Lang, Frankfurt
Kennedy I, Ritter H (1982) Antenatal card and composite fetal growth graph. Government press, Gaborone/Botswana
Kennedy I, Ritter H (1984) Antenatal records: do they help us. Trop doctor 14:130–132
King, M (ed) (1986) Primary Anaesthesia. Oxford Univ Press, Oxford
King M, Bewes P, Cairns J, Thornton J (eds) (1990) Primary surgery, vol. 1: Non-Trauma. Oxford Med Publ, New York
Knörr K, Knörr-Gärtner H, Beller FK, Lauritzen C (1982) Lehrbuch der Geburtshilfe und Gynäkologie, 2. Aufl. Springer, Heidelberg Berlin New York
Kretschmar H (1993) Halofantrin zur Behandlung der importierten Malaria bei nicht-immunen Reisenden. DMW 118:1134–1135
Kuntner L (1991) Neue Erkenntnisse und Ansichten über die Gebärhaltung. Der Gebärhocker Maia, 2. Aufl. Marseille, München
Kuntner L (1994) Die Gebärhaltung der Frau. Schwangerschaft und Geburt aus geschichtlicher, völkerkundlicher und medizinischer Sicht. 4. Aufl. Marseille, München
Künzel W, Wulf K-H (Hrsg) (1986) Die gestörte Schwangerschaft. In: Wulf K-H, Schmidt-Matthiesen (Hrsg) Klinik der Frauenheilkunde und Geburtshilfe Bd. 5, 2. Aufl. Urban & Schwarzenberg, München
Künzel W, Wulf K-H (Hrsg) (1990) Physiologie und Pathologie der Geburt I. In: Wulf K-H, Schmidt-Matthiesen H, (Hrsg) Klinik der Frauenheilkunde und Geburtshilfe Bd. 7/1. Urban & Schwarzenberg, München
Kurtz C, Kreating X et al. (1955) Twin pregnancy and Delivery. Obstet Gynecol 6:370
Laga M, Monoka A, Kivuvu M et al. (1993) Non-ulcerative sexually transmitted diseases as risk factors for HIV-1 transmissions for women: results from a cohortstudy. AIDS 7:95–102
Langenscheidt Ph, Mast GJ, Becht E, Ziegler M (1991) Komplexitätsorientierte Operationsstrategien bei vesiko-vaginalen Fisteln. Urologe (A) 30:94–98
Larsen R (1985) Anästhesie. Urban & Schwarzenberg, München
Lawson J (1972) Rectovaginal fistulae following difficult labour. Proc Roy Soc Med 65:283–286
Lawson JB (1967) Obstetrics and Ganaecology in the Tropics and Developing Countries. In: Lawson JB, Stewart DB (ed) Edward Arnold (Publishers) Ltd., London

Lenfant C; Gifford RW, Zuspan F (1990) National high blood pressure education program working group report on high blood pressure in pregnany. Am J Obstet Gynec 163:1689–1712

Leighton B (1990) New advances in obstetric anesthesia. In: Am Soc of Anesthesiologists 172/1-6.1990 annual refresher course lectures, Las Vegas

Lin JSL, Jones WE, Yan L, Wirthwein KA, Flaherty EE, Haivanis RM, Rice PA (1992) Underdiagnosis of chlamydia trachomatis infection - diagnostic limitations in patients with low-level infecton. Sex Transm Dis 19:259–265

Lobel HO, Miani M, Eng T, Bernhard KW, Hightower AW, Campbell CC (1993) Long-term malaria prophylaxis with weekly mefloquine. Lancet 341:848–851

Loytved C (1990) Hebammen in Ozeanien zwischen traditioneller und westlicher Medizin. Situation und Weiterbildung traditioneller Hebammen in Samoa und Tonga. Magisterarbeit, Universität Göttingen

Luger AF (1981) Syphilis. In: Korting GW (Hrsg) Dermatologie in Praxis und Klinik, Bd. 4, Abschn. 45. Thieme, Stuttgart

MacDonald D (1991) Fetal monitoring in normal labour in fetal monitoring edited by Spencer JAD. Oxford Univ Press, Oxford

Maier K, Wacker J, Bastert G (1993) Family planning and desire for additional children after cesarean section. Int J Gynecol Obstet 41:81–84

Maier K, Wacker J, Bastert G, Quedraogo G (1993) Familienplanung nach Notfallsectio an einem westafrikanischen Regionalkrankenhaus. Arch Gynecol Obstet 254:285–286

Malinov A (1990) Anesthetic management of the patient with preeclampsia. In: Am Soc Anesthesiologists 222/1–7.1990 annual refresher course lectures, Las Vegas

Manson-Bahr PEC, Apted FIC (1982) Manson's tropical diseases. Baillière Tindall, London

Martin E, Peter K, Taeger K (Hrsg) Anästhesie und Geburtshilfe. Wissenschaftliche Verlagsabt Deutsche Abbott, Wiesbaden

Martius G (1978) Geburtshilfliche Operationen, 12. Aufl. Thieme, Stuttgart

Marx GF, Bassel GM (1982) Allgemeinnarkose in der Geburtshilfe. In: Beck L, Albrecht H (Hrsg) Analgesie und Anästhesie in der Geburtshilfe, S 63–88. Thieme, StuttgartA

Miller RD (ed) Anesthesia, vol. 2, 3rd ed. Churchill Livingstone, New York

Moodley J, Daya P (1993) Eclampsia: a continuing problem in developing countries. Int J Gynecol Obstet 44:9–14

Nathwani D, Currie PF, Douglas JG, Green ST, Smith N (1992) Plasmodium falciparum malaria in pregnancy: a review. Br J Obstet Gynaecol 99:118–121

Nissen ED (1958) Collision, impaction, complication and interlocking. Obstet Gynecol 11:514

Niswander KR (1983) Manual of Obstetrics. Little, Brown & Co, New York

Nylander PPS (1969) The frequency of twinning in a rural community in Western Nigeria. Ann Hum Genet 33

Obladen M (1989) Neugeborenenintensivpflege, 4. Aufl. Springer, Berlin Heidelberg New York Tokyo

Over M, Piot P (1993) HIV infection and sexually transmitted diseases. In: Jamison DT, Mosley WH (eds) Disease control priorities in developing countries. Oxford Univ Press for the World Bank, New York

Pearce JM, Campbell S (1987) A comparison of symphysis fundal height and ultrasound as screening test for light-for-gestational-age infants. Br J Obstet Gynecol 94:100–104

Pearson JF, Weaver JB (1976) Fetal activity and fetal well-being: an evaluation. Br MJ 1:1305–1307

Pearson JF (1991) Routine clinical screening for fetal well-being in fetal monitoring edited by Spencer JAD. Oxford Univ Press, Oxford

Pfleiderer B, Bichmann W (1985) Krankheit und Kultur. Reimer, Berlin

Philpott RH, Castle WM (1972) Cervicographs in the management of labour in primigravidae. J Obstet Gynecol 79:592–598

Philpott RH, Sapire KE, Axton JHM (1977) Obstetrics, family planning, and pediatrics. Univ Natal Press, Pietermaritzburg

Piot P, Kapita MB, Ngugi EN et al. (1992) AIDS in Africa. WHO, Geneva

Pöschl U (1992) Practical procedure – emergency autologous blood transfusion in ruptured ectopic pregnancy. Update in Anaesthesia 2:1–3

Pschyrembel (1973) Praktische Geburtshilfe und geburtshilfliche Operationen 14. Aufl., de Gruyter, Berlin

Pschyrembel W, Dudenhausen JW (1989) Praktische Geburtshilfe mit geburtshilflichen Operationen, 16. Aufl. de Gruyter, Berlin

Reisner LS (ed) (1990) Obstetric anesthesia: Anesthesiology clinics of North America, vol 8/1. Saunders, Philadelphia

Renton A, Whitaker L (1991) Using STD occurence to monitor AIDS prevention (EC concerted action on assessment of AIDS/STD preventive strategies). Inst Universit Méd Soc Prév, Lausanne

Riss P (1987) Die geburtshilflichen Operationen am Phantom – eine Einführung. Maudrich, Wien

Ritter H (1984) Ist die Symphysiotomie eine Methode, die wir wiederentdecken müssen? Perinatale Medizin, Bd 10. Thieme, Stuttgart

Rout CC, Rocke DA, Brijball R, Koovarjee RV (1992) Prohylactic intramuscular ephedrine prior to caesarean section. Anaesth Intens Care 20:448–452

Runge H (1939) Die lang dauernde Schwangerschaft. Dtsch Med Wochenschr 65:541

Sargent CF (1982) The cultural context of therapeutic choice. Obstetrical care decisions among the Bariba of Benin. Reidel, Dordrecht

Schiefer HG, Willems WR (1992) Sexuell übertragbare Infektionen in der Schwangerschaft; Prä- und Perinatale Risiken für Mutter und Kind. Gyn Dialog 11:9–18

Schievenhövel W, Sich D (Hrsg) (1983) Die Geburt aus ethnomedizinischer Sicht, Curare (Sonderband 1). Vieweg, Wiesbaden

Schneider A, Schlunck G, Sieber V (1991) Geburtshilfefibel. Springer, Berlin Heidelberg New York Tokyo

Schwender D (1992) Fehler und Gefahren der geburtshilflichen Anästhesie. Anästhesiol Intensivmed 33(9):247–253

Scott, DB (1989) Basic techniques of nerve blockade Mediglobe, Fribourg

Seedat EM, Crichton D (1962) Symphysiotomie, technique, indications, and limitations. Lancet i:554–559

Shnider SM, Levinson G (1990) Anesthesia for obstetrics. In: Miller RD (ed): Anesthesia, vol 2, 3rd edn, pp 1829–1873. Churchill Livingstone, New York

Shnider SM, Levinson G (1993) Anesthesia for Obstetrics, 3rd edn. Williams & Wilkins, Baltimore

Sigault JR (1776) Discours sur les avantages de la section de la symphyse. Qhillau, Paris

Sinclair JC, Bracken MB (1992) Effective care of the newborn infant. Oxford Univ Press, Oxford

Sison AV, Sever JL (1992) HIV-1 infections in pregnancy and perinatal transmission of HIV-1: Current issues. Pediatric AIDS and HIV infection: Fetus to Adolescent, vol 3, Number 1:5–11

Spencer JAD (ed) (1991) Fetal monitoring. Oxford Univ Press, Oxford

Spurway JH (1962) The fate and management of the second twin. Am J Obstet Gynec 83:1377

Stamm H (1981) Verlauf und Leitung der Zwillings- und Mehrlingsgeburten. In: Käser O, Friedberg V (Hrsg) Gynäkologie und Geburtshilfe, Bd. 2. Thieme, Stuttgart

Stoelting R, Dierdorf SF, McCammon RL (1992) Anästhesie und Vorerkrankungen. Fischer, Stuttgart

Susser M (1991) Maternal weight gain, infant birth weight, and diet: causal sequences. Am J Clin Nutrit 53:1384–1396

Triple J (1990) Women and AIDS Panos Inst, Budapest

Villar J, Belizan JM (1986) The evaluation of the methods used in the diagnosis of intrauterine growth retardation. Obstet Gynecol Survey 41:187–199

Vogel M (1984) Pathologie der Schwangerschaft, der Plazenta und des Neugeborenen. In: Remmele W (Hrsg) Pathologie. Ein Lehr- und Nachschlagebuch Bd 3, S 509–574. Springer, Berlin Heidelberg New York

Wacker J, Ouedraogo G, Maier K, Baldé MD, Langenscheidt P, Oepen C, Engel K, Bastert G (1989). Introduction of a labour chart in a regional hospital in Burkina Faso: effects on caesarean section rates and maternal mortality. Trop Med Parasit 40:505

Wacker J, Maier K, Spellmeier W, Bastert G (1991) Frequency of prenatal che-up prior and subsequent to delivery by cesarean section in the reference area of a regional hospital in Burkina Faso. Trop Med Parasit 42:229

Wacker J, Andersch-Borchert I, Kirsten CH, Diesfeld HJ, Bastert G (1993) Malaria tropica und Schwangerschaft. Gemeinsame Tagung der Österreichischen, Schweizerischen und Deutschen Gesellschaft für Tropenmedizin, Konstanz 29..9.–2. 10. 1993.

Wacker J, Lewicka S, Haack D, Bastert G (1993) Hypertension in pregnancy. J Steroid Biochem Molec Biol 45:65–68

Wacker J (1993) Was der Chirurg über Geburtshilfe wissen muß. Workshop für Angepaßte Chirurgische Versorgung in Entwicklungsländern, 6.–9. 5. 1993 Homburg/Saar (Skript)

Wacker J, Maier K, Kone B, Ouedraogo G, Spellmeyer W, Bastert G (1994) The importance and rank of cesarean section at a district hospital. Trop Med Parasit 44 (in press)

Walt G (ed) (1990) Community health workers in national programs: Open Univ Press, Milton Keynes-Philadelphia

Washington AE, Arno PS, Brooks MA (1986) The economic cost of pelvic inflammatory disease. JAMA 255:1735

Watkinson M, Rushton DI (1983) Plasmodial pigmentation of placenta and outcome of pregnancy in West African mothers. Br Med J 287:251–254

Der Weg ins Leben. Mutter und Kind im Kulturvergleich (1990) Interim 8, Museum für Völkerkunde, Frankfurt/M

Weinke T, Trautmann M, Held T, Weber G, Eichenlaub D, Fleischer K, Kern W, Pohle HD (1991) Neuropsychiatric side effects after the use of mefloquine. Am J Trop Med Hyg 45(1):86–91

Wessel J (1993) Sectio am 2. Zwilling. Ist dieser ungewöhnliche Geburtsmodus vertretbar? Geburtshilfe Frauenheilkd 53:609–612

Westin B (1977) Gravidogramm and fetal growth. Acta Obstet Gynecol Scand 56:273–282
Westin B (1980) Estimation of intra-uterine growth-measurements of uterine fundus heigth. Chin J Obstet Gynecol 15:193
Westin B (1972) Gravidogramm LIC; MBF-19.1972–07
WHO (1980) Manual of basic technics for a health laboratory. WHO, Genf
WHO (1985) Kongreßbericht der gemeinsamen interregionalen Konferenz über bedarfsgerechte Geburtstechnologie, Fortaleza/Brasilien. WHO, Genf
WHO (1986) Expert committee on venereal diseases and treponematoses, 6th report (Techn Rep Ser 736) Geneva
WHO (1989) Drugs used in anaesthesia. WHO model prescribing information. WHO, Genf
WHO (1991a) Community involvement in Health development (Techn Rep Ser 809)
WHO (1991b) Essential elements of obstetric care at first referral level. WHO, Geneva
WHO/Unicef (1989) Protecting, promoting and supporting breastfeeding: the special role of maternity services. WHO, Geneva
Wood C; Renou P, Oates J, Farrell E, Beischer N, Anderson IA (1981) Controlled trial of fetal heart-rate monitoring in a low risk obstetric population. Am J Obstet Gynecol 141:527–534
World Bank (1993) Investing in Health. World development report 1993. Oxford Univ Press, Oxford
Wulf KH, Kastendieck (1991) Operative Eingriffe in der Schwangerschaft und post partum. In: Zander J, Graeff H (Hrsg) Gynäkologische Operationen, S 627–669. Springer, Berlin Heidelberg New York Tokyo (Kirschnersche allgemeine und spezielle Operationslehre, 3. Aufl, Bd IX)
Zander J, Graeff H (Hrsg) (1991) Gynäkologische Operationen. Springer Berlin Heidelberg New York Tokyo (Kirschnersche allgemeine und spezielle Operationslehre, 3. Aufl, Bd IX)

Sachverzeichnis